The New Basics

O que você precisa saber para cuidar bem de seu filho, de A a Z

Dr. Michel Cohen

The New Basics

O que você precisa saber para
cuidar bem de seu filho, de A a Z

INTEGRARE
EDITORA

Título original: The New Basics

Edição original em inglês publicada por Harper Collins Publishers:

Publisher
Maurício Machado

Supervisora editorial
Luciana M. Tiba

Consultoria
Dra. Solange Vilela
Dr. Anthony Wong
Dr. Jacyr Pasternak

Coordenação editorial
Estúdio da Carochinha

Preparação de texto
Hebe Lucas

Revisão
Luciana Soares e Fernanda Úmile

Tradução
Antonella Cordio e Manuela Roballo

Projeto gráfico de capa e de miolo / Diagramação
Nobreart Comunicação

Dados Internacionais de Catalogação na Publicação (CIP)
(Câmara Brasileira do Livro, SP, Brasil)

Cohen, Michel
The new basics : o que você precisa saber para cuidar bem de seu filho, de A a Z / Michel Cohen ; [tradução Antonella Cordio, Manuela Roballo]. – São Paulo : Integrare Editora, 2010.
Título original: The new basics : A-to-Z baby & child care for the modern parent.
Bibliografia.
ISBN 978-85-99362-62-4
1. Criação de crianças 2. Pais e filhos
3. Papel dos pais 4. Puericultura I. Título.
II. Título: O que você precisa saber para cuidar bem de seu filho, de A a Z.

10-13438 CDD-649.1

Índices para catálogo sistemático:
1. Pais e filhos : Educação familiar 649.1

INTEGRARE EDITORA E LIVRARIA LTDA.
Rua Tabapuã, 1123, 7º andar, conjunto 71/74
CEP: 04533-014 – São Paulo – SP – Brasil
Tel: (55) (11) 3562-8590
Visite nosso site: www.integrareeditora.com.br

Aos meus pais,
que me deram a vida e me ensinaram como apreciá-la.
A Ben e Lela,
minhas inspirações.
Ao meu amor, Jeannie,
sem a qual este livro não seria possível.
E às alegrias da minha vida,
Abeline, Nora e Fanny.

Este livro tem o propósito de informar a respeito de diversas enfermidades, tratamentos e procedimentos, além de ajudá-lo a se tornar um consumidor de serviços médicos e de saúde mais bem preparado. Este material não tem a intenção de ser completo nem de substituir as recomendações do seu médico. Você deve procurar sempre um tratamento imediato para qualquer problema específico de saúde que seu filho possa ter. Sob nenhuma circunstância, nenhum tipo de medicação deve ser ministrado sem antes consultar um médico.

Todos os esforços foram feitos para garantir a precisão das informações contidas neste livro. Nem o autor nem o editor se responsabilizam por quaisquer efeitos adversos decorrentes do uso ou aplicação das informações contidas neste livro.

A primeira edição original do livro foi publicada em 2004.

Sumário

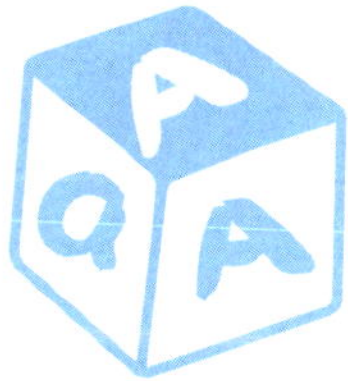

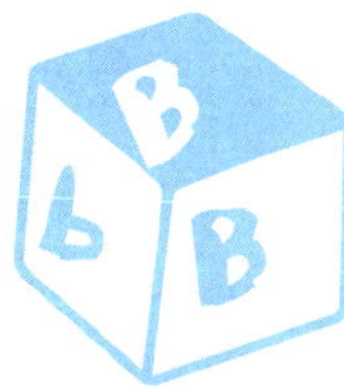

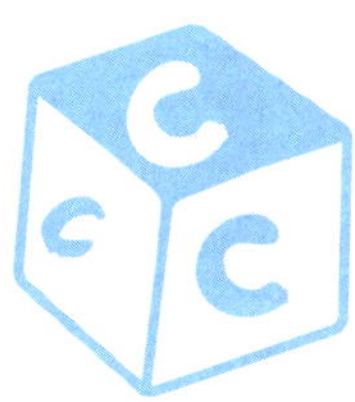

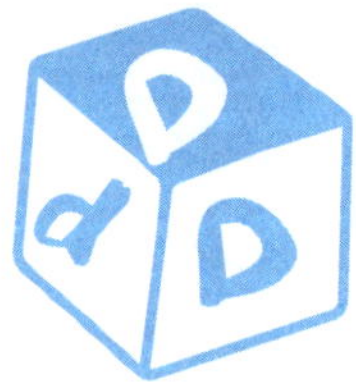

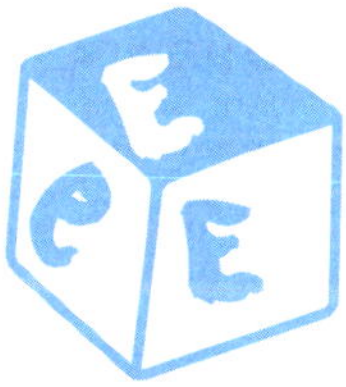

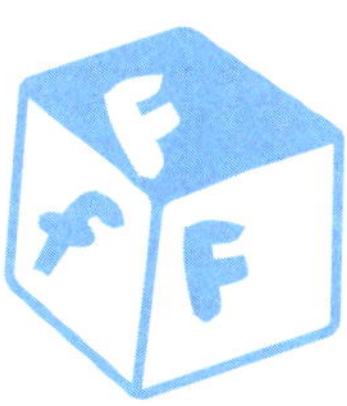

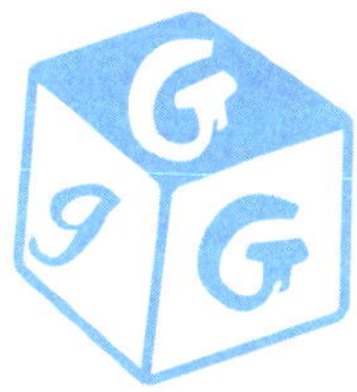

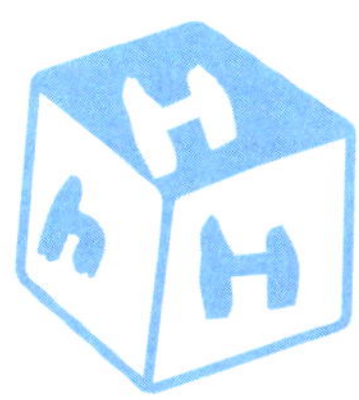

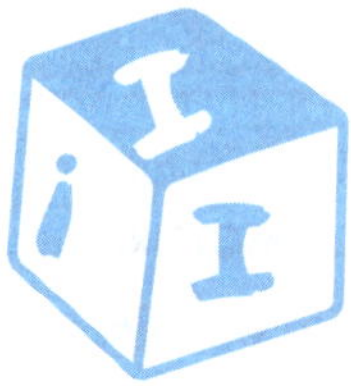

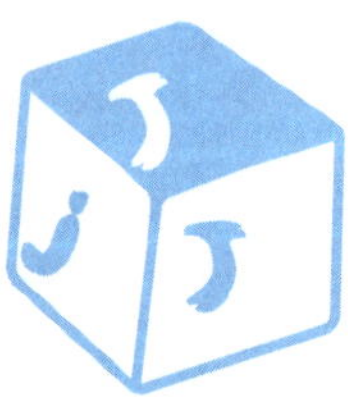

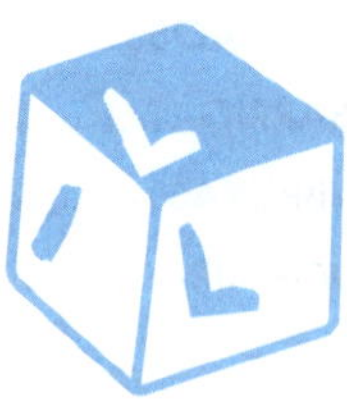

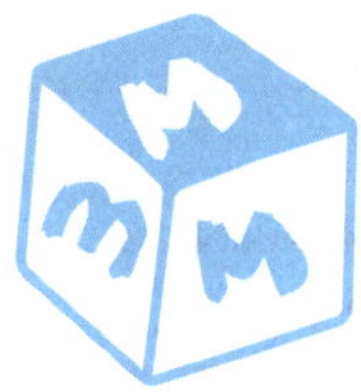

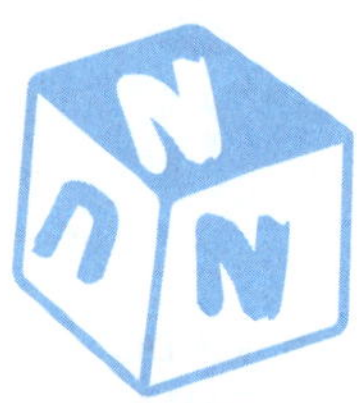

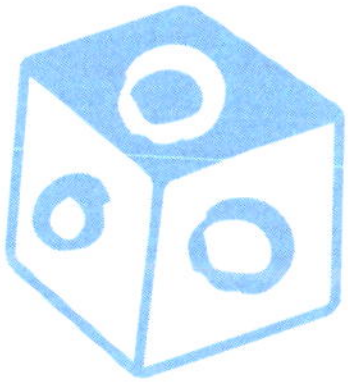

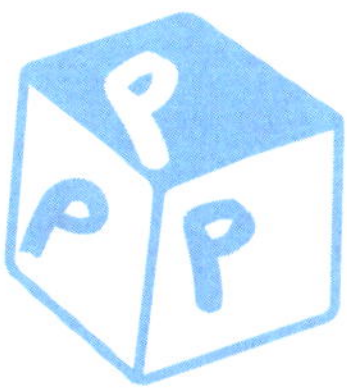

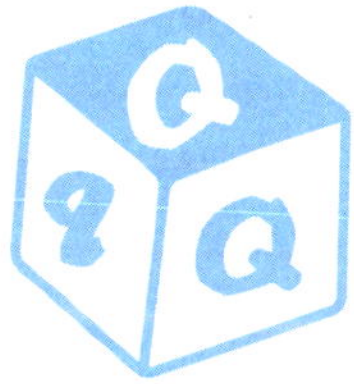

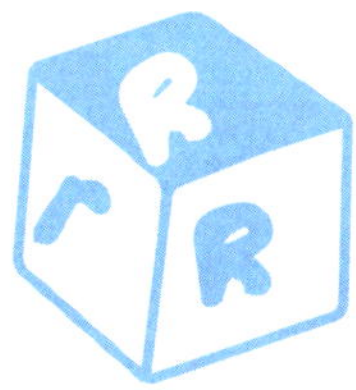

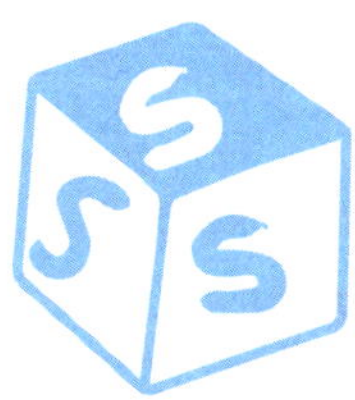

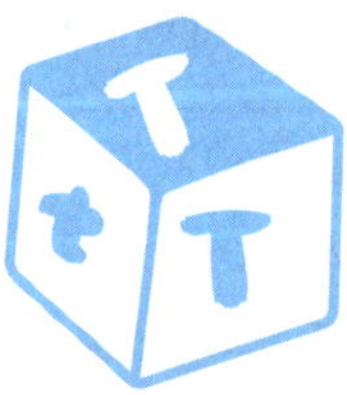

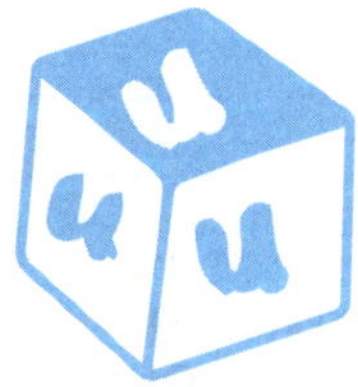

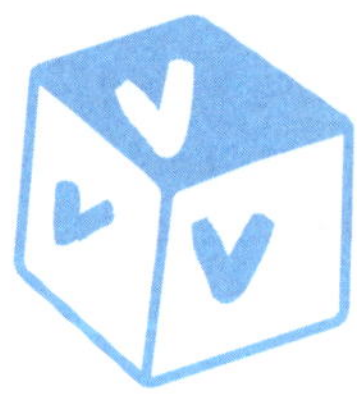

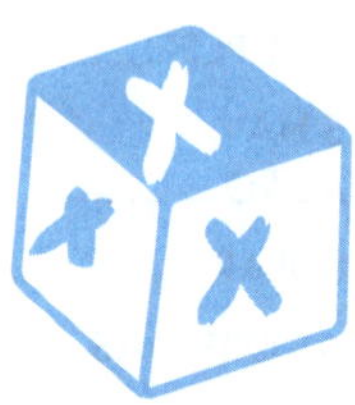

Agradecimentos

Obrigado às pequenas criaturas que iluminaram meus dias com seus sorrisos.

Aos seus pais: juntos, alcançamos nossa pequena revolução no mundo da medicina. Este livro também é seu.

A Judith Regan, a inteligência dominante, por esta maravilhosa oportunidade.

A Aliza Fogelson, esperta como uma raposa, meiga como uma criança. Seu profissionalismo e eficácia foram de enorme ajuda.

A Laurie Liss, minha grande representante, pela sua dedicação.

E a você, Barak Zimmerman, por me ajudar a encontrar as palavras. Você perdeu algumas noites de sono, mas com certeza salvou a minha pele.

Por pais e mães mais tranquilos

Imagine um livro que forneça informações simples e confiáveis sobre como cuidar do seu filho, que o trate como um adulto e lhe ofereça o que você precisa saber, nem mais nem menos. Imagine um livro que promova uma abordagem mais branda ao tratamento pediátrico e deponha contra o uso excessivo de medicamentos; em resumo, um livro que não o enlouqueça quando, como novo genitor, estiver lutando para processar todas as informações disponíveis e fazer uma boa escolha.

Há dez anos, instituí minha prática pediátrica no distrito de Tribeca, em Manhattan. Meu objetivo era oferecer às crianças o melhor tratamento médico e evitar intervenções desnecessárias. Ao trabalhar com milhares de pais que me confiaram seus filhos, desenvolvi a filosofia predominante neste livro: menos remédio é melhor remédio.

Estamos entrando em uma nova era no tratamento médico. De um lado, a tecnologia fez possíveis avanços surpreendentes no tratamento; de outro, há um retorno ao princípio básico do juramento hipocrático: "Primeiro, não faça mal". Devagar se vai longe, e pacientes e médicos estão percebendo que não é preciso medicar todas as enfermidades. Nem todas as febres devem ser tratadas se ajudarem a combater o vírus. Nem toda tosse deve ser eliminada. Nem todas as infecções por bactérias devem ser combatidas com antibióticos poderosos se o corpo tiver grande chance de combater a infecção e, logo, fortalecer a própria imunidade. Esse novo pensamento faz mais sentido em relação às crianças com as quais a natureza é muito amável. Em sua maioria, as enfermidades infantis são simples e autossolucionáveis. Deve-se ter cuidado ao monitorar sintomas, mas também se devem respeitar as defesas naturais do corpo e evitar intervenções desnecessárias ou até prejudiciais.

The New Basics é fruto dos meus dez anos de prática, da criação dos meus três filhos e das minhas experiências fora do campo da medicina. Nestas páginas, em um simples formato de A a Z, você encontrará as importantes questões médicas e de desenvolvimento que enfrentará nos cuidados com seu filho. A fim de humanizar esse mar de informações, criei dois pacientes imaginários: um bebê chamado Lucy e outro chamado Jimmy. Ao encarar situações desafiadoras com relação ao seu filho, você saberá exatamente quando se preocupar, quando não se preocupar, o que fazer e o que não fazer. Receberá orientações sobre quando interferir efetivamente, mas também quando uma abordagem *laissez-faire* é a melhor opção. Você aprenderá como ignorar os mitos que podem prejudicar seu julgamento. Por fim, espero que a leitura deste livro o ajude a ser um pai ou uma mãe mais tranquilos.

ACESSÓRIOS PARA BERÇO

ADENOIDES

ADOÇÃO

AFEIÇÕES PATERNAIS E MATERNAIS

AGRESSIVIDADE

ÁGUA DE TORNEIRA

ALERGIA A MEDICAMENTOS

ALERGIAS RESPIRATÓRIAS

ALIMENTAÇÃO COM MAMADEIRAS

ALIMENTAÇÃO LÍQUIDA (FÓRMULA INFANTIL)

ALTURA

AMAMENTAÇÃO

AMAMENTAÇÃO E DESMAME

AMAMENTAÇÃO E DIETA

AMAMENTAÇÃO E MEDICAMENTOS

AMBIENTE MULTILÍNGUE

AMÍDALAS (TONSILAS)

ANDADORES

ANDAR

ANESTESIA

ANIMAIS DE ESTIMAÇÃO

ANSIEDADE ESCOLAR

ANTIBIÓTICOS

APENDICITE

AQUISIÇÃO DA FALA E AQUISIÇÃO TARDIA DA FALA

ARMÁRIOS PARA MEDICAMENTOS

ARROTOS

ASMA

ASPIRADORES NASAIS

ASSADURAS

ASSENTOS PARA AUTOMÓVEIS

ASSOAR O NARIZ

AUTISMO

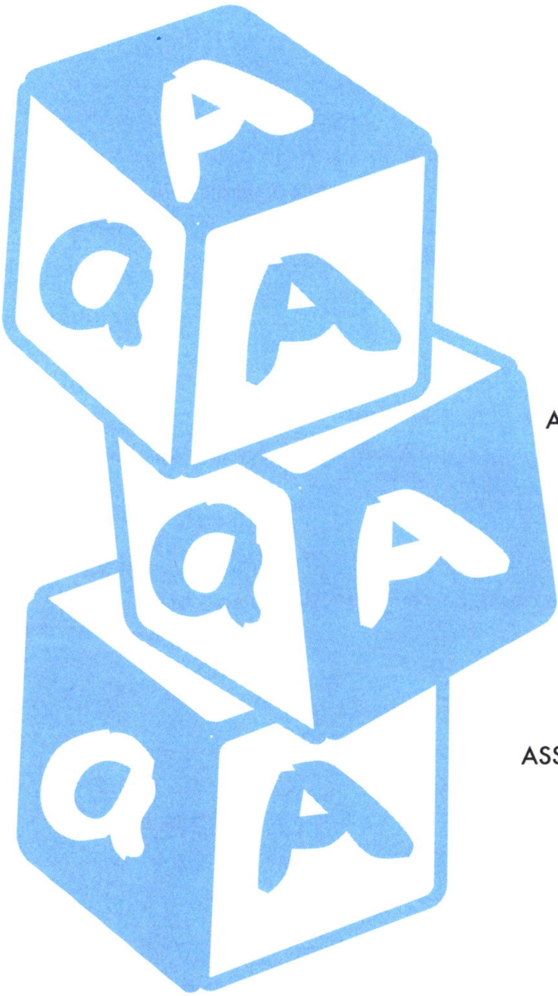

Acessórios para berço

Aqui há uma pequena relação dos acessórios que você pode utilizar no quarto do bebê. A maioria deles é desnecessária.

Protetores de berço

Quando Lucy já estiver se locomovendo o suficiente para bater a cabeça contra o berço, ela também será capaz de entender que bater a cabeça dói. Depois de algumas batidas, ela não vai mais fazer isso. Já que o conhecimento precoce é de grande valia, apesar de ser levemente doloroso, não recomendo os protetores de berço.

Apoio ou posicionador para dormir

Não foi provado que esse item proporciona qualquer tipo de proteção contra a Síndrome de Morte Súbita em lactentes. A maneira mais segura para Lucy dormir é de costas, o que não requer nenhuma sustentação. A única exceção são os bebês que sofrem de achatamento na cabeça por ficarem deitados sobre o mesmo lado da cabeça por muito tempo; nesse caso, o apoio pode ajudar a evitar o achatamento nos primeiros meses antes que se formem ondulações na cabeça [**Ver:** Formato da cabeça].

Cobertores

Eles acabam cobrindo a cabeça em vez do corpo, o que não é o ideal. Um saco de dormir com zíper ao longo do corpo é muito mais adequado quando os bebês são muito pequenos.

Travesseiros

Eles podem ser extremamente perigosos, pelo mesmo motivo que os cobertores.

Animais de pelúcia

Não há problemas, desde que não tenham muita pelugem.

Móbiles e brinquedos suspensos

Eles são divertidos para Lucy e provocam estímulos visuais enquanto ela está deitada de costas. Mas não exagere. O mundo é novo para Lucy e ela é tão curiosa que não vai precisar de muita ajuda para ficar interessada.

Adenoides

As adenoides são caroços situados atrás do nariz. (Não adianta querer vê-las: não podem ser vistas sem um equipamento sofisticado.) Junto com as tonsilas, ou amídalas (que podem ser vistas dentro da garganta), as adenoides detêm os germes que inalamos. Ocasionalmente, as glândulas causam mais mal que bem. Elas podem obstruir as vias respiratórias e são um campo favorável para vírus e bactérias.

As adenoides aumentadas afetam principalmente as crianças pequenas e provocam as seguintes consequências:

- Dificuldade em respirar pelo nariz, voz anasalada ou ronco. Nenhum desses sintomas requer grandes preocupações.
- Gripes persistentes: algumas crianças sempre parecem ter o nariz escorrendo.
- Repetidas infecções nas orelhas, porque os germes migram das adenoides até a trompa de Eustáquio para infectar a orelha média [**Ver:** **Infecção nas orelhas**].
- Repetidas infecções nas orelhas, o que pode, por sua vez, acarretar um acúmulo de líquido na orelha média e causar perda temporária da audição.
- Apneia, enfermidade na qual a criança para de respirar por mais de cinco segundos (uma eternidade para os pais) várias vezes durante a noite. Essas pausas podem forçar o coração, fazendo que ele bombeie mais para satisfazer a demanda de oxigênio do corpo [**Ver:** **Ronco e apneia noturna**].

Anos atrás, as adenoides de quase todas as crianças eram removidas no primeiro espirro. Atualmente, a opinião é mais conservadora. Já que as adenoides aumentadas provavelmente encolhem com a idade, resfriados repetidos e roncos isolados não obrigam a remoção. Por outro lado, se o seu filho desenvolver apneia noturna considerável ou uma perda significativa de audição devido a frequentes infecções nas orelhas, sugere-se uma cirurgia, mas dificilmente antes dos 4 anos.

A remoção das adenoides é um procedimento simples, com uma recuperação rápida e complicações extremamente raras. Quando as amídalas (tonsilas) também são retiradas, as crianças correm um maior risco pós-operatório e o desconforto é levemente mais intenso [**Ver:** **Amídalas**].

A remoção das adenoides é um sucesso na redução da apneia noturna. Uma recaída das infecções nas orelhas também diminui significativamente após a cirurgia, em especial quando os tubos nas orelhas são indicados e introduzidos de forma simultânea. Entretanto, recorrentes infecções nas orelhas internas podem não desaparecer totalmente.

Perguntas Reais de Pais Reais

Há alguma alternativa para a cirurgia?

Alguns médicos prescrevem antibióticos na tentativa de evitar cirurgias. Em teoria, é uma ideia excelente, mas não tem bom resultado. O *spray* nasal de esteroide é outro tratamento empregado. Essas duas terapias podem amenizar o problema por algum tempo, mas não vão eliminar a necessidade de uma cirurgia.

As adenoides podem crescer novamente após a cirurgia?

Elas podem vir a crescer novamente em questão de meses ou anos após a cirurgia. Se isso ocorrer, no entanto, a criança estará crescida, com as vias nasais maiores, e terá maior resistência a infecções.

Adoção

Toda a prática pediátrica cuida muito de crianças adotadas vindas de regiões diferentes. Adoro ver famílias que trazem crianças de lugares distantes, não só porque cada adoção representa oportunidades incríveis para pais e crianças, como também porque é fascinante ver essas crianças se adaptarem às suas novas vidas. Aqui, você pode se antecipar em termos de cuidados com seus filhos antes, durante e depois da adoção.

Antes

Os cuidados começam antes de a criança realmente se inserir na família. Os futuros pais que me procuram trazem fotografias, registros médicos e até vídeos dos futuros filhos. Alguns me pedem conselhos sobre avaliações médicas que receberam dos mediadores na adoção. Digo que não se deve confiar neles, pois em geral não são precisos ou são ilusórios. Essas crianças podem apresentar problemas de saúde que, às vezes, não são documentados ou que receberam diagnósticos errados. De qualquer forma, um eventual registro médico sobre doenças crônicas ou graves será fundamental para que os pais se preparem adequadamente para lidar com a doença.

Para a maioria dos pais, doenças físicas raramente os impedem de adotar. Eles estão prontos para lidar com essas questões em casa, não importa o problema. Uma exceção é o vírus HIV, devido ao prognóstico insatisfatório dessas crianças. Na maioria dos países, testes confiáveis de HIV são efetuados ao nascer e estão disponíveis para os futuros pais. Outras doenças potenciais nos países em desenvolvimento, especialmente entre crianças maiores, incluem raquitismo, carência vitamínica, tuberculose e desnutrição. Como no caso de filhos não adotivos, grande parte dos problemas de saúde é enfrentada quando aparece, independentemente do histórico familiar.

Durante

Em termos de medicação ou nutrição, não há muito com que se preocupar na feliz ocasião de encontrar seu filho. Não importa a que lugar do mundo o processo de adoção o leve, enquanto estiver lá, alimente seu filho com a mesma comida a que ele está acostumado [**Ver:** Alimentação líquida]. Se ele for maior, faça-o comer a comida local até ir para casa e depois dê a ele a alimentação adequada à sua idade [**Ver:** Comida].

Em orfanatos cheios, ou casas de adoção, crianças não estão expostas só a simples resfriados, gripes e infecções gastrointestinais. Deixe que o médico local trate essas doenças. Mesmo que o tratamento não seja o ideal, é sua única opção. Normalmente aconselho aos pais que me liguem ou mandem um e-mail quando fizerem o primeiro contato com a criança e tenho certeza de que seu médico fará o mesmo. É possível ter uma ideia clara sobre o estado de saúde da criança e fazer qualquer tipo de recomendação, caso seja necessário.

No caso das crianças maiores, não se preocupe com problemas referentes a laços afetivos durante o deslocamento da casa de adoção para a sua casa. Ele sentirá sua terna devoção e vai se apegar imediatamente. Dentro de um ou dois dias, essa criatura perfeita se tornará seu filho ideal.

Não há nada de especial a fazer quando a caminho de casa; uma eventual viagem de avião pode ser difícil, principalmente quando a criança é muito pequena, mas evite medicamentos sedativos durante o voo [**Ver:** Viagem aérea].

Logo depois

Se Lucy estiver feliz e saudável, não corra ao médico assim que chegar em casa. Você pode esperar alguns dias para fazer a primeira visita, quando a criança poderá ter uma avaliação completa da sua saúde.

O médico vai examiná-la, avaliar seu desenvolvimento, tirar uma amostra do seu sangue e, provavelmente, atualizar sua vacinação. Testes de rotina incluem um exame de fezes para parasitas e exames de sangue para anemia, hepatite B e quaisquer outras enfermidades específicas [**Ver:** Exames de triagem; Imunização].

Os relatórios de imunização geralmente são apropriados. Caso o quadro não pareça confiável, completamos a vacinação a partir da falha aparente.

Depois

Uma vez que todas as questões de saúde estejam solucionadas, cuide dessa criança como de qualquer outra.

Do ponto de vista do desenvolvimento, mesmo quando crianças mostram simples retardos iniciais decorrentes dos orfanatos superlotados, é surpreendente como elas se recuperam e desenvolvem capacidades em um ambiente amoroso, em especial quando são adotadas relativamente jovens. A aquisição da língua, por exemplo, é um milagre. Vi uma criança de 2 anos que falava o dialeto da província de Guangdong, na China, dominar o inglês em apenas alguns meses.

Crianças adotadas em geral são observadas constantemente pelos pais adotivos e sujeitas a intervenções de desenvolvimento desnecessárias – até mesmo errôneas. Sugiro que os pais sejam moderados com relação a tais intervenções: deixem que a criança se recupere sozinha dos pequenos atrasos causados por negligência.

Perguntas

A questão é sobre quando se deve dizer à criança que ela foi adotada. Aos 3 ou 4 anos, quando Lucy for capaz de entender o conceito, explique a ela em termos explícitos e simples que ela foi adotada. Você não precisa esperar que ela pergunte. Primeiro, o conceito é abstrato e ela não vai entender totalmente, mas, quando crescer e seu entendimento se aprofundar, provavelmente vai fazer mais perguntas, que deverão ser respondidas claramente. Nos Estados Unidos, as adoções permitem que os pais de crianças norte-americanas mantenham contato com seus pais biológicos. Já no Brasil, normalmente os pais biológicos não sabem quem adotou seu filho e não têm acesso à criança ou à família adotante. A certidão de nascimento também pode ser alterada, de tal modo que a criança talvez nunca venha a saber que foi adotada a menos que lhe digam.

Afeições paternais e maternais

Ver também: Cólicas

Sempre achei que pais são instintivamente afeiçoados aos seus bebês. Tudo indica que nem todo mundo tem o mesmo ponto de vista. Em um dos seus livros sobre bebês, o Dr. William Sears introduz um conceito que ele chama "afeições paternais e maternais", em que ensina aos pais como desenvolver uma conexão com seus novos bebês, caso eles não saibam fazer isso sozinhos.

A grande teoria do Dr. Sears pode ser resumida em uma frase: quando seu bebê chora, ele tem sempre um motivo e os pais devem tentar fazê-lo parar, não importa o que seja preciso fazer para acalmá-lo. Para ajudar os pais nessa tarefa, ele fornece uma série de métodos cuidadosos de balanços e saltinhos, bem como uma rotina complicada de dança da quadrilha. Infelizmente, encontrei muitos pais que seguiram essa filosofia e isso, literalmente, levou os pais e seus bebês à loucura com o sentimento de culpa e frustração quando não dá certo. Nunca vai funcionar tão bem quanto ele sugere.

Não há dúvida de que quando um bebê chora geralmente é porque está com fome ou precisa de proximidade. Você vai achar que, independentemente de quão amorosos os pais sejam, Lucy às vezes vai chorar simplesmente porque ela precisa de alívio. Ela não consegue falar nem se exercitar. Ela não tem nenhuma saída criativa. Então, como ela vai mandar "sinal de fumaça"? Com choro e agitação. Na tentativa de suprimir o choro a todo custo, o problema piora ao negar a ela um mecanismo confortante natural. Por fim, a obsessão de evitar o choro vai fazer a família inteira se sentir ansiosa e infeliz. Garanto, você está apegado. Apenas confie nos seus instintos.

Agressividade

Ver também: Disciplina e limites

Dê uma olhada em dois gatinhos brincando. Eles se batem e mordem. O que a mãe dos gatinhos faz ao ver isso? Simplesmente, nada. Por quê?

Porque bater e morder são comportamentos naturais para os gatinhos. As crianças pequenas são iguais. Elas são naturalmente agressivas, pelo menos até certo ponto, e tentar acobertar todos os comportamentos violentos e programar Jimmy para ter uma doce disposição de ânimo pode não dar certo. Como assim? O fato é que atenções positivas e negativas reforçam o comportamento. Isso é particularmente verdade quando as crianças passam por fases nas quais batem em pessoas próximas a elas, seja a mãe ou seus irmãozinhos.

Do ponto de vista prático, recomendo que você lide com essa situação da mesma forma com que lida com qualquer outro comportamento inadequado. Se for apenas um simples tapa, releve. Mas se for uma agressão forte, tente lidar com isso como uma questão disciplinar. Em vez de dar uma longa palestra sobre o que significa respeito, diga apenas "Não bata na sua irmã" e coloque Jimmy no berço dele por alguns minutos. Deixe que ele desafogue suas frustrações no berço chorando, se debulhando ou fazendo o que vier à mente dele. Depois de alguns minutos, tire-o do berço e coloque-o no chão, deixando-o sozinho sem demonstrar nenhuma afeição, bronca e manifestação. Não espere nenhuma desculpa: Jimmy não está arrependido, não porque ele é ruim, mas sim porque não tinha nenhuma intenção de machucar ninguém.

Essas eventuais manifestações de agressividade devem desaparecer até os 3 anos. Caso contrário, sugiro que leia o tópico **Disciplina e limites**.

Água de torneira

Ver também: Flúor

A água encanada pode ser usada sem problemas para aguar as plantas do jardim, tomar banho e, caso você tenha um filtro, beber e ser misturada no leite em pó do seu bebê. As garrafas de água comerciais, embora sejam populares, raramente são necessárias; elas são mais uma comprovação do sucesso de marketing do que qualquer verdadeiro problema com o abastecimento de água.

A água de torneira, às vezes, parece turva ou pouco transparente não porque está suja, mas porque pode conter sedimentos presentes na tubulação ou nos contêineres dos depósitos. É claro que esses sedimentos são desagradáveis, mas não são tóxicos. Simplesmente deixe a torneira aberta por um tempo para expulsar os sedimentos. O eventual odor estranho na água de torneira não é por causa da toxicidade, mas sim devido ao acúmulo de gás na tubulação. Os filtros de água, que são tão industrializados quanto a água engarrafada, supostamente purificam a água removendo metais pesados, tais como o mercúrio e o chumbo, bem como outras bactérias e impurezas. Na realidade, a água de torneira, de qualquer forma, geralmente não contém nenhum desses metais; além disso, ela possui níveis controlados de flúor, que os filtros não removem. Mas ele pode ser útil para remover impurezas e substâncias indesejadas, caso você não confie no sistema de tratamento de água de sua região.

Alergia a medicamentos

Da mesma forma que os alimentos, os medicamentos podem induzir à alergia, sendo os antibióticos os principais culpados. Igualmente aos alimentos, a maioria das reações é moderada, especialmente quando o medicamento é administrado pela primeira vez. Uma típica reação alérgica se manifestará em forma de vergão e coceira alguns dias após o início do tratamento. Quando o medicamento for suspenso ou substituído, a erupção desaparecerá em alguns dias. A coceira pode ser controlada com anti-histamínicos. Um surto não significa necessariamente uma alergia grave. Pode ser apenas uma sensibilidade e talvez não ocorra novamente se o medicamento for administrado mais uma vez. Entretanto, na prática outra dose do mesmo remédio raramente seria administrada de novo, já que existem alternativas para a maioria dos medicamentos.

Uma reação intensa com dificuldade de respirar indica uma grave alergia ao medicamento, o que requer que se evite cuidadosamente a droga. Felizmente, tais reações graves são muito raras. Se um dos pais for alérgico a uma droga específica, o risco da criança é apenas levemente alto. Se o medicamento for realmente necessário, o médico prescreverá o remédio, mas vai querer que Jimmy seja monitorado de perto para ver se surgem os primeiros sinais de sensibilidade.

Alergias respiratórias

Ver também: Resfriados

As alergias respiratórias são desencadeadas quando há uma reação excessiva na parte interna do nariz e das vias aéreas ao alérgeno, tais como o pólen e o pó. Os sintomas comuns incluem nariz pruriginoso, coriza e olhos lacrimejantes. Quando o problema for o pólen, a reação geralmente começa no verão e continua até que os níveis do pólen diminuam no outono. Outros alérgenos comuns incluem mofo, pelos de animais e plumas de aves. Ao contrário da crença popular, as alergias respiratórias são relativamente raras em crianças, portanto elas são consideradas como sintomas causados por resfriados prolongados. Além disso, uma criança alérgica demora alguns anos após a exposição para desenvolver uma reação ao alérgeno. Isso explica o motivo pelo qual as alergias são cada vez menos comuns em crianças. Em casos raros, um alérgeno suspenso no ar pode desencadear reação respiratória intensa ou inchaço nas vias aéreas.

Em termos de alívio, os medicamentos para alergia têm efeitos colaterais geralmente piores do que os próprios sintomas. Os anti-histamínicos a curto prazo são eficientes, mas não têm duração eficaz e podem deixar a criança sonolenta. Os anti-histamínicos a longo prazo causam menos sonolência, porém são menos eficientes. Os medicamentos para alergia que alegam ter uma duração prolongada são tão eficientes quanto água com açúcar, mesmo que não causem nenhum efeito colateral. Os esteroides em *spray* nasal também oferecem benefícios restritos: seus efeitos diminuem razoavelmente rápido, tornam-se menos eficazes com o uso prolongado e oferecem o risco de várias reações. Nada demais.

O melhor tratamento para as alergias continua sendo evitar o alérgeno em todos os lugares possíveis. É razoavelmente fácil se a causa for o carpete, o travesseiro de plumas ou o bichinho de pelúcia, porém é mais complicado se for a vegetação local ou o animal de estimação tão querido. Nem todo mundo tem recursos (ou desejo) de se mudar só para evitar os alérgenos locais. No final das contas, sua melhor aposta pode ser a abordagem *laissez-faire*: ajude Jimmy a se acostumar com o nariz eventualmente entupido sem recorrer a esses medicamentos para alergia. A fim de diminuir as alergias nasais, você pode tentar injeções contra alergia, mas elas têm suas limitações. Jimmy terá de se submeter a muitas dessas vacinas antes de obter algum efeito positivo – se algum dia obtiver –, já que sua eficiência é assunto para debate.

Alimentação com mamadeiras

Ver também: Comida; Horários

Vejam como Lucy está feliz! Ela está firme e bem acomodada, deitada em um ângulo de 30 graus, sugando um dispositivo antirrefluxo que a alimenta. Esse moderno sistema foi desenhado para oferecer um fluxo contínuo e detectar qualquer bolha de ar antes que chegue ao bico da mamadeira. A propósito, o bico da mamadeira é uma réplica moldada exatamente igual ao mamilo materno, com o mesmo coeficiente de retração da pele humana. Cada vez que o nível do fluido alcança o grau de arrotos, a dispositivo bipa para alertar e logo começar a proceder com o ritual. Mas não é só isso! O sistema é abastecido com a mistura mais moderna de alimentação líquida, fortificada para o desenvolvimento cerebral e reforçada com o perfil pessoal de aminoácidos da mamãe – e melhorada, é claro, para ser melhor que a da mamãe. Dá para ver que Lucy está ficando esperta só de ver o brilho de seus olhos.

Mesmo sem equipamentos importados ou fórmulas especiais, a alimentação com mamadeiras é simples e prática. Aqui estão algumas diretrizes.

Como?

Lucy pode ser bem esperta, mas não precisa ser um gênio para sugar o bico da mamadeira. Assim que ela acordar e mostrar interesse em sugar, coloque o bico da mamadeira em sua boca. Ela vai automaticamente mexer sua mandíbula e sugar o leite. É muito simples.

Quanto?

A princípio, Lucy pode mamar pouco, talvez poucos mililitros de cada vez. Quando estiver com fome, os sinais não serão sutis. Ela vai chorar. Quando estiver satisfeita, vai empurrar o bico da mamadeira, diminuir o ritmo da sucção e dormir.

À medida que ela crescer, provavelmente aumentará a quantidade de ingestão, de aproximadamente 680 mililitros com 1 mês até 900 mililitros aos 6 meses. São números aproximados; a melhor maneira de saber se Lucy ainda está com fome é oferecer a ela um pouco mais que de costume e deixá-la decidir se quer mais ou não.

Por volta dos 8 meses, quando estiver comendo uma quantidade considerável de comida sólida, Lucy reduzirá a ingestão do leite simplesmente não terminando a mamadeira do modo como costumava fazer. Ou até mesmo vai tomar menos mamadeiras. Entretanto, há variações consideráveis nessa fase. Alguns bebês dificilmente tomam 80 mililitros de leite e já comem uma quantidade significativa de comida sólida, ao passo que outros ainda tomam desesperadamente as cinco mamadeiras diárias e dificilmente tocam na alimentação que requer mastigação. As duas opções são válidas.

Com que frequência?

A alimentação com mamadeiras, da mesma forma que os cuidados, deve ocorrer conforme a necessidade do bebê. Lucy vai acordar em intervalos diferentes, aparentemente com fome, e a mãe deve incentivá-la a regularizar a própria alimentação. Se tentar impor um horário mais rígido, não vai ser fácil. De qualquer maneira, ela vai acabar impondo seu ritmo, talvez uma média de uma mamadeira a cada três horas, até ela comer uma quantidade considerável de comida sólida, por volta dos 6 meses [**Ver:** Horários].

Por volta dos 3 ou 4 meses, a única mudança notável é que Lucy vai demorar muito menos tempo para se alimentar. Ela conseguirá devorar o leite em tempo recorde, enquanto procura alguma distração ao seu redor.

Perguntas reais de pais reais

Que quantidade é demais?

Cuidado, alimentar demais o bebê com a mamadeira é relativamente fácil porque é ilimitado e Lucy pode aceitar só como calmante. De qualquer forma, caso exceda a quantidade ideal, provavelmente ela vai cuspir o leite.

Quanto tempo posso deixar uma mamadeira fora da geladeira após ela ser usada?

Até a próxima mamada, que é depois de seis horas, no máximo.

Devo esterilizar a mamadeira?

Limpar todos os seus utensílios é mais que suficiente. Bebês são capazes de lutar contra germes e bactérias.

Que tipo de bico é melhor?

Lucy pode sugar qualquer tipo de bico. Não se prenda a marcas e formatos. O buraco do bico deve ser grande o suficiente para ela conseguir se alimen-

➜

→

tar facilmente, mas pequeno o bastante para não alagar a boca dela com leite. Não se prenda a mamadeiras que ofereçam uma inclinação específica ou um saco plástico a mais para espremer o ar para fora; são apenas jogadas de marketing e custam muito caro.

Como faço para ela arrotar?

Bebês engolem mais ar enquanto mamam, o que os faz regurgitarem. Ponha Lucy na posição vertical depois de mamar e massageie suas costas. Isso faz o ar subir e a comida descer, mesmo que ela não dê um grande arroto.

Se o meu bebê acordar 10 minutos depois de mamar, quer dizer que ainda está com fome?

Não necessariamente. A melhor maneira de descobrir é dar a ele mais leite. Se ele aceitar com agrado, quer dizer que ainda está com fome; caso contrário, está saciado. Como na maioria das questões sobre alimentação, o bom senso é a melhor autoridade.

Quando posso colocar cereais na mamadeira?

Não existe benefício real. Não vai ajudar o bebê a dormir à noite; e calorias suplementares são desnecessárias e endurecem as fezes.

Alimentação líquida (fórmula infantil)

Ver também: Comida; Leite de vaca

Há quem avalie as fórmulas de leite em pó para alimentação líquida de bebês como tão ou mais saudáveis que o leite materno, mas atenção: o Ministério da Saúde recomenda o aleitamento materno como fonte primária de nutrição.

Todas as fórmulas infantis de alimentação líquida contêm os mesmos nutrientes básicos na mesma proporção exata. Não é por acaso, mas é obrigatório por lei. Na realidade, para poder ser chamada alimentação líquida à base de leite, a substância tem de seguir as normas rigorosas da Anvisa (Agência Nacional de Vigilância Sanitária), substituindo a quantidade de gordura, açúcar, proteína, vitaminas e outros elementos presentes no leite materno. A quantidade de ferro varia de uma para outra. As proteínas nas alimentações líquidas vêm de diversas fontes, mas todas fornecem o mesmo valor nutritivo.

Elas são vendidas em pó ou em líquido reconstituído. O segundo é apenas uma versão mais cara do que o primeiro misturado com água estéril e acondicionado em lata. Se usar a alimentação em pó, você simplesmente o reconstitui seguindo as instruções na lata usando água de torneira que, em muitos estados, contém a quantidade apropriada de flúor [**Ver:** Flúor].

Com frequência, as empresas fornecedoras lançam um aditivo chamado "supernutriente", que é um lipídio; o texto na lateral da embalagem sugere que esse ingrediente mágico garantirá a admissão de Lucy em uma universidade de elite. Nunca foi provado que algum desses "supernutrientes" apresente qualquer benefício além de aumentar as vendas das empresas fornecedoras.

Perguntas Reais de Pais Reais

Por que existem tipos diferentes de alimentação líquida?

Não se deixe confundir pela diversidade. São como os detergentes, a variedade é mais uma questão de marketing.

Qual devo usar?

Recomendo o mais barato. É tão bom quanto os outros e só é mais barato porque a empresa mantém seus custos baixos.

Devo usar alimentação líquida pronta ou em pó?

As fórmulas em pó são muito mais práticas. Mas siga as instruções da embalagem com muita atenção; concentrações incorretas podem causar sérios riscos aos recém-nascidos.

Com ou sem ferro?

Todas as fórmulas de alimentação líquida contêm a dose de ferro recomendada, mas algumas têm suplementação extra. Um pouco de ferro a

➜

→

mais não faz mal, embora eu ache que os benefícios são supervalorizados. A quantidade extra de ferro também pode causar constipação: portanto, se notar fezes duras, mude para as alimentações com baixo teor em ferro [**Ver: Ferro**].

Como sei se meu bebê é alérgico à alimentação líquida à base de leite?

Repito, a alergia à – ou, mais precisamente, a intolerância à – alimentação líquida é muito mais rara do que as pessoas imaginam. Alguns sinais são: vômitos ou excesso de diarreia, pouco ganho de peso ou sangue nas fezes. Nesses casos, seu médico recomendará uma alimentação líquida à base de soja ou sem lactose. Fique consciente de que, se seu bebê chorar, provavelmente não será um sinal de alergia ou intolerância. O mesmo acontece com o cuspo ou vômito, que são certamente normais ou causados pelo excesso de alimentação ou refluxo.

Tenho de comprar sempre a mesma marca?

É claro que não. Os hospitais recebem incentivos lucrativos para lhe oferecer amostras grátis de marcas específicas logo após o parto supondo que você vá usá-la. Exercite sua liberdade de consumidora e troque de marca à vontade. Nas situações raras em que seu bebê provar ter certa intolerância a um tipo de alimentação líquida (aquelas à base de soja ou leite de vaca), suas opções certamente serão limitadas.

Por que existem tantos produtos químicos na alimentação líquida?

As fórmulas de alimentação líquida sintetizam uma substância natural, mas existem produtos químicos em todas as substâncias. Se a Anvisa entrasse em estado de delírio e exigisse que as mães identificassem todos os ingredientes no leite materno, você também encontraria produtos químicos nele.

Existem fórmulas de alimentação líquida orgânica?

Atualmente não existe nenhuma para bebês. Há uma disponível para crianças de 1 a 3 anos, mas, nessa idade, elas não precisam mais.

→

➜

E as alimentações líquidas pré-digeridas e antirrefluxo para bebês com dificuldades de digestão?

As alimentações líquidas pré-digeridas devem ser reservadas para os bebês que realmente têm problemas digestivos, como é o caso de alguns prematuros. Muito frequentemente, esses tipos de alimentos líquidos são usados quando não existe nenhuma vantagem – por exemplo, um bebê chorão – e não resolvem o problema. Eles realmente resolvem outro problema, que é o destino do seu dinheiro; embora tenham o mesmo conteúdo nutricional, podem custar até o dobro.

As alimentações líquidas antirrefluxo são até menos justificáveis [**Ver: Refluxo**]. Assim como as alimentações líquidas pré-digeridas, as antirrefluxo tendem a ser uma muleta para os pais e médicos que não querem investigar a causa do lamento do bebê. Segundo o meu conhecimento, esses produtos custam o olho da cara. O refluxo é um problema mecânico, mais que nutricional, e as alimentações líquidas especiais não vão resolver o problema.

Em quanto tempo posso reaproveitar a alimentação líquida na mamadeira se meu bebê não tomar tudo na primeira mamada?

De duas a três horas, pelo menos. Quando Lucy é amamentada no peito, uma pequena quantidade de leite restante fica no bico do seio. Esse leite fica contaminado. Quando ela for mamar novamente no peito, esse leite remanescente será o primeiro que ela encontrará e não fará mal a ela. Use o mesmo raciocínio para avaliar o frescor da alimentação líquida.

Durante quanto tempo devo dar a alimentação líquida para o meu bebê?

Recomendo passar da alimentação líquida para o leite aos 10 meses, quando o bebê já consegue lidar com o leite de vaca ou equivalente. As próximas alimentações líquidas cujo alvo é o bebê com mais de 1 ano são outros produtos de marketing: não existe uma verdadeira vantagem nutricional nessa etapa da vida de Lucy e são extremamente caras.

Altura

Prever a altura de Jimmy dificilmente será uma ciência exata, mas a altura dos pais e as tendências prevalecentes nas duas famílias podem oferecer alguma compreensão clara. Se todos os membros na sua família medirem menos que 1,50 metro, provavelmente ele não será jogador de basquete. Raramente filhos de pais altos são baixos e vice-versa.

Quando uma criança é mais baixa do que se esperaria, os pais muitas vezes se preocupam com relação a uma carência hormonal. Isso é extremamente raro e pode ser descartado com um simples raio X do pulso para avaliar a "idade óssea". Se o teste estiver dentro da normalidade, a carência nos hormônios do crescimento é extremamente improvável. Um extensivo treinamento físico às vezes também implica o impedimento no crescimento da criança, mas essa ligação ainda não está clara. Na grande maioria dos casos, a melhor aposta é esperar para ver.

Amamentação

"É... é... UMA MENINA!" Lucy dá o primeiro suspiro. Depois do terceiro, seu mamilo já está na boca dela. Você sabe que amamentar logo após o nascimento aumenta as chances de uma amamentação tranquila. No primeiro dia, sob a severa supervisão da enfermeira, você a acorda para dar de mamar a cada três horas exatas, 10 minutos em cada peito, e pressiona o bico do peito levemente para aumentar sua produção de colostro. Mas não é do jeito que esperava. Lucy não se importa com o horário de três horas. Ela acorda quando quer, chupa um pouco e depois dorme. Às vezes, ela se contorce e chora inconsolavelmente e não é capaz de agarrar seu peito. Logo, você tenta com uma mamadeira, que ela devora avidamente, para seu desânimo. A enfermeira diz para tentar a posição transversal e seu marido sugere segurá-la como uma bola de futebol americano, mas nada faz diferença. Uma especialista em amamentação é intimada. Ela diz que Lucy é preguiçosa. E recomenda fazer exercícios de sucção e alimentar Lucy com o colostro no copo de transição para evitar dependência da mamadeira ou confusão de bicos. Por fim, vocês duas estão frustradas e a experiência inteira de amamentação no peito começa a parecer desastrosa.

Há muito tempo, ninguém conversava sobre amamentação no peito. As pessoas o faziam instintivamente. E adivinha? Milagrosamente, funcionava. Atualmente, entretanto, a amamentação no peito se tornou mais que uma experiência. Com sua popularidade renovada, surgiram informações equivocadas, bem como histórias preventivas sobre tudo o que possivelmente poderia dar errado. Em vez de tranquilizar, essas informações podem criar expectativas fantasiosas e preocupações desnecessárias. Entretanto, a amamentação no peito não funcionará se você ficar com medo. E, quanto menos der certo, mais ansiosa você vai ficar.

Aqui mostro, resumidamente, o que você pode esperar em cada fase no seu percurso de amamentação. Também tento esclarecer alguns mitos que podem arruinar sua confiança e seu prazer. A amamentação no peito é simples e direta. Deixe fluir e siga seus instintos. Depois dos primeiros dias, uma vez que você e seu bebê se acostumaram um com o outro, vai parecer que já se conhecem há muito tempo.

Os primeiros dias

Logo após o nascimento, Lucy está bem acordada. Ela olha ao redor, está confusa, superestimulada e procura conforto. Se você oferecer o seio, ela inicialmente vai aceitar por comodidade e ficará agradavelmente surpresa pela pequena bonificação chamada colostro, uma substância branca que, de forma surpreendente, tem gosto bom. Lucy registra essa experiência em sua nova memória e dorme. Quando acordar, vai lembrar vagamente sobre o que fazer.

Quando esse aumento de adrenalina diminui, Lucy cochila dando apenas esporádicas olhadelas. Quando estiver meio acordada, ela vai continuar procurando seu peito novamente, mais por conforto que por fome. O fato é que um recém-nascido não precisa comer muito inicialmente. Nos primeiros dias, vai acordar em horários irregulares sem padrões coerentes: em geral, dorme muitas horas; em outras ocasiões, fica acordado várias horas; às vezes, acorda e dorme a cada 10 minutos. Independentemente do seu ritmo, fique perto dele e veja as suas necessidades. Cochile quando ele cochilar. Acorde quando ele acordar e dê-lhe de mamar quando ele parecer interessado.

O que fazer

- **Quando Lucy estiver acordada e quiser conforto,** ofereça o seio na posição que parecer mais confortável para as duas. Sua sucção ficará cada vez mais firme e seu padrão um pouco mais metódico, além de a produção materna seguir o exemplo.

O que **não** fazer?

- **Não amamente em intervalos fixos.** Acordá-la vai interferir no seu ciclo natural e gerará frustração para ambas. Não consigo imaginar a quantidade de mães que vi ficarem desanimadas e pararem de amamentar porque lhe disseram que deviam amamentar conforme um padrão rígido e viram que seu recém-nascido não estava interessado.

- **Não amamente durante um período obrigatório.** Lucy pode mamar por uma hora como pode querer parar depois de alguns minutos; deixe que ela decida.

- **Não insista para que Lucy mame em ambos os seios** se ela dormir depois do primeiro. O fato é que, no início, provavelmente ela não ficará acordada para mamar nos dois seios.

- **Não pressione os seios para estimular o leite.** É cansativo demais ter um bebê, imagine outro. Lucy é muito mais eficiente nessa tarefa.

- **Não fique obcecada com a posição;** você naturalmente vai descobrir a posição mais confortável.

- **Evite completar a alimentação com mamadeira.** Embora uma mamadeira de vez em quando não faça mal, o bico artificial é tão mais fácil de sugar que Lucy não vai se esforçar quando mamar no peito se tiver a oportunidade de escolha muitas vezes.

Perguntas Reais de Pais Reais

Como sei se estou fazendo a coisa certa?

Se Lucy mama no peito algumas vezes ao dia, segura firme e suga um pouco de vez em quando, você está fazendo a coisa certa. Os movimentos dos goles

➜

➜

são fáceis de ver, mas, às vezes, não são tão óbvios. A quantidade de fezes que ela gera nessa altura é irrelevante. Elas ainda são o produto do que estava no seu estômago antes de comer, e a urina é muito escassa porque Lucy tem pouco líquido para eliminar.

E se eu não estiver sentindo nada quando meu bebê estiver mamando?

O colostro não flui tão livremente como o leite, que logo você é capaz de sentir junto com a sensação de "amolecimento" dos seios que todos dizem. Seja paciente.

Por que o leite não sai quando pressiono os mamilos?

Você não consegue medir sua produção de leite de acordo com a pressão nos mamilos. Lucy é muito mais eficiente.

Como sei se Lucy não está com muita fome?

Para falar a verdade, Lucy provavelmente está com fome, mas, no momento, ela tem outros problemas para resolver, tal como o trauma físico e emocional proveniente do nascimento. No entanto, a natureza é sábia: essa substância nutritiva chamada colostro é um perfeito nutriente para alguém que está com fome e mareado ao mesmo tempo e cujo estômago consegue lidar com essa quantia. Para tranquilizá-la, quando os bebês têm uma alimentação líquida e o suprimento alimentar é ilimitado, qualquer coisa mais que alguns gramas está de bom tamanho.

Por que dói?

Simplesmente porque dói. Não é prática sua. Não é prática da Lucy. Simplesmente é assim. Se alguém lhe disser algo diferente estará mentindo. O tecido que ela está sugando é sensível e vai demorar cerca de uma semana para endurecer. Ache a posição que parecer mais confortável e tente respirar quando sentir dor. Faça uma pequena pressão atrás da cabeça de Lucy para que sua boca cubra mais a auréola. Também entre os horários de amamentação deixe seus seios ao ar livre o máximo que puder; o ar é um bom remédio para cicatrização e os bicos dos seios não vão ficar mais irritados com o atrito da roupa ou do sutiã. Algumas mães têm os bicos dos seios mais sensíveis que outras e demoram mais tempo para sentir alívio.

➜

→

Não recomendo nenhuma proteção para os seios; são incômodas, aumentam sua consciência de dor e só retardam o endurecimento dos seios. A propósito, preparar os seios durante a gravidez com fricções diárias, como alguns livros sugerem, é puro masoquismo inútil e não previne a dor.

E se Lucy chora como se estivesse com fome e rejeita o seio?

Pare de amamentar e tente alguns minutos depois. No começo, o fluxo pode ser sólido demais ou ela pode estar agitada demais. Após algumas tentativas, se ela continuar rejeitando, a mensagem é clara. Agora ela não está com fome. Você terá de se acostumar com o fato de que Lucy pode chorar por outros motivos que não seja o desejo de mamar. Se levar para o lado pessoal, você ficará ansiosa, desenvolverá um problema de compreensão e Lucy poderá rejeitar o peito devido à sua frustração, mesmo quando estiver com fome. Realmente acredito que um recém-nascido consegue sentir as emoções da mãe.

Quando posso usar a chupeta?

Quando quiser. Não interfere em nada na amamentação; não sai nada da chupeta e Lucy sabe disso.

Serei capaz de amamentar no peito com os mamilos invertidos?

Se colocar o dedo mínimo na boca de Lucy, você poderá sentir imediatamente quanto sua sucção é forte. Ela consegue reverter os bicos de qualquer formato. Da mesma forma, o tamanho dos seus seios não tem nada a ver com a habilidade de amamentar; o leite vem das glândulas mamárias e não da gordura ao redor das glândulas.

E se eu fui submetida a uma cirurgia nas mamas?

Exceto para algumas reduções específicas de mamas, realizadas há muito tempo, a cirurgia plástica não deveria afetar a glândula. Dê o melhor de si.

Posso amamentar tendo feito um parto cesáreo?

A maioria das mães que tiveram parto cesáreo é capaz de amamentar perfeitamente bem, embora a dor possa fazer que sinta um pouco de

→

→

desconforto. As anestesias geral e peridural, bem como analgésicos pós-parto (mesmo os derivados de morfina), não são um problema durante a amamentação.

Posso amamentar se eu estiver com febre?
A febre pós-parto ou a gripe não deve impedi-la de amamentar, mesmo se estiver tomando antibióticos. A maioria deles é confiável durante a amamentação.

Amamentação depois que chegou o leite

Você conseguiu superar os primeiros dias sem entrar em pânico. Por volta do terceiro dia, seus seios de repente aumentam entre uma amamentação e outra e você começa a produzir leite de verdade, que é mais claro que o colostro. Já que está acompanhando o ritmo natural de Lucy, sua produção de leite satisfaz as necessidades dela e você não vai ficar inchada. Ela está se alimentando com mais eficácia e por mais tempo, além de devorar com movimentos óbvios de sucção. Você também notará um aumento de fezes e urina.

O que fazer

- **Continue amamentando conforme a necessidade dela.** Amamente até ela dormir, com um ou ambos os seios, dependendo do apetite dela. À noite, tente ficar deitada ao lado dela; é a única maneira de descansar.

O que **não** fazer

- **Não acorde Lucy para amamentar em intervalos fixos;** dê a chance a ela de estabelecer o próprio horário. Aos poucos, ela vai se regular e alimentar-se a cada duas ou três horas. Casualmente, ela poderá dormir por períodos mais longos (à noite é ideal), mas se acordar com fome e esperta, ela estará saudável. Por outro lado, se ela estiver morosa e não tiver apetite depois de um longo período de sono, essa letargia pode ser um primeiro sinal de enfermidade e o médico deve ser consultado.

- **Não insista em amamentar por um período estabelecido** ou mantenha Lucy acordada acariciando suas bochechas com o dedo ou outras artimanhas. Se ela dormir no meio da amamentação é porque não está no meio. Está no fim.

- **Não pressione os mamilos para estimular a produção de leite;** só vai confundir o fluxo espontâneo.

- **Não há uma regra física sobre a quantidade de fezes,** o número de fraldas, o tempo que demorou em amamentar e assim por diante. Enquanto esses esforços podem parecer científicos, seu principal efeito é aumentar a ansiedade.

Perguntas Reais de Pais Reais

Como posso ter certeza de que estou produzindo leite suficiente?

Confie na natureza e em você também. Se as mães não tivessem produzido leite suficiente, a humanidade não teria sobrevivido até os dias de hoje.

Como vou saber se meu bebê não está se alimentando o suficiente?

Se Lucy estiver com fome, vai chorar o dia inteiro ou pelo menos vai ficar irritada, mesmo depois da amamentação. Em casos extremos, ela dormirá o tempo todo e dificilmente acordará. A mãe também deve ficar sensível aos seus sinais corporais. Se seus seios não ficarem cheios e não vazarem, talvez não esteja produzindo leite suficiente. Vá ao médico e ele provavelmente receitará suplementação com alimentação líquida, pelo menos temporariamente.

Qual é o aspecto das fezes e da urina?

Fezes frequentes de cor amarelo-mostarda e de consistência pastosa são um bom sinal. A maioria dos bebês produz fezes cada vez que se alimentam, mas alguns não. Não quer dizer necessariamente que não comeram o suficiente; simplesmente a maioria da comida foi usada e pouca foi descartada. A urina frequente (de oito a dez vezes ao dia) é a média, mas a urina pode misturar-se às fezes e, portanto, fica difícil de contar.

➜

→

Devo me preocupar se meu bebê estiver perdendo muito peso?

A maioria dos bebês perde peso logo após o nascimento e ganha peso depois do décimo dia. Mas se seu bebê não adquirir peso após o décimo dia, não quer dizer necessariamente que você não esteja amamentando de forma eficiente [**Ver:** Problemas de peso].

E sobre o leite inicial e o leite final?

Não seja tão técnica. Lucy está tomando os dois.

E se um lado for mais confortável que o outro?

Isso é normal. O macete é alternar religiosamente, mesmo que um seio seja um pouco menos confortável que o outro. No decorrer do tempo, será eficiente e confortável.

Meu bebê mama à noite e dorme durante o dia. Como posso reverter esse quadro?

Isso vai mudar naturalmente. Não tente manter Lucy acordada durante o dia para que ela durma à noite. Não vai dar certo e você ficará mais frustrada.

Amamentação no primeiro mês

Agora você já está por dentro do assunto. Você pode amamentar enquanto anda ou fala ao telefone. A dor diminuiu e tudo está dando certo.

O que fazer

- Continue agindo da mesma forma.

Perguntas Reais de Pais Reais

Quando devo pensar em estabelecer horários para o bebê?

Não se preocupe com isso. Uma vantagem na amamentação é que não requer muitos cuidados. Se não prestar muita atenção nos horários, Lucy vai

→

➜

estabelecer uma rotina de intervalos de duas a três horas, não porque lhe foi imposto, mas porque é natural. Você não precisa ficar obcecada com horários metódicos, mas seria bom se preocupar em estabelecer um regime curto de intervenção à noite, em que a amamentação somente ocorrerá quando seu bebê for realmente insistente. Esse será seu primeiro passo para ensiná-lo a dormir à noite e vai ajudá-la a evitar a futura luta do "treinamento da hora de dormir".

Quando a amamentação vai diminuir?

Após alguns meses, Lucy vai demorar um pouco mais entre um aleitamento e outro, e a amamentação durará menos. Por outro lado, não haverá grandes mudanças nos hábitos até ela ingerir quantidades significativas de comida sólida, por volta dos 8 meses.

Posso extrair o leite agora?

Sim, mas cuidado com a quantidade. Algumas mães armazenam uma quantidade muito grande de leite materno, "para uma reserva quando for preciso". Faça diferente, só extraia o que vai precisar. Isso se quiser pular algumas horas ao dia, ou seja, uma ou duas mamadas de leite materno. Também leve em conta a possibilidade de suprir sua alimentação com alimentos líquidos esporádicos, pois não é nocivo e não interferirá na amamentação, uma vez que Lucy já tenha se acostumado com a amamentação materna. Se precisar pular várias amamentações ao dia, então extrair o leite faz sentido. Entretanto, se precisar fazê-lo apenas eventualmente, alguns mililitros de alimentação líquida, às vezes, não serão um grande problema [**Ver:** **Extração de leite**].

Devo introduzir a mamadeira para preparar o bebê futuramente quando eu não conseguir mais amamentar ao longo de 24 horas por dia?

Não há nenhuma vantagem em manter Lucy interessada na mamadeira se você não precisa nem pretende usá-la [**Ver:** **Rejeição à mamadeira**].

Quando posso conciliar o leite materno com a alimentação líquida?

Assim que tiver dominado com sucesso a técnica da amamentação. Por

➜

➜

outro lado, se confiar totalmente na fórmula de alimentação líquida, a produção de leite pode diminuir e secar.

E se ainda doer?

Isso significa que você é daquelas mães que sentem dor depois de algumas semanas. Se não tiver febre nem inchaço, então não tem infecção nas mamas. Para a maioria, a dor persistente nos seios é uma questão de predisposição. Em outras palavras, os bicos dos seios são extremamente sensíveis. Por fim, a dor vai melhorar, mas pode demorar alguns meses [**Ver:** Problemas na amamentação].

Até os 6 meses

A essa altura, você não vê mais problemas. E Lucy também não; ela devora o leite em minutos enquanto se distrai com toda a agitação ao seu redor. Isso pode fazer você pensar se está produzindo leite suficiente, preocupada com o fato de que seus seios não estão tão cheios quanto costumavam estar. Não se preocupe; seu suprimento vai se adaptar às necessidades do bebê. Se voltar ao trabalho, em meio período ou período integral, uma opção é extrair o leite enquanto estiver trabalhando [**Ver:** Extração de leite].

De 6 meses a 1 ano

Uma vez que Lucy já está comendo alimentos sólidos, a amamentação diminui, tanto na frequência quanto na quantidade. Ela ainda é a melhor pessoa para decidir sobre sua ingestão, mas não deixe que ela mame de forma excessiva a ponto de interferir no seu apetite por alimentos sólidos.

Perguntas Reais de Pais Reais

Por quanto tempo devo amamentar?

A amamentação tem benefícios nutritivos e emocionais, portanto não há motivo para parar antes dos 8 meses. É a maneira mais saudável e prática de alimentar e confortar Lucy. Também é possível amamentar e recorrer a

➜

➜

suplementos com alimentação líquida até aproximadamente 10 meses a 1 ano, quando pode ser a hora de mudar da alimentação líquida para leite não materno, tal como leite de vaca.

Quando eu decidir parar de amamentar, como devo proceder?

Rapidamente. Não se estenda durante a transição; só piora [**Ver:** Amamentação e desmame].

Após 1 ano

O leite materno ainda representa uma fórmula balanceada e o conforto associado à amamentação é bem-vindo, mas, neste momento, ambos são opcionais. Se você e Lucy ainda estiverem satisfeitas, não há necessidade de parar. Entretanto, a amamentação no peito mais de três a quatro vezes ao dia nessa idade pode ter algumas das seguintes repercussões negativas:

- Interferir no apetite por alimentos sólidos. Já vi crianças literalmente vivendo de leite materno, o que não é nutricionalmente desejável.

- A criança deixa de ser bebê quando vivencia frustrações e aprende a resolvê-las. Se, cada vez que surgir uma frustração, você tentar sistematicamente evitar um acesso de raiva com uma mordidela no bico dos seios, ele não terá a chance de adquirir mecanismos de enfrentamento necessários.

- A amamentação noturna, uma muleta comum para lidar com a falta de sono, vai retardar o desenvolvimento de Lucy na capacidade de se acalmar e voltar a dormir. Também pode acarretar cáries precoces, já que o açúcar se fixa nos dentes [**Ver:** Cáries].

Desde que tome cuidado com esses imprevistos, não há motivo para parar de amamentar até 1 ano, se for aprazível para você e Lucy.

Perguntas Reais de Pais Reais

Como faço para parar de amamentar nessa fase, se for preciso?

Posso garantir que a essa altura seu bebê não vai perder o interesse sozinho – não aos 12 meses, nem aos 15, nem aos 18. Será necessária alguma estratégia de sua parte. Além disso, por ser capaz de pedir para amamentar de forma explícita e insistente, o bebê agora é grande o suficiente para pular em seus seios e abrir a sua blusa à força. Essa é a parte mais difícil do desmame; por isso, seja rápida e eficiente, pois crianças não entendem o conceito de moderação. Diminua a amamentação para duas vezes ao dia, depois uma vez ao dia, e em seguida não amamente durante uma semana. Se ceder uma vez, ele vai lembrar o que fez você mudar de ideia e vai redobrar seus esforços.

Que tal à noite?

A mesma coisa. Uma vez que você decidiu parar de amamentar à noite, provavelmente verá Lucy na sua cama e até mesmo a verá se debater um pouco [**Ver:** Sono].

Amamentação e desmame

Ver também: Leite de vaca

O "desmame induzido pelo próprio bebê" ocorre principalmente em contos de fadas. Os bebês raramente perdem o interesse pela amamentação por conta própria. Quando achar que Lucy deve parar de mamar, amamente de manhã e à noite por alguns dias, depois diminua para uma vez ao dia e, em uma semana, pare totalmente. Insista nesse regime. Se ceder ao primeiro ataque histérico de Lucy e amamentar mais uma vez durante a semana de desmame, ela vai descobrir o alvoroço que terá de fazer para conseguir o que quer e da próxima vez se tornará mais insistente. Uma vez que começar o desmame, seu leite secará rapidamente. Se seus seios ficarem doloridos, comprima o excesso e tome eventualmente alguma medicação para a dor. Se o desmame ocorrer antes dos 10 meses, você terá de fazer uso de mamadeiras com alimentação líquida como suplemento. Depois disso, pode passar diretamente para o leite normal: leite de vaca, de soja, de arroz ou de cabra, dependendo de sua preferência [**Ver:** Leite de vaca].

Amamentação e dieta

"Pare de comer açúcar refinado e farinha."
"Coma somente amido não refinado."
"Coma antes de ficar com fome."
"Coma vários ovos ao dia."
"Mastigue devagar e bastante."
"Não coma alimentos com alumínio."
"Não coma gorduras artificiais."
"Beba água potável."
"Esteja atenta aos novos comportamentos após cada alimentação."

Esses são exemplos dos absurdos típicos que as mães no período de amamentação vão encontrar em sites na internet. Nesses sites, vários indivíduos que se consideram especialistas fazem vocês acreditarem que estão envenenando seus bebês se comerem qualquer coisa mais ousada além de germe de trigo. A ideia de que determinados condimentos ou tipos de comida vão afetar Lucy é puro mito. O leite materno vem do sangue dos dutos mamários. Se você comer *curry*, por exemplo, seu sangue não terá gosto de comida indiana e, portanto, seu leite também não. Afirma-se também que comidas que causam flatulência, como o feijão, vão fazer que Lucy tenha gases ou desconforto. Esses "especialistas misóginos", digamos assim, incluem até o chocolate na lista de alimentos proibidos, mesmo sabendo que o melhor amigo da mulher, mais que os diamantes, é o chocolate.

Vi muitas mães se limitando a uma dieta rigorosa sem resultados positivos. Primeiro, a infelicidade delas, depois a dos bebês. Vi também mães que comiam o que queriam, da mesma forma que comiam antes da gravidez, sem problema algum. Para o seu bem, não se prive de nada. Desfrute de várias comidas e mantenha uma boa dieta. Não pense em determinados nutrientes como proteínas, ferro, cálcio e fluoreto. Eles estão em todas as refeições completas. Eu recomendaria beber muita água, mas provavelmente não vai precisar desse lembrete. Como a maioria das mães que estão amamentando, você provavelmente estará sempre com sede.

Alguns dizem que amamentar ajuda a perder peso, outros falam o contrário. Eu diria que não existe uma regra. Algumas mães levam um ano para perder peso, enquanto outras voltam ao peso normal em semanas. É apenas uma questão de predisposição. Essa não é a hora de tentar uma dieta de emagrecimento ou de treinar para a maratona, já que você precisa de todas as calorias extras para se manter e alimentar Lucy. Não há problemas em correr e praticar outros esportes desde que consiga lidar com os seus quilos extras.

Café, chá e álcool

Em doses razoáveis (um copo ou uma xícara por dia), são inócuos. Caso sejam consumidos com moderação, a quantidade presente no leite será tão insignificante que não terá nenhum efeito sobre o bebê. Diz-se, às vezes, que a cerveja (em particular a Malzbier) estimula a produção de leite. Segundo meu conhecimento, nenhuma pesquisa científica comprovou o fato, mas o efeito relaxante de um copo de cerveja poderia explicar por si só o aumento da produção de leite.

Amamentação e medicamentos

Como regra, um medicamento que não for tóxico para você não será tóxico para Lucy também. Muitos medicamentos contêm avisos, não porque causam danos, mas porque as empresas farmacêuticas não se deram ao trabalho de testar se o medicamento pode ser seguramente ingerido durante a lactação.

Amamentação e anestesia

A anestesia local, como a aplicada no dentista, não apresenta nenhum perigo. Qualquer coisa mais complicada deve ser administrada por um anestesista que levará em consideração as suas condições.

Medicamentos sem receita médica

Quase todos os medicamentos sem receita médica, tais como analgésicos e remédios para resfriados, são seguros durante a amamentação desde que usados nas doses recomendadas.

Antibióticos

A maioria dos antibióticos é segura durante a amamentação, especialmente aqueles prescritos para infecções nas mamas.

Antidepressivos

Os antidepressivos não foram formalmente endossados como medicamentos seguros para mães durante o aleitamento, mas vi muitas mulheres que tomaram pequenas doses de Prozac ou outros antidepressivos para a depressão pós-parto durante a amamentação e seus bebês não sofreram nenhuma consequência. O problema não é simples. Geralmente, o fato de interromper a amamentação é frustrante e leva a um sentimento de fracasso e piora a depressão. Por outro lado, mães que já têm tendência à depressão vão se sentir mais tristes com a depressão pós-parto e realmente precisam de ajuda para superar esse estado. Quando estiver na dúvida, discuta o assunto com seu médico [**Ver:** Depressão pós-parto].

Ambiente multilíngue

Ver também: Aquisição da fala e aquisição tardia da fala

Como um francês expatriado que aprendeu inglês já na fase adulta, sou um fiel adepto de proporcionar às crianças a vantagem de aprender dois idiomas simultaneamente. Se for um imigrante como eu e estiver preparando Lucy para falar dois idiomas, comece a usar sua língua materna com ela desde recém-nascida. Isso vai ajudar você a se comunicar com ela de forma mais natural e espontânea. Mais tarde, você vai ficar feliz em vê-la conversar com a vovó e o vovô no idioma deles. Você também pode estimulá-la com outros idiomas desde cedo, caso os domine, mesmo sem ser um falante nativo.

Passar de um idioma para outro pode ser um pouco confuso para Lucy, mas a maioria das crianças bilíngues adquire o conhecimento dos dois idiomas simultaneamente da mesma forma que seus colegas monolíngues dominam apenas um idioma. Para as crianças que começam a falar tardiamente, esse exercício pode retardar um pouco a aquisição da fala, mas fique firme! O benefício de falar ambos os idiomas supera a desvantagem de levar algumas semanas a mais para a aquisição da fala. Em ambos os casos, tome cuidado para não misturar dois idiomas em uma mesma frase ou conversação, pois pode confundir a criança, que está apenas começando a entendê-los.

Gostaria de ter praticado mais isso com meus filhos. Apenas falei francês com a minha primeira filha e ela ainda tem certo conhecimento do idioma. Quando meus outros dois filhos nasceram, tive preguiça de conversar com eles em francês. Hoje, pago a Veronique (sua bela professora de francês) para instilar as primeiras noções do idioma de Voltaire.

Amídalas (tonsilas)

Ver também: Adenoides; Dor de garganta; Infecção de garganta por estreptococos; Ronco e apneia noturna

Amídalas, ou tonsilas, são glândulas no fundo da garganta que se desenvolvem ao redor dos 3 anos. Juntamente com as adenoides, que se localizam mais para cima, têm a função de prender e eliminar os germes que inalamos. Em algumas ocasiões, em especial em crianças em idade escolar, as amídalas se infectam pelos germes que deveriam destruir e qualquer vírus pode causar febre, dor de garganta ou os dois. Apesar dessas ocorrências raras, muitas crianças vivem em perfeita harmonia com suas glândulas. Porém, outras podem ter problemas frequentes.

Infecção de garganta recorrente

Algumas amídalas são especialmente suscetíveis aos germes que prendem, e as crianças afetadas desenvolverão múltiplas infecções de gargantas ao ano. Como resultado, elas vão perder muitas aulas na escola e terão de suportar inúmeras doses de antibióticos.

Amídala dilatada

Se as amídalas aumentarem além do normal, podem obstruir a passagem de ar e causar ronco durante a noite. O ronco (mesmo que alto) e o tamanho das amídalas não são problemas, uma vez que as glândulas vão diminuir naturalmente em alguns anos e o ronco vai desaparecendo. No entanto, se a dilatação causar apneia noturna (uma condição em que a respiração de seu filho para algumas vezes por noite por períodos de cinco segundos e então volta ao normal depois de alguns suspiros ofegantes), leve o fato ao conhecimento de seu médico. Isso pode repercutir no coração de Jimmy, que deverá trabalhar mais para dar ao corpo o oxigênio suficiente durante os episódios de apneia [**Ver:** Ronco e apneia noturna].

Se seu filho passar pelo menos por cinco a sete episódios de fortes dores de garganta ao ano ou for diagnosticado com apneia noturna, seu médico provavelmente vai sugerir a remoção das amídalas. Essa cirurgia, feita sob anestesia geral, é segura, porém mais desconfortável que a remoção da adenoide, pois causa maior incômodo pós-operatório e um pequeno risco de sangramento [**Ver:** Adenoides]. A operação reduz dramaticamente infecções recorrentes da garganta e apneia noturna. Uma nova técnica a *laser* está se tornando cada vez mais popular e supostamente oferece uma recuperação mais rápida e menos complicações.

Andadores

Ver também: Pernas

Antigamente, andadores para bebês eram comuns em muitos lugares; porém, ultimamente, é difícil encontrá-los nas lojas pois já não são tão recomendados. Uma criança pode não só cair da escada enquanto estiver no andador, como seu uso prolongado pode curvar temporariamente as pernas do bebê em fase de engatinhar, atrasando o ato de andar. Eles também possibilitam às crianças ir a lugares onde elas não deveriam ir e mexer em coisas em que elas não deveriam mexer. No entanto, se for cauteloso em relação a esses perigos e gostar da ideia do andador, você poderá adquirir um para Lucy, se desejar. As repercussões físicas são, de certa forma, exageradas; a não ser que você a deixe no andador por mais de oito horas por dia, suas pernas não vão ficar curvadas, e ela vai aprender a andar normalmente.

Andar

O momento em que Jimmy passa do estágio do andar de forma primitiva (igual ao de "macaco") para o andar reto é um passo muito importante na sua evolução. Apesar de uma criança normal começar a andar por volta dos 13 meses, há uma grande diferença de quando elas atingem esse marco. Algumas simplesmente pegam o jeito por volta dos 8 meses; outras levam muito mais tempo. Se uma criança não começa a andar até os 15 meses, os pais normalmente ficam nervosos. Se, nos meses seguintes, a criança ainda continua engatinhando, os pais começam realmente a se preocupar. Mas o fato é que se pode levar até 20 meses para uma criança andar. Colocando de maneira bem simples, Jimmy vai andar quando ele estiver pronto. Isso está mais ligado à coordenação e ao desenvolvimento cerebral do que à força muscular, que varia muito de criança para criança. Eventualmente, todo mundo aprende a andar, exceto quando há deficiência física.

Médicos e pais frequentemente fazem dos que andam tardiamente alvo de intervenções desnecessárias. Por exemplo, vi uma menina de 18 meses que ainda não estava andando. Um especialista em desenvolvimento recomendou uma ressonância nuclear magnética (RNM) do cérebro, mesmo ela não tendo nenhuma condição implícita. Ela tinha apenas uma leve fraqueza muscular nas pernas, como muitas crianças o têm. Sua avó e eu tínhamos certeza de que ela só estava respeitando seu próprio tempo. Conseguimos convencer os pais preocupados a esperar um pouco mais para fazer a RNM, e apenas dois meses depois eles não tinham mais tempo para se preocupar; estavam muito ocupados seguindo sua filha que estava correndo ao redor da casa.

Muitas vezes, vejo médicos e outros profissionais de saúde recomendarem que os pais treinem os "atrasados" a andar. Isso é perda de tempo. Há muito pouco que você possa ou deva fazer para acelerar o processo de aprendizagem, e se Jimmy se sentir pressionado pelo seu interesse insistente em sua locomoção, isso pode interferir em sua vontade natural de tentar.

Se Jimmy for tardio no andar, meu melhor conselho é esperar pacientemente e aproveitar o tempo extra que você tem nas mãos enquanto ele ainda está de quatro, apoiado nas próprias mãos.

Anestesia

A ideia de colocar seu filho para dormir durante uma cirurgia ou imagem de ressonância nuclear magnética (IRM) pode fazer você pensar duas vezes sobre o procedimento. O descanso garantido, a anestesia e a sedação são seguros mesmo em crianças pequenas. Como qualquer droga, a anestesia e os sedativos podem ter efeitos colaterais, inclusive sérias reações alérgicas. Por outro lado, isso é muito raro e, se houver alguma complicação, há muitas intervenções para neutralizá-la. Uma vez que uma cirurgia ou IRM for realmente necessária, não deixe que os riscos da anestesia o façam abdicar de ir em frente.

Animais de estimação

Geralmente, os animais de estimação correm maior risco das atitudes das crianças do que as crianças dos animais de estimação. As crianças aprendem diversos valores benéficos a partir do amor pelos animais e das brincadeiras com eles, tais como responsabilidade e respeito pelos seres vivos que não sejam os pais, irmãos ou amiguinhos. Tente ensinar Jimmy a não puxar o rabo do gato ou jogar objetos no cachorro pelo simples prazer. Mordidas e arranhões, provocados ou não, representam um perigo básico às crianças em um ambiente domiciliar. Todos nós já ouvimos falar de gatos dormindo em cabeças de bebês, podendo asfixiá-los. Não só é um acontecimento bizarro extremamente improvável, mas também nunca vi um simples caso documentado na literatura sobre esse episódio. Na verdade, quanto menos o gato vir o bebê, mais feliz o animal ficará.

A alergia aos animais de estimação é rara, mesmo se houver uma predisposição já conhecida (isto é, se um dos pais ou ambos tiverem alergia). Normalmente são necessários alguns anos de exposição para poder desenvolvê-la; portanto, não é uma preocupação para os pais dos bebês. Se tais alergias realmente surgirem, elas se tornarão visíveis, podendo provocar lágrimas nos olhos, espirros, erupções na pele e até mesmo reações asmáticas. Se isso acorrer, pode-se considerar a possibilidade de retirar o animal da casa. Existem algumas opções: xampus antiqueda para animais de estimação, filtros de ar de alta qualidade e até mesmo vacinas antialérgicas para dessensibilizar Jimmy. Saiba que existem cachorros hipoalergênicos, como os poodles, que não perdem pelo e são ideais para as casas onde há pessoas alérgicas.

Ansiedade escolar

Ver também: Creche

Lembro-me como se fosse ontem quando levei a minha filha para o jardim de infância pela primeira vez. Minha esposa e eu estávamos apreensivos com a ideia de deixar aquele pequeno ser humano ali durante duas horas e meia seguidas. Naquela manhã, nossa família foi a pé para a escola com grande solenidade, nossa filha Abeline usava um vestido novo com florzinhas. Quando chegamos, já havia uma dúzia de crianças na escola, a metade delas chorando e puxando a roupa dos pais, pedindo para que fossem embora. Após ter passado uma hora brincando com todos os brinquedos disponíveis, o momento fatídico da separação chegou. Demos um beijo de adeus e saímos às escondidas, mas não fomos longe. Olhamos para trás e vimos a cabeça com o cabelo loiro e crespo da nossa pequena Abeline batendo na janela. Voltamos e nos juntamos a um grupo alegre de crianças e pais cantando musiquinhas. Queríamos mostrar a Abeline o quanto ela podia se divertir e ficamos ali durante a manhã inteira e a manhã seguinte também.

O primeiro dia de escola sempre causa um pouco de rebuliço; é uma forma de ansiedade gerada pela separação mais tardia, porém mais branda que o tipo de ansiedade gerada pela separação que ocorre aos 8 ou 9 meses. Algumas crianças sofrerão de ansiedade na primeira vez que forem levadas à escola; outras podem demorar mais.

A melhor forma de levar Jimmy à escola é ficar lá durante alguns minutos e depois ir embora. A mensagem que envia quando vai embora confiante é que você aprova o lugar, aprova deixar Jimmy ali, independentemente de quão arrasada emocionalmente esteja se sentindo. Se tentar evitar a inquietação prolongando sua estada ou explicando demais o processo, despertará desconfiança e ansiedade em Jimmy. Quando voltar algumas horas depois, ele começará a entender que cada partida é seguida por um retorno. Ele também vai começar a se divertir na escola.

Curiosamente, alguns jardins de infância pedem para que os pais fiquem com seus filhos nas primeiras sessões. A tentativa é de restringir o choro quando deixar o filho na escola; os professores não querem que todas as crianças fiquem histéricas ao mesmo tempo. Mas isso só torna a separação ainda mais difícil. Depois de três semanas, os pais ainda ficam sentados com seus filhos na escola durante a maior parte do tempo e saem às escondidas em um momento de desatenção, o que enerva Jimmy e aumenta seus temores.

Você deveria apreciar esses momentos de ansiedade do seu filho ao se separar dele porque certamente eles não vão voltar mais, principalmente quando chegar o momento de levá-lo à faculdade.

Antibióticos

Todos concordam que há uso excessivo de antibióticos, mas todo mundo abusa deles. O motivo da confiança excessiva nos antibióticos é psicológico: médicos precisam ganhar a confiança dos pacientes ao prescreverem um remédio. É claro que também existe o fator preguiça. Embora seja mais fácil destacar a prescrição do bloco, é mais difícil perder 15 minutos conversando sobre reais conhecimentos médicos.

Estimulo os pais a entender totalmente a enfermidade da criança e a variedade de tratamentos disponíveis antes de entrar com antibióticos que não têm nenhum efeito positivo, quando não há justificativa. Perguntas como "Se não tratarmos essa enfermidade com antibióticos, existe uma boa possibilidade de a criança melhorar sozinha?" deveriam tornar-se parte do nosso repertório. Admitindo que seu médico esteja aberto ao diálogo, essa atitude vai ajudar a reduzir efeitos colaterais indesejados, tais como infecções ou reações alérgicas, e dar ao seu filho a oportunidade de criar uma resistência natural a infecções. A propósito, se seu médico não estiver aberto a tal discussão, sugiro que encontre um que esteja.

A prescrição excessiva de antibióticos é uma questão econômica, certamente – empresas farmacêuticas lucram muito quando seus produtos são prescritos –, mas também é uma séria questão médica. Os micróbios que sobrevivem à primeira utilização de antibióticos se tornam mais resistentes e mais difíceis de eliminar, vindo a ser uma grande ameaça à comunidade.

Quais são as situações mais comuns em que os antibióticos são prescritos inadequadamente? Primeiro, existe o resfriado comum. Antibióticos não têm efeito sobre resfriados, mesmo que haja duradoura secreção nasal e até mesmo quando essa secreção for verde (o que não demonstra automaticamente que seja sinusite). A mesma coisa ocorre com a gripe, a não ser que haja complicações. Os antibióticos não devem ser usados rotineiramente para as infecções nas orelhas ou tosses prolongadas.

Quando houver realmente a necessidade de antibióticos, é importante que eles funcionem. Portanto, não desperdice seu potencial ao fazer uso excessivo deles de forma desnecessária.

Apendicite

Ver também: Dores de barriga

A apendicite, inflamação do pequeno apêndice do intestino, causa uma infecção dolorosa na barriga. É rara em crianças com menos de 5 anos, mas não desconhecida. Como é de esperar, Jimmy sente dor na parte inferior direita da barriga, bem acima da virilha. Começa bem leve, logo se torna intensa, e febre e vômitos podem surgir. A apendicite às vezes se mostra de forma atípica: a criança pode não ter febre e a dor pode diminuir após aumentar (não é bom, pois pode significar que houve uma ruptura no abscesso e a infecção vai se alastrar). Pode também ocorrer em crianças pequenas demais para saber mostrar onde está a dor. Por esses motivos, dores na barriga em crianças sempre causam suspeitas de apendicite. Ainda assim, o sinal mais seguro é a intensidade da dor. Se Jimmy de repente reclamar de intensas dores abdominais, não tente adivinhar o que é. Caso tenha alguma dúvida, leve-o ao médico. A única forma de tratar um caso seguro de apendicite é a cirurgia.

Aquisição da fala e aquisição tardia da fala

Einstein não falou antes dos 4 anos. Mesmo que Jimmy não se torne um notável físico nuclear, ele pode aprender a falar lentamente. As crianças adquirem a fala em diferentes idades e não há nenhuma mágica em saber a que ponto Jimmy vai proferir as primeiras palavras ou frases. Os pais em geral se preocupam desnecessariamente sobre a aquisição tardia da fala.

Normalmente, as crianças começam a articular algumas palavras de duas sílabas entre os 10 e 12 meses. Essas palavras não significam muito ou podem significar muita coisa. "Papa" representa papai, mas também pode significar gato, TV e quaisquer outros itens domésticos. Mesmo que seu filho diga apenas algumas dessas palavras quase bobas, elas representam um marco importante. Significam que Jimmy consegue ouvir e reproduzir sons. Isso é a base para a aquisição da fala. Embora essas primeiras palavras ocorram em média aos 12 meses, elas podem ser pronunciadas até os 2 anos. Após seu primeiro avanço notável, Jimmy vagarosamente aumenta o vocabulário. Em média – isso é apenas uma norma de procedimento aproximada –, ele terá um comando firme de cinco palavras até os 15 meses e cerca de doze palavras até os 18 meses.

Se Jimmy começar a falar tardiamente, ele se encaixará em um destes três cenários:

1. Ele não ouve bem. Ele reage ao ouvir a sua voz ou música? Se tiver alguma dúvida, o médico do seu filho realizará um teste de audição. As deficiências auditivas geralmente são causadas pelo acúmulo de líquido nas orelhas causando infecções recorrentes no local. Se esse for o caso, o médico recomendará tubos nas orelhas [**Ver:** Infecção nas orelhas; Tubos nas orelhas].
2. Ele tem retardo mental. Algumas crianças sofrem de retardos mentais não específicos e, portanto, têm muitas áreas comprometidas: coordenação motora grossa e fina e desenvolvimento emocional e cognitivo. Isso certamente já terá sido notado. Outras formas de retardo mental específicas à fala surgem com a incapacidade de a criança se relacionar até mesmo com as pessoas mais próximas a ela. No final do espectro encontra-se o autismo; essas crianças ignoram as pessoas ao seu redor [**Ver:** Autismo].
3. Ele simplesmente começa a falar tardiamente. Esse caso é o mais comum de todos e, como pai e/ou mãe, esse caso pode ser diagnosticado por exclusão: se Jimmy não tiver nenhum comprometimento na audição e não tiver retardo mental, muito provavelmente ele começará a falar tardiamente. A aquisição da fala depende de uma parte específica do cérebro que se desenvolve de forma diferente de criança para criança.

QUANDO SE PREOCUPAR >

- **Se suspeitar que Jimmy não ouve bem.**
- **Se ele ouve, mas parece não entender o que você fala.**
- **Se ele não estabelecer contato visual** e se ocupar com repetitivas atividades autoestimulantes (como girar em círculos).
- **Se, em vez de notar um progresso lento**, você não vê nenhum progresso ou até mesmo nota regressão na aquisição da fala.
- **Se a linguagem dele consiste essencialmente em palavras repetitivas** e imitadoras em vez de espontâneas ou até mesmo despropositadas.

QUANDO NÃO SE PREOCUPAR >

> **Se Jimmy for receptivo à fala** e reagir a frases simples como "Traz os sapatos".
> **Se você vir progresso lento, mas constante.**
> **Se ele interagir e mostrar interesse marcante em outras pessoas.**
> **Se ele ouvir você enquanto estiver lendo.**
> **Se ele apontar para as coisas.**

O que fazer

Como qualquer outro marco, a aquisição da fala varia enormemente. Uma criança começa a andar aos 10 meses, ao passo que outra dá tímidos passos aos 18 meses. Entretanto, aos 3 anos as duas crianças vão andar da mesma forma. No segundo caso, ensiná-la a andar não vai fazer que ela comece a caminhar mais cedo se o cérebro ainda não decidiu que está pronto para tanto. Uma vez estabelecido que Jimmy vai começar a falar tardiamente, deve-se falar e ler para ele normalmente como se ele fosse capaz de ter uma conversa. Quando a parte do seu cérebro que comanda a fala realmente amadurecer, ele não vai parar de falar.

O que **não** fazer

- **Não o ensine a falar.**
- **Não o faça repetir.**
- **Não tente fazer terapia amadora da fala.** Uma criança que inicia a fala tardiamente começará a falar quando a área da fala no cérebro estiver amadurecida, não porque ela foi ensinada a falar.

Perguntas Reais de Pais Reais

Os meninos começam a falar depois das meninas?
Em média, as meninas começam a falar um mês antes dos meninos. Nada demais!

➜

→

Meu filho aprendeu algumas palavras e depois parou de falar completamente. O que aconteceu?

Isso é muito comum. As crianças geralmente se desenvolvem de forma desigual: dois passos para a frente e um passo para trás. Dentro de poucas semanas, o ímpeto chega e a aquisição da fala será retomada. Entretanto, se a lentidão persistir, comunique ao médico, pois pode existir a possibilidade de retardo na fala ou uma deficiência auditiva.

Estar em um ambiente multilíngue retarda a aquisição da fala?

Aprender dois idiomas simultaneamente pode retardar a aquisição da fala por alguns meses. Entretanto, as vantagens na aquisição da fluência em outro idioma são enormes, já que aprendemos a falar idiomas muito mais rapidamente quando crianças. Se sua língua materna não for inglês e seu filho for do tipo que adquire a fala tardiamente, ainda recomendo que você use sua língua materna [**Ver:** Ambiente multilíngue].

Armários para medicamentos

Além de remédios para a dor, não consigo pensar em nada que deva ser estocado em casa. A maioria dos produtos para seu filho pode ser adquirida nas farmácias quando tiver necessidade. Ao restringir os perigos potenciais no seu armário para medicamentos em casa, você reduzirá as chances de envenenamento.

Arrotos

Ao contrário da crença popular, os arrotos dos bebês, embora tranquilizadores, não são tão importantes. Eles ocorrem quando o estômago libera ar que foi engolido durante a alimentação ou o choro. Os recém-nascidos podem arrotar menos, já que comem devagar e dormem a maior parte do dia, não dando chance para que o ar entre no estômago. Bebês que tomam mamadeira tendem a ingerir mais ar porque os bicos artificiais não são tão fáceis de selar a boca ao seu redor. Portanto, como boa regra prática, se não há ar, bebês não arrotam. Logo, não fique batendo levemente nas costas de Lucy por horas em busca de resultados audíveis. Se ela pegar no sono após a amamentação, deixe-a dormir; mesmo se você não der umas leves batidinhas nas suas costas, o próprio ar vai encontrar seu caminho para cima de forma menos dramática.

O procedimento recomendado é simples e suave. Após a amamentação, segure Lucy na posição vertical contra o peito e faça uma leve massagem ou dê leves tapinhas nas suas costas. Você não precisa acordá-la à noite para arrotar se ela amamentar, já que a amamentação à noite é lenta e ingere-se pouco ar.

Antigamente, os pediatras acreditavam – e os pais tinham receio – que bebês poderiam engasgar se omitissem esse procedimento. Eles até mesmo acreditavam que tal negligência poderia levar à Síndrome da Morte Súbita Infantil (SMSI). Muito da ansiedade tinha a ver com os hábitos alimentares. Antigas gerações de pais eram instruídas para alimentar em quantidades determinadas (de alimentação líquida, se possível) em intervalos rígidos, mas as quantidades prescritas excediam a ingestão ideal da maioria dos bebês. A maioria dos vômitos, às vezes, ocorria colocando em risco os bebês por ingerir leite e causar aos pais certo temor de que seus bebês poderiam sufocar-se. Seus temores apenas serviam para reforçar o mito sobre esse tópico.

Atualmente, sabemos que os bebês devem ser alimentados conforme suas necessidades. Já que Lucy determina o quanto ela quer comer, você não precisa ficar de olho nos arrotos e vômitos. Se cuspir um pouco de leite enquanto estiver dormindo, ela não vai se engasgar.

Vale a pena acabar com o mito de que o bebê terá cólicas se não arrotar [**Ver:** Cólicas]. Isso vem de uma observação errada, mas compreensível: os pais acham que o arroto pode fazer o bebê parar de chorar, mas eles não percebem que o silêncio é apenas a bonança em uma tempestade e que geralmente se retoma o choro com prazer acrescido. Na realidade, constantes palmadinhas nas costas de Lucy podem irritá-la e deixá-la agitada.

Asma

Ver também: Alergias respiratórias; Animais de estimação; Resfriados

A asma é uma reação inflamatória crônica que leva à constrição dos pequenos tubos que levam ar aos pulmões. A criança com asma fica predisposta à reação a agentes irritantes que desencadeiam a produção do muco e estreitam as vias.

A asma é hereditária. Normalmente, ou um dos pais teve asma quando criança ou tem crises ocasionais. Embora bebês e crianças possam apresentar problemas respiratórios que pareçam asma, a verdadeira asma não se manifesta até o final dos 2 anos. A maioria das crianças asmáticas apresenta crises leves ou moderadas que duram poucos dias e, nesse período, a respiração se torna difícil e há tosse profunda. A respiração fica superficial e é acompanhada por um leve chiado característico. Antes dos 5 anos, os agentes desencadeantes mais prováveis são de longe resfriados e gripes. Depois dessa idade, alguns fatores tais como pó e pólen podem contribuir para a asma.

Apenas uma pequena minoria de asmáticos se encontra em real perigo. Na maioria dos casos, a asma desaparece quando a criança cresce, apesar de algumas permanecerem asmáticas até a fase adulta.

Como identificar uma crise leve de asma?

Durante uma crise leve de asma, Jimmy ainda consegue falar e manter uma atividade tal como brincar. A respiração é curta, nota-se que o peito se movimenta rapidamente, mas ele não faz muita força para respirar através dos músculos do peito e pescoço. A pele permanece rosada.

Como identificar uma crise moderada de asma?

A respiração do Jimmy é rápida e pode-se ouvir um chiado. Sua atividade diminui, mas ele ainda se movimenta. Ainda não faz força para respirar e sua pele continua rosada.

Como identificar uma crise grave de asma?

Durante uma crise grave de asma, Jimmy faz força para respirar; em outras palavras, ele se esforça bastante para inspirar e expirar. Ele parece aflito e pálido (talvez até a coloração em volta da boca esteja azul e ele tenha os olhos semicerrados) e a sua única preocupação é respirar. Além do mais, os músculos do pescoço e entre as costelas se tornam totalmente visíveis entre uma respiração e outra. Uma crise grave de Jimmy exige tratamento em um pronto-socorro.

Como tratar uma crise de asma?

O tratamento da asma é feito com broncodilatadores. A crise dura por alguns dias e depois cede naturalmente. Quando chega a esse ponto, a medicação deve ser reduzida; o conforto da criança é importantíssimo, entretanto, a medicação para a asma tem efeitos colaterais significativos, mesmo em pequenas doses. Se Jimmy tiver uma leve dificuldade em respirar, mas estiver normalmente ativo, não será necessário nenhum tratamento, já que não há nada que possa ser feito para melhorar. Para uma crise moderada, a medicação para a asma é administrada de acordo com o nível de desconforto. Uma crise grave é tratada no hospital.

O que pode ajudar a evitar uma crise de asma?

- Evite exposição à fumaça, pó e outras substâncias irritantes. Remova do quarto de uma criança asmática elementos como: carpetes, animais de pelúcia, plantas, livros, cortinas, almofadas e acolchoados. Envolva o colchão e o travesseiro em plástico ou em capas antialérgicas com zíper para controlar o nível de partículas alergênicas e pequenas partículas de pó.
- Passe o aspirador na casa inteira.
- Crianças que sofrem de crises graves de asma são vacinadas na tentativa de minimizar as chances de contrair um vírus desencadeante, mas a eficiência da vacina é bem limitada. As gripes comuns, a causa principal da asma em crianças, não podem ser realmente evitadas.
- Em casos de asma alérgica, evitar os alergênicos é importante, mas não tenha pressa em se ver livre do animal de estimação da família só porque Jimmy teve uma leve reação ao pelo do gato [**Ver:** Animais de estimação].

O que não pode ajudar a evitar uma crise de asma?

- Começar dando um nebulizador a Jimmy no primeiro sinal de resfriado é relativamente ineficiente na prevenção de uma crise e o expõe a efeitos colaterais.
- Não se constatou nenhum benefício nos tratamentos homeopáticos ou com ervas, nem nas mudanças de dieta. Os pais geralmente fazem essa escolha, mas posso dizer, em primeira mão, que, infelizmente, não vi nenhum benefício proveniente de qualquer terapia alternativa ou dietas específicas.

Perguntas Reais de Pais Reais

Posso evitar que o meu filho se torne asmático?

Se seu filho tem a predisposição à enfermidade, há pouco a fazer para evitar a asma. A amamentação pode ser um pequeno fator a favor, mas não se sabe ao certo.

Se um de nós tem asma, quais são as chances de o nosso filho também ter?

É difícil dizer. Haverá uma predisposição definida, mas não se sabe ao certo. Você terá de esperar para ver.

Quem tem eczema tende a ter asma?

Aqueles que têm asma geralmente têm eczema, mas a maioria das pessoas que têm eczema não têm asma.

A tosse persistente pode ser asma?

Do meu ponto de vista, quem sofre de asma precisa ter uma grande quantidade de chiado no peito. De qualquer forma, os medicamentos para a asma têm pouco efeito sobre as tosses persistentes e deveriam ser evitados devido aos seus efeitos colaterais. Além disso, se você estiver realmente lidando com asma, a tosse ajuda a eliminar o muco.

Aspiradores nasais

Ver também: Resfriados

Quando eu era criança, costumava olhar para o aspirador nasal no criado-mudo ao lado do berço. De forma irônica, um motivo pelo meu fascínio por ele era que me fazia lembrar a minha chupeta, a qual eu realmente adorava. Entretanto, eu temia o momento em que o aspirador nasal era realmente colocado em prática. Meus pais achavam que tinham que puxar periodicamente as secreções nasais que eles removiam com orgulho e alívio enquanto eu segurava a minha respiração. Realmente, eu odiava aquela coisa no meu nariz. A pior parte era quando eles colo-

cavam água com sal nas minhas narinas antes de fazer a aspiração para facilitar a remoção do muco. Até hoje consigo lembrar o gosto. Conforme cresci, desenvolvi uma técnica de forte resistência até que meus pais finalmente desistiram dessa luta.

Quem inventou esses aspiradores diabólicos? As secreções nasais ocorrem naturalmente e aumentam conforme reagem às irritações virais. A maioria do muco é segregada na parte posterior do nariz e ingerida no estômago a não ser que o muco seja eliminado pelo cuspo. O que você vê escorrendo pelo nariz é apenas a ponta do *iceberg*.

O aspirador nasal é inútil, mesmo quando Lucy tiver um resfriado muito forte. Em primeiro lugar, as crianças o odeiam. Em segundo, usar um desses aspiradores nasais é como esvaziar uma piscina com uma colher de sopa: você pode sugar um pouco de muco, mas, 10 minutos depois, terá de fazer tudo de novo. O pior é que o aspirador nasal pode ocasionalmente ferir as membranas nasais.

Gotas salinas nasais são igualmente duvidosas. Elas empurram as secreções pelas vias nasais para baixo, criando muito gorgolejo. É claro que você quer ajudar, mas essa é uma situação na qual a melhor ajuda é não fazer nada. Um bebê pode ter uma aparência melequenta e bonita ao mesmo tempo.

Assaduras

Ver também: Fraldas

Poderíamos dizer que a fralda é como se fosse um recipiente que contém fezes e urina; portanto, detém a umidade. Essa combinação gera umedecimento que irrita a pele do pênis e da vagina. Tipicamente, a assadura é uma inflamação na área exposta que pode se pronunciar. Posteriormente, pode-se tornar escamoso e descascar. Às vezes, um fungo torna a irritação mais intensa onde a vermelhidão fica rodeada de pequenas bolhas originadas nas dobras que se estendem nas partes proeminentes.

As assaduras não doem tanto quanto parecem. A maioria dos bebês não sente dor, mesmo que seus traseiros fiquem parecidos com os dos babuínos. Entretanto, as assaduras persistem e podem durar por semanas. Portanto, a prevenção é o ponto-chave.

Como prevenir assaduras

- Evite sabonete; ele é seco demais para os bebês. Sei que você pode sentir a necessidade de lavar completamente cada parte do seu bebê que esteve em contato com as fezes, mas muita água corrente surte o mesmo efeito [**Ver:** Banho].

- Use lenços umedecidos o menos possível; eles são abrasivos e removem a camada protetora superficial da pele.

- Deixe seu bebê sem fraldas ou deixe-as frouxas o máximo de tempo possível. O fluxo de ar vai ajudar a secar a área e evitar umidade nas fraldas.

- Evite usar cremes ou pomadas. Eles deveriam prevenir assaduras, mas, ao deter a umidade, podem realmente interferir na forma como a pele respira. Uma vez que surgiu a assadura, os cremes podem retardar a cicatrização, que requer circulação de ar. Em resumo, use cremes o menos possível.

Como tratar as assaduras

Uma vez que a assadura é causada pela fralda e pelo que há dentro dela, ao remover a fralda ou deixá-la frouxa e aberta você estará cortando o problema pela raiz. O ar é o tratamento mais barato e eficiente. (É claro que deixá-lo sem fralda o tempo todo pode gerar um efeito indesejado, como vê--lo urinando de repente pela casa.)

- Uma pequena quantidade de creme com esteroides faz milagres em assaduras persistentes. Consulte o médico do seu filho.

- As assaduras com fungo geralmente reagem bem aos cremes antifúngicos. Tenha em mente que o fungo é um organismo que se desenvolve devagar – lento para multiplicar-se e lento para morrer –; portanto, seja paciente.

Assentos para automóveis

Ter um assento para automóveis é uma coisa, usá-lo corretamente é outra. Muitas lesões ocorrem porque o cinto não está adequadamente apertado. Pode parecer óbvio, mas para diminuir os riscos, leia as instruções do seu assento atentamente.

Bebês que pesam menos de nove quilos (em média, idade inferior a 1 ano) devem sentar-se no banco traseiro do carro em um assento para bebês, com o rosto virado para trás. Crianças que pesam mais de nove quilos devem mudar para um assento com o rosto para a frente. Use o bom senso ao decidir quando mudar. Algumas crianças muito magras não pesam nove quilos antes dos 18 meses aproximadamente, mas se elas forem fortes o suficiente para se sustentarem, você pode acomodá-las com o rosto voltado para a frente em um assento para automóveis adequado quando tiverem 1 ano. Da mesma forma, um bebê pesado com 8 meses que ultrapassa a marca dos nove quilos não deve ser colocado em um assento com o rosto virado para a frente tão cedo. Com 18 quilos, você pode começar a acomodar Jimmy em um *booster* com redutor de cintos. Por fim, crianças podem sentar-se no banco da frente quando seus pés tocarem o chão (geralmente, com a idade de 12 anos) e o cinto se ajustar confortavelmente. Para qualquer idade anterior a essa, o *air bag* no banco da frente é um grande risco, mesmo com o rosto voltado para trás.

Assoar o nariz

Certa vez um médico disse aos pais que seu filho poderia ter sinusite se ele não soubesse assoar o nariz! Não sei de onde ele tirou essa ideia. Enquanto o domínio no uso do lenço ajuda as crianças maiores a manter o nariz limpo para propósitos estéticos e comodidade, ele não é muito útil para as crianças menores, além de poder irritar a pele delicada sob o nariz. Se você realmente não tolera olhar para o muco, remova-o delicadamente até que Jimmy consiga fazê-lo por conta própria.

Autismo

Ver também: Integração sensorial

O autismo é uma enfermidade rara e pouco entendida, em que as crianças, geralmente do sexo masculino, ficam desconectadas dos outros seres humanos a um grau extremo. Torna-se evidente quando uma criança não consegue falar até o segundo ano de vida. Embora algumas crianças perfeitamente normais comecem a falar tarde, as autistas apresentam a característica de não terem nenhuma receptividade com a fala e fazem somente um contato visual furtivo. Eles sempre parecem estar no seu próprio mundo, não abraçam ninguém e podem empregar comportamentos repetitivos e autoestimulantes, tais como ficar girando.

As crianças autistas podem ter habilidades excepcionais em determinadas áreas, tais como a música. Algumas demonstram características de autismo em vários graus sem ser totalmente autistas, o que chamamos "distúrbios dominantes".

Neurologistas acreditam que o autismo seja causado pelo mau funcionamento de uma parte específica do cérebro em indivíduos geneticamente predispostos. Pesquisadores estão investigando possíveis ligações entre o autismo e a exposição intrauterina a várias substâncias prejudiciais, porém, até o momento, ninguém estabeleceu conexões definitivas. Na última década, o autismo esteve em evidência, mas isso pode ter sido em função dos diagnósticos melhorados e não de números crescentes, já que casos de retardo mental não específico diminuíram durante o mesmo período.

Lamentavelmente, não há nada que se possa fazer para evitar o autismo e não está confirmado que o diagnóstico e o tratamento precoces possam mudar o resultado de forma considerável. O tratamento é paliativo e conta com modificações de comportamento para ajudar as crianças autistas a adquirir alguma fala.

Há alguns anos, um estudo malfeito levantou a possibilidade da ligação entre o autismo e a vacina do sarampo, caxumba e rubéola (MMR). Desde essa época, outros estudos demonstraram de forma conclusiva que as vacinas MMR não desencadeiam o autismo, no entanto esses últimos estudos não tiveram muito destaque por parte da imprensa. Além disso, o thimerosal, um conservante que contém mercúrio e que era usado anteriormente em vacinas, também foi incriminado, embora nunca cientificamente. Como consequência, muitos pais ainda têm medo de deixar que os médicos façam as vacinas MMR em seus filhos, apesar de os benefícios na saúde excederem de longe esses pequenos riscos não confirmados de autismo.

BACTÉRIAS E VIROSES INTESTINAIS

BANHO

BANHOS COM BOLHAS DE SABÃO

BEBÊ SENTADO

BEBER ÁGUA

BEBIDAS EM XÍCARAS

BOLHA NO LÁBIO SUPERIOR

BRONQUIOLITE

BRONQUITE

BRUXISMO

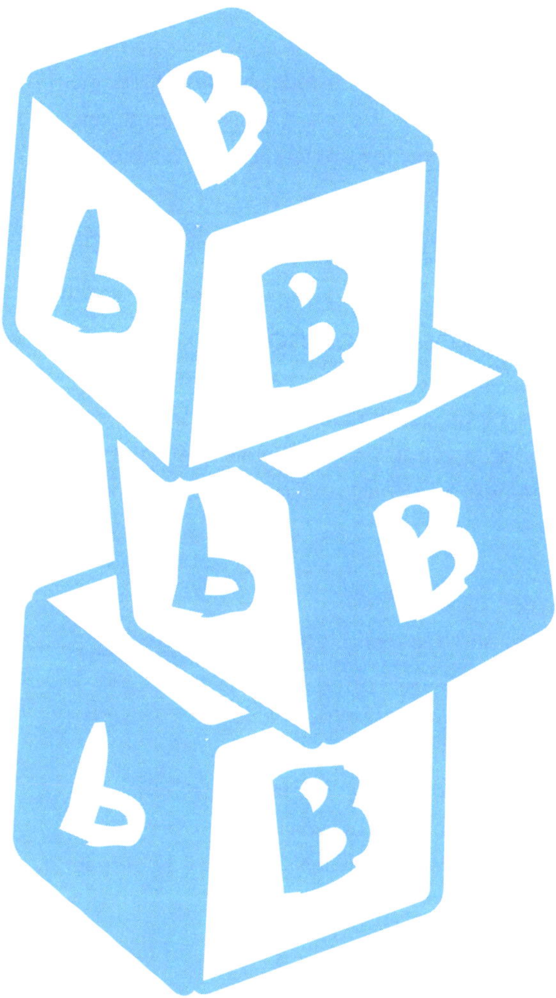

Bactérias e viroses intestinais

Ver também: Diarreia; Fezes; Vômitos

Além dos desenhos, trabalhos em argila e outros artesanatos que Jimmy traz da creche para casa, você também deve esperar que ele traga algumas bactérias na barriga. Presentes de forma descontrolada nas creches, principalmente na primavera e no outono, as infecções intestinais são produzidas por bactérias ou vírus e causam náusea, vômito e diarreia. Em crianças, a infecção normalmente começa com sintomas como vômito, possivelmente seguido de diarreia. Febre, alta ou baixa, também pode estar presente. Embora sejam menos frequentes que os vírus, as bactérias podem produzir sintomas ainda mais graves. A principal preocupação com todos os tipos de infecção intestinal é a perda de líquido devido aos vômitos e à diarreia. As crianças pequenas, em especial, podem ficar desidratadas muito rapidamente (veja a seguir as dicas de como prevenir ou curar os efeitos da doença).

Devo dizer que essas bactérias ou vírus são adquiridos pela nada poética transmissão feco-oral ou orofecal.

Vômitos decorrentes da virose intestinal

O vômito pode ser muito violento, principalmente no início da doença. Primeiro, o alimento é eliminado, mas logo não há mais alimento, apenas uma escassa bile esverdeada. No geral, o vômito não dura mais que 24 horas, especialmente se o líquido for reposto. O vômito pode causar ainda mais desidratação que a diarreia.

Em lactentes

< 6 meses

Viroses intestinais geralmente não são tão comuns em bebês que ainda não frequentam a creche, mas, quando o vírus atacar (possivelmente trazido para dentro de casa pelo irmão maior), total cautela é a chave do negócio. Um lactente, especialmente quando for muito pequeno, pode ficar extremamente desidratado depois de apenas algumas horas do vômito. Não se esqueça de que outras causas do vômito, tais como a obstrução intestinal, podem ser confundidas com a virose intestinal.

Se Lucy de repente vomitar em mais de uma ocasião (e se foi realmente vômito em vez de uma simples regurgitação), você deve continuar alimentando-a com o leite materno ou leite em pó em pequenas quantidades e ligar para o médico a fim de obter recomendações.

Em lactentes maiores e crianças

> 6 meses

Em crianças maiores, o vômito geralmente pode ser tratado em casa com medidas simples. O objetivo é prevenir a desidratação nas primeiras 24 horas, repondo simplesmente o líquido. Se conseguir suprir o líquido que ele perdeu, o corpo de Jimmy vai se encarregar do resto e criar defesas para eliminar o vírus intrometido.

QUANDO SE PREOCUPAR >

- **Se o vômito persistir por mais de 24 horas**, especialmente se continuar intenso.
- **Se a menor quantidade de líquido fizer Jimmy vomitar.**
- **Se houver sinais de desidratação. Se Jimmy ficar desidratado**, ele terá uma aparência cansada e pálida. Seus olhos dificilmente ficarão abertos e ele vai urinar pouco. Esses sinais indicam que a reidratação oral não está funcionando. Você deve ir ao médico ou hospital para que ele possa receber cuidados específicos e injetar líquido intravenoso.

QUANDO NÃO SE PREOCUPAR >

- **Se Jimmy continuar ativo.**
- **Se o vômito tornar a suceder uma ou duas vezes depois de ceder por um ou dois dias.** Isso pode indicar que você tenha se antecipado demais ao introduzir alimentos que são um pouco pesados para a barriga do seu filho, tais como pizza, apesar das súplicas incessantes de Jimmy.

O que fazer

- **Dê a Jimmy a menor quantidade de líquido que ele possa tolerar sem vomitar**, mas dê quase continuamente até o vômito cessar. Use um conta-gotas, caso precise, e vá bem devagar. Volume demais distenderá e irritará os intestinos, acarretando mais vômito.
- **Em relação ao tipo de líquido, você pode dar água, ou suco** diluído em água e servido na temperatura ambiente. Mas, caso

o quadro já seja de desidratação, é fundamental dar soro fisiológico próprio para bebês, facilmente encontrável em farmácias. Ele também pode ser fabricado em casa, com um copo de água, uma colher (chá) de açúcar e uma colher (café) de sal.

- **Para Lucy, você pode usar pequenas quantidades de leite materno ou leite em pó** diluído com o dobro de quantidade de água. Se ela vomitar mais do que algumas vezes, mude para os líquidos transparentes, assim como você faria com uma criança maior.

- **Dê somente líquido até pelo menos seis horas depois que o vômito cessar.** Depois, você pode reintroduzir alimentos sólidos muito leves, como biscoitos tipo *crackers* ou cereal puro. Repito, vá bem devagar. Se Jimmy tolerar alimentos sólidos, você pode voltar lentamente para a dieta normal. Se, em qualquer momento, Jimmy começar a vomitar novamente, volte para a reposição de líquido conforme mencionado anteriormente.

O que não fazer

- **Não use água pura.** Você precisa repor minerais, sal e açúcar, juntamente com a água.

- **Não reintroduza alimentos sólidos rápido demais.**

- **Não dê leite de vaca ou leite em pó fortificado** até que o vômito tenha cessado.

- **Não use medicamentos para combater o vômito em forma de supositórios.** Eles não são eficientes e são extremamente perigosos.

Na maioria dos casos, o vômito durará um dia ou pouco mais e depois cessará. Pode ser seguido de diarreia, o que envolve outra série de problemas.

Diarreia decorrente do vírus intestinal

A diarreia pode ocorrer depois do vômito ou sozinha. A consistência das fezes pode variar de soltas a extremamente aquosas [**Ver:** Fezes].

Em lactentes

< 6 meses

A diarreia é difícil de ser definida aqui porque os lactentes muito pequenos podem apresentar até dez excrementos espumosos ao dia. Uma frequência maior pode representar diarreia, especialmente se a consistência for bastante aquosa. Já que os lactentes muito pequenos correm maior risco de desidratação, ofereça pequenas quantidades de leite materno ou leite em pó e ligue para o médico.

Em crianças

> 6 meses

A questão da diarreia após um vírus estomacal é confusa, mas geralmente não é grave, embora você possa ficar surpresa com o tempo que as fezes soltas persistem. A assadura de fraldas é o maior incômodo frequente. Comparada com o vômito, a diarreia raramente causa desidratação preocupante, porém, mesmo assim, existe algum risco.

QUANDO SE PREOCUPAR >

> **Se evacuar fezes sanguinolentas ou houver muco na diarreia.**
> **Se a diarreia for extremamente frequente** (mais que oito vezes ao dia).
> **Se houver sinais de desidratação.**
> **Se houver febre alta persistente (mais que 39 °C).**

Quaisquer desses sintomas podem indicar uma infecção por bactéria mais virulenta, o que requer cuidados médicos.

QUANDO NÃO SE PREOCUPAR >

> **Quando a diarreia durar.** Isso é mais comum do que uma exceção. Pode durar até um mês após o vírus intestinal para que as fezes voltem à consistência normal. Isso não quer dizer que o vírus ainda persista; na verdade, os intestinos precisam de certo tempo para voltar ao normal e conseguir reabsorver a água. Uma análise ou cultura de fezes não apresenta nenhum benefício, já que não há mais infecção. Tenha paciência.

O que fazer

- **Alimente Jimmy normalmente**, mas evite frutas cítricas e vegetais ácidos, como o tomate. Grandes dietas não têm muita utilidade e, já que vai durar certo tempo, você também pode dar alimentos mais consistentes.

- **Evite surtos de assaduras de fraldas deixando o local arejado** e tome as outras medidas preventivas descritas no tópico **Assaduras**.

Durante alguns dias após o vômito ou a diarreia, o apetite de Jimmy vai diminuir e você poderá inclusive ver as costelas aparecendo. Pode durar pouco tempo antes de ele voltar a comer com o velho entusiasmo de sempre e ganhar o peso que ele acabou de perder. Se pressioná-lo para voltar a comer, ele pode acabar se tornando uma criança com dificuldades para se alimentar ou uma criança que tem uma indulgência excessiva por doces e alimentos com amido. Se não pressioná-lo, tenho certeza de que a sua fase de pouco apetite será seguida por um período no qual ele estará voraz, devorando tudo o que você colocar na frente dele e pedindo, inclusive, por mais comida. A essa altura, você verá os vãos entre as costelas desaparecerem.

Banho

Ver também: Assaduras; Sabonete

Quer saber a melhor maneira de dar banho em um bebê? Com água, muita água e nada mais. Primeiro, diferentemente das crianças mais velhas que rolam pelo chão o dia todo, recém-nascidos simplesmente não ficam tão sujos. Segundo, eles não suam muito e, quando suam, não cheiram mal. Apesar do que os fabricantes de colônias infantis querem que você acredite, não é preciso sabonete para lavar um bebê. Aliás, o sabonete, mesmo o tipo mais suave da loja de produtos naturais, seca a pele quando elimina não apenas as impurezas, mas também a camada superficial de óleo que protege a pele do recém-nascido. Um banho morno em água pura é o ideal; esfregue suavemente a pele da Lucy com suas mãos ou com uma esponja bem suave e seque-a delicadamente com uma toalha macia. Não se preocupe com loções hidratantes; elas são usadas principalmente para diminuir o efeito de secura dos sabonetes. Para o cuidado dos cabelos – se existir algum –, você pode usar um xampu suave no fim do banho, se quiser. Mas, novamente, bebês não acumulam óleos ou sebo suficientes para precisarem de xampu; água pura funciona perfeitamente.

Muitos pais aceitam o uso da água pura quando estão lavando os braços e as costas do bebê, mas suspeitam do método quando chega a hora de lavar a área da fralda. Deixe-me repetir: use água, muita água e nada mais. O efeito de secura causado pelo sabonete, associado ao ato de esfregar muito a área, pode causar alergias. A melhor maneira de lavar o bumbum da Lucy é colocá-lo debaixo da torneira. A água corrente lava as impurezas da pele sem precisar esfregar e, no caso das meninas, reduzem a sujeira na vagina. Com minhas três meninas fiquei mestre nessa técnica rapidamente e fui capaz de trocar fraldas em tempos recordes. Eu deixava a água corrente fazer o trabalho por mim, mas levava todo o crédito pelo fato de seus bumbuns ficarem perfeitamente limpos.

Agora, com qual frequência seu bebê deve tomar banho? Não precisa ser um evento diário. Nas primeiras semanas de vida, muitos recém-nascidos não gostam tanto de ficar molhados; para eles, um banho rápido com esponja embaixo da água corrente é igualmente eficiente. À medida que Lucy for ficando algumas semanas mais velha, traga de volta a ideia de um banho "formal" de vez em quando. Eventualmente, ela vai gostar, como todas as crianças gostam. Uma boa dica para fazer a primeira experiência prazerosa: entre na banheira segurando-a perto do seu corpo, especialmente se for a mãe.

Banhos com bolhas de sabão

Agora, está na hora de dar uma aula de "matemática de bolhas". Banho com bolhas é igual a sabão. Sabão mais pele é igual à pele seca. Pele seca é igual à coceira. Coceira é igual à irritação. Banho sem bolhas é igual à ausência de irritação.

Não importa se o sabão vem de uma boa mercearia ou do supermercado: certamente vai ressecar a pele de Lucy. Pior ainda, banhos com bolhas também ressecam a vagina das menininhas. O ressecamento causa coceira, que gera uma característica irritação vaginal e corrimentos. Evite banhos com bolhas de sabão e o problema desaparecerá.

Bebê sentado

Ver também: Marcos do desenvolvimento

Lucy deve ficar sentada firmemente pela primeira vez por volta dos 7 meses. Quanto maior o bebê, maior a dificuldade, simplesmente porque há mais massa para erguer na posição sentada. Por esse motivo, os bebês gorduchos atingem essa fase de desenvolvimento até dois meses mais tarde do que os bebês delgados.

Beber água

Recém-nascidos

O leite do peito e o de fórmulas são ambos 90% água. Mesmo assim, rumores persistem de que você tem de dar "100% água" entre as mamadas. O problema com o 100% água é que ficam faltando aqueles 10% importantes: os nutrientes do leite. Se você estiver amamentando, deve beber muita água para ajudar a repor seus fluidos, mas Lucy já recebe água suficiente do leite. Isso vale durante o calor também. Água extra é desnecessária até os 6 ou 8 meses. Diferentemente dos adultos, que se esquecem de beber fluidos, a dieta do bebê é toda líquida e, por isso, não causa nenhum risco de desidratação.

Existem outros mitos sobre a água. Alguns sugerem que você dê a Lucy água com açúcar para estimular o movimento de seu intestino e induzir a produção de fezes, apesar do fato de ser normal um bebê ficar vários dias sem defecar [**Ver: Fezes**]. Você não deve recorrer à hidratação para isso e esse método não funciona. Outros sugerem dar a ela uma mamadeira de água como chupeta. Uma chupeta normal funciona da mesma forma.

Se depois de todos esses argumentos você ainda quiser dar água a seu bebê, vá em frente; em pequenas quantidades, certamente não vai fazer mal algum.

Bebês mais velhos

< 6 meses

Enquanto você continua dando leite do peito ou de fórmula, comece a dar também água para Lucy por volta dos 8 meses, idade na qual ela já está comendo quantidades significativas de sólidos. Água é sempre preferível ao suco, pois ajuda a prevenir o desenvolvimento de um vício por doces e não reduz o apetite. A quantidade de água necessária diariamente é o que ela beber, desde que você ofereça nas refeições, lanches e intervalos se o clima estiver quente.

Bebidas em xícaras

Ver também: Amamentação; Confusão de bicos

> 6 meses

A última tendência em alimentar recém-nascidos é dar-lhes leite materno em uma xícara, como se os bebês estivessem em uma festa bebendo Martini. Essa ideia brilhante foi concebida para evitar confusão de bicos ao instigar a nutrição aos recém-nascidos, que geralmente dormem muito nos primeiros dias. Você já viu um bebê sendo alimentado com uma xícara? É bonitinho, mas não é muito eficiente. Se você insistir bravamente, Lucy pode tomar alguns goles, mas esse método de alimentação vai contra a natureza. O simples fato é que os bebês precisam sugar.

A preocupação excessiva com as primeiras alimentações é ridícula. De qualquer forma, a maioria dos bebês não se alimenta muito durante os primeiros dias; portanto, não há necessidade de confundi-los com o uso da xícara ou o bico artificial. Os bebês têm se alimentado durante anos sem xícaras. Por que começar agora? Meu conselho em relação à amamentação é o seguinte: siga os instintos de Lucy, ela vai lhe dizer quando precisa comer e como.

Bolha no lábio superior

Essa pequena bolha no meio do lábio superior de Lucy é provavelmente um subproduto da sucção dos dedos e não é motivo para preocupação. Ela durará por volta de seis meses, mas desaparecerá e, quando desaparecer, pode ser um motivo de tristeza: seu bebezinho não será mais um bebê.

Bronquiolite

Ver também: Bronquite

Bronquiolite é uma doença viral que ocorre em bebês e eventualmente em crianças. Qualquer vírus na respiração pode causar bronquiolite, o mais comum é o

VSR (vírus sincicial respiratório). Sendo mais frequente no inverno, a bronquiolite é transmitida pelos pais e irmãos mais velhos, nos quais a doença parece apenas uma gripe. A bronquiolite aparece manifestando-se como um resfriado forte com secreções visíveis e, nas formas mais graves, produz dificuldade em respirar semelhante aos sintomas produzidos pela asma em crianças mais velhas.

A bronquiolite leve causa abundantes secreções nasais e tosse, enquanto a respiração permanece normal. Em casos moderados, a respiração é mais acelerada que o normal, mas não é dificultosa, a cor da pele é normal e Lucy ainda consegue comer, embora seu apetite tenha diminuído. Em casos mais graves, os músculos do pescoço e da barriga se retraem, a respiração é dificultosa, a pele fica pálida e o apetite diminui ainda mais.

A maioria dos casos de bronquiolite é leve e moderada, demora cinco dias para percorrer seu trajeto e demonstra um surto de sintomas por volta do terceiro dia. Em uma semana, o apetite e a respiração melhoram rapidamente, mas prepare-se para ver as secreções nasais persistirem durante várias semanas.

Casos graves que requerem internação hospitalar são raros em bebês saudáveis; são mais comuns em bebês nascidos prematuros e aqueles que têm doenças pulmonares ou cardíacas subjacentes. No hospital, o objetivo do tratamento é auxiliar Lucy na respiração enquanto o vírus percorre seu trajeto.

Infelizmente, não há muito que fazer em casa para diminuir o desconforto da bronquiolite. Antibióticos não são eficientes. Remédios para a asma raramente ajudam. O mesmo se aplica a esteroides orais. Remédios para a tosse e descongestionantes nunca são recomendados nessa idade e gotas com solução salina nas narinas não ajudam. Até mesmo o ar umidificado não faz muita diferença. Sua melhor opção é continuar alimentando Lucy em menores porções e com mais frequência, mantê-la sustentada em posição vertical para facilitar a respiração e ficar de olho nos sintomas de piora, como incapacidade de se alimentar ou respiração dificultosa. Se a sua condição se agravar, chame o médico, que talvez recomende internação hospitalar.

Em termos de prevenção, um novo medicamento intravenoso está disponível. Entretanto, é indicado para bebês que correm altos riscos de doença grave, pois é caro e deve ser administrado por injeção intramuscular a cada inverno.

Bronquite

Por que tantas pessoas parecem ter bronquite? Deixe-me revelar um segredo sobre esse assunto: quando uma forte tosse persistir infinitamente após um resfriado, o médico pode ficar tentado a apaziguar um paciente exasperado tratando a enfermidade com antibióticos sob o rótulo de "bronquite". Isso não resolve nada, mas dá ao doente paciência para esperar por uma resolução espontânea e, logicamente, também contribui para o uso excessivo de antibióticos.

Se as crianças não fumarem três maços de cigarro por dia, não sofrerão de bronquite. Ou, sob outro ponto de vista: cada vez que uma criança tossir, será sintoma de bronquite porque a própria palavra simplesmente quer dizer "irritação nas vias aéreas".

Um lembrete final: não confunda bronquite com bronquiolite, que é uma inflamação viral típica em crianças pequenas [**Ver:** Bronquiolite].

Bruxismo

Uma noite, você ouve um ruído surdo incessante e mecânico vindo de algum lugar da casa. Você procura ver se acha algum aparelho quebrado, mas aos poucos percebe que o barulho vem do quarto de Jimmy. Conforme vai se aproximando devagar do seu querido filho dormindo na cama, você nota, para sua admiração, que o barulho vem de um intenso ranger dos dentes. Você nunca imaginou que uma criança poderia fazer isso! É surpreendente como o barulho é alto. Você o acorda devagar, mas dois minutos depois ele está rangendo os dentes novamente. Você fica imaginando o porquê: será que ele está exausto? A pré-escola está sendo um grande desafio para ele? Será que joguei fora a chupeta cedo demais? Está decidido: vou levá-lo ao dentista amanhã de manhã... se sobrar algum dente até lá.

O dentista vai dizer o seguinte: ele range os dentes ou tem bruxismo, é comum em crianças pequenas. Pode fazer muito barulho e ocorrer todas as noites. Também pode ser levemente abrasivo, para os dentes da frente, que talvez elimine o esmalte. O bruxismo não indica um desequilíbrio emocional ou estresse, conforme pode ocorrer em uma idade mais avançada; em crianças pequenas, é provocado pela contração e espasmos dos músculos durante uma fase ativa do sono. Os adultos que rangem os dentes à noite usam placas protetoras para prevenir a abrasão, mas esses aparelhos não são práticos para as crianças. Felizmente, Jimmy ainda tem dentes de leite e eles serão substituídos por dentes bonitos e novos muito depois que a fase de ranger os dentes passar.

CABELO

CÁLCIO

CAMA FAMILIAR

CÁRIE DE MAMADEIRA

CÁRIES

CAROÇOS NO PESCOÇO

CARRINHO DE BEBÊ

CATAPORA

CERA NAS ORELHAS

CEREAIS

CIRCUNCISÃO

CHUPAR O DEDO

CHUPETAS

CLAVÍCULAS

CÓLICAS

COMIDA

COMIDA PARA BEBÊS

COMIDINHA PARA COMER COM AS MÃOS

COMPARTILHAMENTO

COMPARTILHAMENTO DE CAMA

COMPRESSAS DE GELO

CONDUTA DURANTE AS ENFERMIDADES

CONFUSÃO DE BICOS

CONSTIPAÇÃO

CONTRATURA DO PESCOÇO

CONVULSÕES FEBRIS

CORTES

CÓRTEX VISUAL

COVINHA NAS COSTAS

CRECHE

CREMES E LOÇÕES

CRESCIMENTO RÁPIDO E APETITE

CROSTA LÁCTEA

CRUPE

CURSO PRÉ-NATAL

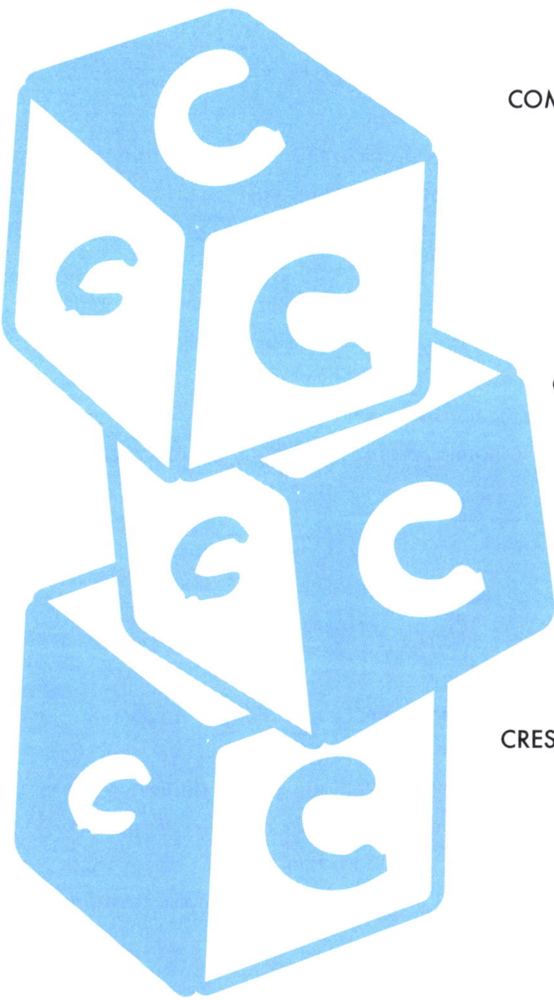

Cabelo

Alguns bebês nascem com cabelo, outros sem. Mas, no fim, o cabelo de todos os bebês cresce, embora possa, em alguns casos extremos, demorar alguns anos. Aqueles que nascem com cabelo podem perdê-lo nos primeiros meses – ou não. Na realidade, varia de um bebê para outro e não há nenhuma maneira de predizer quem vai e quem não vai ter cabelo. Provavelmente, Lucy vai perder o cabelo da parte posterior da cabeça devido à constante e repetitiva fricção nos lençóis. De todas as formas, o cabelo crescerá novamente após alguns meses.

Cálcio

Neste instante, conforme escrevo esta frase, o cálcio é o mineral que está mais na moda. Mantenha-se atualizada com essa tendência porque, antes que você possa vir a saber, o selênio ou o zinco podem tomar o seu lugar.

O cálcio é, logicamente, um elemento essencial para as crianças pequenas e bebês conforme vão fortalecendo seus ossos. Ele está em uma grande variedade de fontes: laticínios, peixe, brócolis e muitos outros alimentos. Os alimentos que não contêm cálcio natural, como suco de laranja e cereais matinais, são reforçados com esse elemento. Mesmo que Jimmy não beba leite, ter uma dieta balanceada e normal proporcionará muito cálcio, zinco e selênio também!

Cama familiar

Ver também: Compartilhamento de cama

Para aqueles que nunca ouviram falar em cama familiar, trata-se de uma cama *king size* onde a família inteira dorme à noite. (Concordo que seja um desafio tentar aumentar os membros da sua família quando a família inteira está em sua cama, mas essa não é a questão agora.) Alguns pais estão convencidos dos benefícios emocionais de tais atitudes. As famílias que eu vejo aderir a essa filosofia são felizes e equilibradas. Por outro lado, as famílias que se espalham em suas camas pela casa também são felizes e equilibradas. Acho que o frequente contato físico nos primeiros meses é fundamental, independentemente de dormir com os filhos ou não, mas depois seus filhos vão se adaptar rapidamente a qualquer rotina proposta a eles. O contrário pode não ser verdade: alguns pais ainda precisam de um contato próximo com seus filhos até ficarem maiores e isso é perfeitamente normal.

Cárie de mamadeira

Os dentes da criança na fase em que está começando a andar podem cariar se ela beber leite a noite toda, não só antes de dormir. Os dentes do bebê se banham nos açúcares do leite, que os apodrecem. Se perceber a deterioração cedo, você pode salvar o dente, caso contrário eles precisarão ser extraídos para que a podridão não se espalhe para os dentes adultos que estão esperando abaixo da gengiva. A extração geralmente envolve sedar ou até mesmo anestesiar a criança, uma vez que, nessa fase, elas não mantêm a boca aberta espontaneamente.

Para prevenir o apodrecimento dos dentes, você não deve dar leite do seio ou fórmulas durante a noite. Mesmo se pudesse escovar os dentes da criança durante todo o dia, não iria prevenir a cárie de mamadeira se você ainda o estivesse alimentando durante a noite. Por experiência, uma última mamadeira ou seio antes de dormir não causarão apodrecimento dos dentes.

O problema é que a alimentação está normalmente ligada aos distúrbios do sono. Ou seja, se tirar a mamadeira ou se recusar a amamentar, você terá uma criança bem brava. Se isso descrever sua situação, por favor, veja o item **Sono** para aprender a lidar com as dificuldades do sono.

Agora, vamos esclarecer outro ponto importante. Em certos livros e páginas da internet, você vai ler que apenas a mamadeira é responsável pela cárie nas crianças. Por causa desse mito, já vi dezenas de mães tristes e surpresas ao ver que os dentes de seus filhos amamentados com leite dos seios estavam cariando. Não se deixe enganar. O leite dos seios é ótimo, e todos concordam nesse ponto, mas sessões de amamentação durante a noite toda podem predispor os dentes da criança à cárie [**Ver:** Amamentação].

Cáries

Ver também: Dentista; Escovação dos dentes; Flúor

É relativamente fácil fazer a sua parte se você não quer que seus filhos tenham cáries: não dê doces, cereais com açúcar, bolachas, uva-passa e qualquer alimento que contenha açúcar. Com relação aos bebês, evite amamentar à noite; tanto a mamadeira quanto o leite materno, se oferecidos a partir do anoitecer até o amanhecer, aumentam os riscos. Entretanto, amamentar antes de dormir não aumenta consideravelmente o risco de cáries.

Logicamente, sua segunda linha de defesa é a higiene bucal: escovação e uso do fio dental periódicos, especialmente quando as crianças ficam maiores e mais coordenadas. Dentistas acreditam que os suplementos com flúor em pequenas quantidades têm alguns efeitos preventivos. Mas isso é tudo o que você pode fazer para ajudar seus filhos a manter os dentes saudáveis. Você não pode eliminar a predisposição genética que, infelizmente, é um dos principais fatores que determina a fragilidade no esmalte. Visitas periódicas ao dentista a partir dos 2 anos vão detectar a predisposição e ajudar a tratar das cáries antes que elas piorem.

Caroços no pescoço

Se passar a mão no pescoço de Lucy, você sentirá alguns caroços do tamanho de uma ervilha dentro do músculo. Esses caroços, chamados *glândulas linfáticas* ou *nódulos linfáticos,* são uma parte normal do nosso sistema imunológico destinados a matar os micróbios e depois processá-los. Quando há um ataque desses micróbios no local, as glândulas linfáticas próximas incham e se tornam muito mais perceptíveis durante alguns meses. Contanto que esses caroços sejam pequenos, indolores e se movam quando forem apalpados, devem ser ignorados, embora possam permanecer no local por alguns meses. Em casos raros, esses nódulos linfáticos podem tornar-se vermelhos, aumentar de tamanho e ficar sensíveis quando forem infectados pelos micróbios que deverão ser destruídos. O médico tratará essa enfermidade com antibióticos orais.

Carrinho de bebê

Ver também: Suportes para bebês e porta-bebês

Você pode colocar o seu bebê no carrinho logo após o nascimento, embora possa achar que o suporte para bebês e o porta-bebê sejam mais convenientes e confortáveis. Sempre preferi os carrinhos mais leves àqueles exorbitantes que vêm com pequenas capotas, guarda-chuvas e suportes para a mamadeira. Usando o bom senso e levando em consideração a maturidade do seu tônus muscular, você deve ter uma boa noção de quanto pode reclinar ou levantar Lucy quando ela estiver no carrinho. Ela não vai se importar se não estiver bem sentadinha, mesmo se seus vizinhos fizerem alguns comentários hostis. Você pode fazer uso de certa quantidade de espuma dura para mantê-la sentada no carrinho, assim as pessoas poderão vê-la, mas, da mesma forma que no berço, tome cuidado para que ela não sofra nenhum grande perigo com relação à asfixia. Mesmo que não seja uma lei compulsória, coloque o cinto de segurança do carrinho em Lucy; quedas de carrinhos são mais comuns do que se possa imaginar.

Catapora

Ver também: Imunização

Nos últimos cinco anos, a catapora tem sido quase eliminada graças à introdução de uma nova vacina. Pouco tempo atrás, via vários casos em cada primavera. Hoje em dia, há somente poucos casos ao ano.

A catapora, mesmo nos casos mais leves, é desagradável. Os sintomas começam com algumas erupções cutâneas distribuídas por todo o corpo. Conforme secam e cicatrizam, aparecem outras e depois se proliferam em aproximadamente cinco dias. Elas são pruriginosas e doloridas, especialmente no globo ocular ou dentro da boca ou vagina. Outros sintomas são aqueles comuns, típicos de enfermidades virais: febre moderada e falta de apetite.

Em alguns casos raros, a catapora pode ser grave, com centenas de erupções e febre alta. A enfermidade apresenta complicações raras, porém sérias. A mais frequente é a infecção cutânea devido à coceira. Em casos simples de catapora, o tratamento consiste em minimizar a coceira com anti-histamínicos e prevenir infecções com uma pomada antibiótica. O uso de talco mentolado tem uma ação calmante, mas a loção com calamina é totalmente ineficaz.

Os médicos vacinam os pacientes contra a catapora após o primeiro ano. A vacina foi usada durante muitos anos antes de se tornar uma rotina e, embora tenha provado ser segura e eficiente, possui algumas limitações. Em casos muito raros, crianças imunizadas ainda podem contrair casos leves de catapora. Além disso, a eficiência da vacina diminui com o tempo. Já que a vacina tem pouquíssimos efeitos colaterais e oferece proteção relativamente boa, recomendo imunização periódica contra a catapora.

Perguntas Reais de Pais Reais

Quando a catapora é contagiosa?

A partir de 24 horas antes de surgir o exantema (erupção da pele) até o final da doença, quando não aparecerem lesões novas e existirem apenas as lesões crostosas. O processo inteiro leva de cinco a sete dias, mas pode ser mais longo.

Quem pode transmitir a doença?

Somente a pessoa que tem atualmente a doença. Pessoas que já tiveram catapora ou foram vacinadas estão imunizadas e, portanto, não podem transmitir a doença, mesmo se estiverem em contato com alguém que tiver um caso ativo de catapora.

Quanto tempo dura o período de incubação?

Até três semanas após o contato, embora a maioria dos casos se manifeste no prazo de duas semanas.

O que acontece se um bebê muito novo contrair catapora?

Geralmente, a mãe já teve a doença e transferiu os anticorpos maternos para seu bebê. O resultado é total proteção ou caso muito leve sempre que o bebê for exposto nos primeiros seis meses. Após esse período, o bebê corre risco, mas quanto mais novo for, mais leve será a catapora. A exceção é que bebês muito novos (menos de 1 mês) podem ter uma doença grave.

➜

→

O que acontece se uma mulher grávida contrair catapora?

Há um pequeno risco de má-formação do feto. Essa é outra razão por que os médicos estimulam a vacinação. Se ela teve catapora antes, não há nenhum risco de contraí-la.

Não seria melhor se meu filho contraísse catapora ainda muito pequeno?

Atualmente, é difícil encontrar uma criança pequena com catapora. Portanto, se você não imunizar Jimmy contra a catapora, há maior chance de ele contrair a doença em uma idade mais avançada e os efeitos serão mais graves.

Cera nas orelhas

Muitas pessoas pensam que, se houver uma coisa escura nas orelhas, deve ser removida imediatamente. A verdade é que é melhor não tirar. A cera protege a pele do canal da orelha média, abafa o som e não é suja, apesar da cor. Na tentativa de removê-la, você pode acabar empurrando-a ainda mais para dentro ou irritar o canal auditivo. Cutucar a orelha de Lucy com um cotonete somente vai acumular ainda mais a cera lá dentro, o que pode interferir na sua audição formando um tampão.

Da mesma forma, não é preciso derreter a cera com gotas de óleo que contém peróxido de hidrogênio como alguns médicos recomendam. A ideia de que o excesso de cera na orelha média causa problemas de audição é duplamente errada. Primeiro, a maioria das pessoas produz aproximadamente a mesma quantidade de cera nas orelhas. Entretanto, da mesma forma que a água, o corpo necessita da cera em certa quantidade – portanto, quanto mais cera você remover, mais cera as orelhas vão produzir. Em segundo lugar, a própria cera não causa perda de audição, a não ser que as orelhas estejam cheias artificialmente.

Em resumo, limpe apenas o que você conseguir ver no lado de fora e deixe intacto o que não consegue ver no lado de dentro. Se você não sabe o que há lá dentro, não fique tentada em tirar para ver.

Cereais

Ver também: Comida

Anos atrás, comer alimentos sólidos no início da vida era considerado essencial. Entre os principais beneficiados dessa filosofia estavam os fabricantes de cereais para bebês. Suaves e levemente adocicados, os cereais são facilmente ingeridos por um bebê que ainda não precisa comer alimentos sólidos. Hoje, os bebês começam a comer alimentos sólidos aos 6 meses quando estão prontos para mastigar, têm mais coordenação e, a essa altura, têm pouco interesse em cereais altamente insípidos. De acordo com os valores nutritivos citados a seguir, as crianças não precisam comer cereais, pois acarretam uma série de problemas no presente e no futuro.

Valores nutritivos dos cereais

➜ Bebês não precisam começar a comer alimentos sólidos suaves e insípidos. Pelo contrário, Lucy vai adorar alimentos saborosos no início. Não fique confusa com as caretas engraçadas que ela fizer quando saborear novos alimentos.

➜ O medo de alergias não precisa motivá-la a introduzir isoladamente cada tipo de cereal, por exemplo: cevada, aveia, arroz etc. A alergia ou a intolerância a cereais são extremamente raras [**Ver:** Trigo]. À medida que a dieta aumentar, inclua cereais nas refeições que você prepara normalmente e introduza-os como parte de um processo orgânico.

➜ Os cereais têm alto teor de amido. Notei que uma ênfase precoce no amido contribui tanto para a predileção por alimentos brancos (arroz, batatas etc.) quanto para tornar-se uma pessoa louca por doces futuramente.

➜ Os cereais contêm ferro, mas a quantidade encontrada neles é desprezível, a não ser que Lucy coma uma caixa inteira desse alimento diariamente. De qualquer forma, ela não precisa de mais ferro; já tem o suficiente na alimentação líquida e no leite materno.

➜

- Os alimentos sólidos geralmente endurecem as fezes, mas quando elas se tornam realmente duras nessa idade, os cereais são os culpados. Em vez de resolver o problema com um laxante suave, como suco de ameixa, evite os cereais em primeiro lugar, suspendendo-os.

- Outras fontes de amido, tais como bananas e batatas-doces, atendem ao mesmo propósito na dieta e são mais saborosas que os cereais.

Circuncisão

Do ponto de vista médico, não há bons motivos científicos para a circuncisão. Da mesma forma que pode prevenir determinadas doenças sexualmente transmissíveis e câncer de pênis, essas condições são raras demais para justificar cirurgia de rotina. Motivos religiosos, culturais ou pessoais, por outro lado, podem compeli-la a fazer uma cirurgia. Caso vá cortar o prepúcio do seu filho, tenha certeza dos seus motivos.

Você pode querer que Jimmy faça uma circuncisão a fim de que ele fique igual a todo mundo no vestiário. Mas, hoje em dia, de um terço à metade dos garotos fizeram uma circuncisão. Você pode não querer que ele seja diferente do seu pai. Isso também parece ilusório: não vai demorar muito para explicar por que você decidiu poupá-lo da cirurgia de remoção do prepúcio. Se ele decidisse que realmente queria parecer com seu pai, poderia a qualquer momento optar por submeter-se a tal procedimento.

No final, costuma-se fazer uma tempestade em um copo de água com relação à circuncisão; ambas as opções têm sido praticadas durante 10 mil anos. Qualquer decisão que você tomar será a correta.

Dor da circuncisão

Se fizer uma circuncisão em Jimmy, a questão da dor ainda permanece. Será que você está submetendo Jimmy a um trauma físico e psicológico que deixará uma cicatriz nos anos futuros? É difícil dizer. Já que ela ocorre tão próximo ao choque do nascimento, o procedimento talvez seja apenas outro percalço. Analgésicos não são eficientes. Uma obstrução anestésica no pênis requer cerca de três injeções no pênis antes de fazer efeito e, no final, é tão dolorosa e traumática quanto a própria circuncisão. Pomadas anestésicas têm um efeito restrito. Por fim, os judeus usam uma gota de vinho doce na língua do bebê durante as circuncisões tradicionais, mas, pelo que sei, não há nenhum vinho tinto doce Manischewitz na farmácia do hospital onde trabalho. Ao testemunhar muitos desses procedimentos, acho que o que os meninos mais odeiam é que sejam agarrados firmemente por um longo período. E já que eles não podem manifestar suas queixas, é difícil de saber ao certo.

Cuidados subsequentes à circuncisão

Após a circuncisão, o pênis do bebê será envolvido para que possa cicatrizar. Ao envolvê-lo, a ferida do pênis é pressionada a fim de estancar o sangramento nas primeiras horas subsequentes ao procedimento. O curativo deve ser removido no primeiro dia, caso contrário ele aderirá ao pênis. Após removê-lo, aplique à vontade uma pomada antibiótica em cima do pênis por alguns dias. Isso faz que a ferida não tenha contato com as fezes e a urina, bem como previne infecções. A cicatrização geralmente não apresenta nenhum problema, apenas pode surgir uma vermelhidão moderada e uma pequena crosta amarela que duram mais ou menos uma semana. Essa crosta não significa infecção que, na realidade, é muito rara. Se houver infecção, o pênis ficará muito mais vermelho, inchado e dolorido.

Circuncisão "incompleta"

Você pode ficar surpreso em saber que a circuncisão é tudo ou nada. A quantidade de pele cortada varia. Às vezes, o prepúcio ainda cobre a ponta do pênis e parece que não foi feito nada. Outras vezes, corta-se mais pele de um lado que do outro. Isso ocorre porque não é fácil para a pessoa que está realizando o procedimento controlar a quantidade exata de pele a ser cortada e ele ou ela tem cautela para não cortar demais. Muitos anos mais tarde, depois que o pênis crescer e a pele se igualar, vai parecer do jeito que você esperava.

Chupar o dedo

Ver também: Chupetas

Seja no período de amamentação ou não, seja usando chupeta ou não, algumas crianças chupam o dedo. A razão? Exatamente o que imaginamos: prazer, puro e simplesmente. Chupar o dedo acontece com bebês perfeitamente normais e não costuma ter consequências negativas. É verdade que o ato pode empurrar os dentes da criança um pouco para a frente, mas chupar o dedo não vai afetar os dentes permanentes, a não ser que o hábito persista além dos 5 anos de idade, o que é extremamente raro. O hábito normalmente dura alguns anos e vai embora sozinho, se você não interferir. Pense nisto: chupar o dedo tem pelo menos uma vantagem quando comparado à chupeta: você não precisa acordar várias vezes durante a noite para colocar o dedo de volta na boca da Lucy.

O que fazer

- **Oferecer outras formas de conforto oral** – mamadeira, seio e, opcionalmente, a chupeta – quando solicitado, para que a Lucy não perca outras oportunidades de chupar.

- **Se a criança chupar o dedo, ignore.** Já que o dedo é dela, você tem pouco a dizer sobre isso se Lucy decidir que é o certo para ela.

O que **não** fazer

- **Não tente distrair a mão de Lucy.**

- **Não use nenhum artifício de restrição ou soluções ácidas no dedo.**

- **Não tire o dedo cada vez que ela o colocar na boca.**

Em crianças mais velhas

> 3 anos

Em alguns casos raros, o hábito de chupar o dedo persiste além dos 4 anos, em geral como resultado de restrições por parte dos pais, como muita atenção ao fato, desencorajamento e preocupação com tal atitude. Nessa fase adiantada de desenvolvimento, chupar o dedo pode causar desalinhamento dos dentes permanentes e a necessidade do uso de aparelhos ortodônticos mais tarde. Infelizmente, quebrar esse hábito é difícil. A única tática eficaz para usar com Jimmy é a mesma que usaria com Lucy: ignorar. Provocações como ser chamado de bebê por outras crianças terão muito mais efeito do que qualquer outra coisa que você possa tentar.

Chupetas

Ver também: Chupar o dedo

Em vez de entediá-lo com prolongadas teorias psicológicas sobre o motivo pelo qual os bebês gostam de chupetas, vou fazer algumas observações práticas. Para começar, alguns bebês sistematicamente cospem fora as chupetas. Se seu bebê fizer isso, não perca seu tempo lendo este tópico ou leia o tópico **Chupar o dedo**, se for preciso. Para os bebês que aceitam a chupeta, ela é uma fonte de conforto muito bem-vinda, mas opcional.

Chupetas e...

Amamentação

Vamos antes falar sobre um grande mito. Ao contrário da crença popular, as chupetas não interferem na amamentação: os bebês são inteligentes o suficiente para perceber que nada é extraído delas: leite, alimentos líquidos, nada. Na realidade, quando nos referimos a questões sobre confortos orais, a chupeta é mais adequada que seu dedo (o que pode ser cansativo) ou o peito (o que pode ser cansativo e levar ao excesso de alimentação).

Vício

Não fique com medo de fazer de Lucy uma viciada em chupeta. Essa era uma questão nos tempos de antigamente, quando a alimentação sob um horário rígido costumava privar o bebê da chupeta, mas, hoje em dia, isso não é mais um problema. Entretanto, o tipo de chupeta pode contribuir para a dependência. Sempre recomendo o velho tipo arredondado porque é mais difícil de manter na boca e certamente vai cair assim que Lucy pegar no sono, reduzindo, dessa maneira, a dependência. A chupeta "ortodôntica" aperfeiçoada é moldada de forma tão perfeita na boca que pode tornar-se uma parte integral da sua anatomia. Por fim, por volta dos 3 a 4 meses, o desejo de sugar diminui e Lucy pode satisfazer seus desejos de sucção com a própria mão ou dedo. A essa altura, se você fizer da chupeta uma fonte menos disponível, Lucy aos poucos perderá interesse nela sem nenhum processo de desmame.

Fala

Depois de alguns meses de idade, se Lucy mantiver a chupeta na boca durante grande parte do dia, o objeto poderá interferir na vocalização, voz e fala. A mesma interferência pode ocorrer em crianças de 1 a 3 anos, retardando assim a aquisição da fala. Questões físicas com relação à malformação da mandíbula e dos dentes não são preocupantes, já que a chupeta é branda demais para modificar a anatomia da boca de Lucy.

Desmame

Se, por qualquer motivo, você deixou que Jimmy usasse a chupeta por muito tempo, provavelmente hoje esteja se perguntando o que fazer para se livrar desse pequeno pedaço de borracha no qual ele parece tão viciado. É simples: quando decidir que o momento fatídico dele chegou para dar adeus à chupeta, jogue-a fora. Se ele perguntar por sua chupeta, faça-se de desentendido e finja que não sabe do que ele está falando. No primeiro dia, vai choramingar, mas no terceiro dia ele terá se esquecido da chupeta. Se a chupeta reaparecer de forma misteriosa, você terá um problema ainda maior em suas mãos, pois ele vai descobrir como consegui-la de volta: choramingando.

Clavículas

Em recém-nascidos

Fraturas nas clavículas podem ocorrer durante o nascimento, especialmente em bebês grandes, para quem o canal de nascimento é uma passagem bastante estreita. As fraturas raramente apresentam quaisquer sintomas, nem mesmo dor, porque o osso é mole. A clavícula de Lucy terá apenas um pequeno inchaço que desaparecerá em algumas semanas.

Em crianças

Quando uma criança mais velha quebra a clavícula, é geralmente resultado de brincadeiras violentas. Alguns sinais evidentes são dores ao mover o braço e deformidade da clavícula. Se achar que Jimmy tem a clavícula quebrada, leve-o ao médico. A lesão é levemente dolorosa, mas é facilmente tratada com medicamentos para a dor nos primeiros dias. Rupturas simples são tratadas com uma bandagem ao redor do torso a fim de manter o braço e a clavícula para baixo e diminuir a dor. Seu médico pode optar por não mexer na clavícula quebrada, visto que as bandagens têm algumas limitações quanto à eficiência.

Cólicas

Ver também: Afeições paternais e maternais; Marcos do desenvolvimento; Sono

A cólica é um termo genérico usado para descrever uma enfermidade de um bebê que chora mais que o normal. De acordo com meus conhecimentos, a cólica não existe. Em primeiro lugar, não está claro quanto um bebê deve chorar. Em segundo, esse choro excessivo, na realidade, é causado pela obsessão por reprimir o choro. Deixe-me explicar.

Más notícias

Quem lhe disse que os recém-nascidos são criaturas felizes estava mentindo. Olhe, Lucy está zangada. Você não estaria também? Ela estava bem e aconchegada à sua barriga, sem se preocupar com nada – não tinha frio nem calor, não passava fome, estava no escuro, sem barulho –, tudo perfeito. Isso pode não ficar claro nas primeiras semanas quando Lucy se encontra em um estágio supressivo, cochilando a maior parte do tempo para evitar lidar com o mundo externo.

A fase do sono passa, cedendo ao estágio de adaptação. É quando Lucy acorda para o mundo e percebe que ela necessariamente não gosta do que está vendo. Luz, barulho, toques, fome – todos esses estímulos são opressivos. Sem contar com a intervenção dos outros seres: saltinhos e balanceios, olhares, toques e a troca de fraldas. Durante o estágio de adaptação, ela aprende a lidar com essa grande quantidade de informações, mas a abundância de novas sensações (mesmo as agradáveis) pode incomodá-la. Quando ela chora, seus instintos lhe dizem para satisfazer suas necessidades. Às vezes ela tem uma necessidade; outras não.

Imagine um simples cenário: Lucy está com fome. Você dá leite a ela e as coisas melhoram imediatamente. É fácil. Pense em um caso um pouco mais simples no qual você acha que ela está com fome, mas percebe que ela não está mais depois de rejeitar o leite. Você acha que ela só quer colo; portanto, você a balança um pouco e ela se acalma. De novo, problema resolvido.

Agora imagine uma situação mais complicada: ela abriu um berreiro às 3 horas da madrugada. Você sabe que ela não está com fome, pois pega no bico por um segundo, mas depois começa a chutar. Ela faz a mesma coisa quando você a balança e faz sinais para ela. Qual é o problema? Você acabou de descobrir o que todos os pais aprenderam durante anos: às vezes, Lucy chora não por causa de fome ou necessidade de aproximação, mas simplesmente porque ela precisa chorar. Associamos seus choros horrendos com a dor ou sofrimento e imediatamente nos sentimos compelidos a fazê-los parar, porém nem sempre essa é a melhor coisa a fazer. Para os recém-nascidos, o choro é muito mais um mecanismo para aliviar a tensão do que um sinal de desconforto.

O que fazer

- **Quando já tiver esgotado de forma sensata todos os métodos** para acalmá-la, deixe Lucy chorar na luz tênue e no calor do carrinho-berço [**Ver:** Sono].
- **Após 10 minutos,** você pode tentar acalmá-la de novo.
- **Se ela ainda estiver exasperada,** coloque-a novamente no carrinho-berço. Por fim, ela vai pegar no sono ou voltar ao estado mais tranquilo. Prepare-se para dois ou três ataques de choro.

O que não fazer

- **Uma vez que estiver claro que Lucy não está com fome,** não a amamente. Ela pode mamar, mas sua barriga vai encher mais do que pode suportar e você, por fim, só vai criar mais desconforto, fazendo que ela chore mais.
- **Balançá-la continuamente** pode acalmá-la por algum tempo, mas também vai agravar o problema.
- **Deixar Lucy chorando sozinha até dormir pode parecer cruel,** porém, uma vez que você entendeu que não será capaz de acalmá-la, a vida vai ficar mais fácil para todos. Se estiver envolvida nessa corrida maluca de alimentá-la e estimulá-la de forma excessiva, você pode acabar contribuindo para a "cólica" – situação na qual o bebê nunca tem a oportunidade de chorar a fim de diminuir suas frustrações; logo, ele estará sempre chorando.

Perguntas Reais de Pais Reais

Quanto tempo posso deixá-la chorar?

Você é o fator limitante, não ela. O cenário ideal é quando ela pega no sono depois do choro, porque, da próxima vez, ela vai saber que consegue se acalmar sozinha. Tendo sobrevivido a três recém-nascidos, sei quão penoso isso pode ser para você. Com os dois primeiros, pelo menos, geralmente eu ficava acordado à noite cantando e andando para lá e para cá em vão. Aprendi a lição da pior forma.

Por que meu bebê está chorando tão intensamente?

Só tem uma forma de Lucy chorar; ela segura a respiração, fica toda vermelha e depois solta um som agudo ensurdecedor, sempre com os braços agitados. Parece intenso, especialmente se ela for sua filha, mas é assim que seu recém-nascido chora.

Ela pode estar com dor de barriga?

Quando Lucy chora, você olha para ela e a primeira coisa que vê é sua barriga grande. Ela chora contraindo os músculos abdominais fazendo levantar suas pernas em direção à sua barriga. Parece que ela tem dores de barriga. Na realidade, essa é a origem da palavra *cólica*.

E se tiver gases?

O mito das dores de barriga piora. Todos nós produzimos gases intestinais, inclusive Lucy. Durante um ataque de choro, ela levanta as pernas até a barriga e a pressão resultante provoca a liberação de gases. Após um acesso de flatulência, provavelmente Lucy vai parar de chorar por alguns instantes, como resultado da sensação ou surpresa agradável. Você pode achar que ela está chorando por causa dos gases, mas, na realidade, é o contrário. Ela tem gases porque chora. Não ceda à tentação de ajudar Lucy a se livrar dos gases, massageando sua barriga, dobrando as pernas dela ou fazendo-a arrotar. Isso só vai aborrecê-la ainda mais [**Ver:** Gases].

Por que ela fica mais irrequieta à noite?

Você tenta dormir à noite e passa menos tempo fazendo coisas com ela. Além disso, o estímulo normal do dia pode acumular e levar a um estado de estímulo excessivo, gerando o que as pessoas chamam de o horário da irritação ou do mau humor. É aquela hora em que Lucy quer mais atenção e, na verdade, não consegue lidar com isso. Em geral, tem início no começo

➜

→

da noite e pode durar até o horário de fazer xixi antes de dormir se for estimulada ou alimentada de forma excessiva [**Ver:** Hora das bruxas].

É verdade que não se deve mimar o bebê?

Você não deve mimar seu bebê, mas pode estragar a sua vida e seu casamento. Já vi muitos pais extrapolando, pois seguem o lema: "você sempre deve confortar seu bebê". Não interessa quanto um pai ou uma mãe é amoroso, você não vai conseguir confortar seu bebê o tempo inteiro.

E os medicamentos e chás?

Uma vez que não há nada de errado com Lucy, não há a necessidade de medicamentos para a cólica. Soluções medicinais para cólica, remédios homeopáticos, chás de ervas e outros remédios são enganosos. O gosto doce pode parar o choro por um curto período e lhe dar a falsa impressão de eficiência. Entretanto, Lucy retoma o choro rapidamente e vocês duas acabam se sentindo mais frustradas.

Poderia ser refluxo?

Vi inúmeros bebês sendo tratados de forma desnecessária com medicamentos para a azia. Acho que você já notou que os bebês sempre regurgitam um pouco de leite. O verdadeiro refluxo acontece com aqueles poucos bebês que não conseguem segurar a comida depois de comer e vomitam. Eles geralmente não choram mais que os outros bebês, a não ser que fiquem com fome depois de terem vomitado muito [**Ver:** Refluxo].

Poderia ser alguma coisa que estou comendo?

Tenho visto mães amamentando que literalmente comem arroz branco o dia inteiro com medo de que qualquer outro nutriente seja agressivo demais para a barriga do bebê. Entretanto, é um velho conto que afirma que sua dieta tem algo a ver com o choro. Já que seu bebê sem dúvida vai chorar, você pelo menos pode apreciar as suas refeições [**Ver:** Amamentação e dieta].

Poderia ser a alimentação líquida?

A mesma coisa. O tipo de alimentação líquida não tem nada a ver com o choro. Você vai ficar louca ao comprar todas as marcas no supermercado e acabar ficando mais desestimulada. A alergia ou a intolerância à alimentação líquida é muito rara e pode causar outros sintomas, tais como vômitos, sangue nas fezes e pouco ganho de peso [**Ver:** Alimentação líquida].

Agora, boas notícias

Esse *affair* com o choro sempre acaba bem. Por volta dos 2 a 3 meses, Lucy entendeu tudo. Por fim, ela se adaptou ao seu novo ambiente. Ela sorri, ri e se torna o bebê feliz que você achava que ela fosse ficar. O estágio de adaptação acabou e, com ele, a tal cólica. Esses bebês que têm sido um pouco mais temperamentais se tornam até mais deliciosos. Eles já choraram tudo o que precisavam e agora não ficam vermelhos no rosto quando encaram as pequenas e inevitáveis dificuldades da vida.

Comida

Você está muito empolgada em começar a dar comida sólida a Lucy. Empolgada e assustada porque muitas pessoas na sua família têm várias alergias. Você já introduziu os três cereais os quais acredita estarem na sequência certa (cevada, arroz e aveia). Aguardou ansiosamente para que ela não tenha nenhuma reação, inspecionou as fraldas cuidadosamente e verificou se a sua pele apresentou qualquer erupção suspeita. Como não aconteceu nada, você corajosamente introduziu frutas e verduras de acordo com as cores e a consistência. De forma cautelosa, você evitou os alimentos proibidos: as cenouras por causa do nitrato, laranjas em virtude das propriedades laxantes e morangos em razão das alergias. Depois de algum tempo, sua empolgação em relação aos alimentos sólidos desapareceu entre todas essas regras e regulamentos e você recorreu aos alimentos em pote para bebês, que pareceram ser muito mais fáceis.

Alguns livros sobre a criação de bebês fazem você acreditar que a introdução de alimentos sólidos na dieta do seu bebê é uma arriscada experiência científica. Nesses livros podem ser encontradas inúmeras advertências banais que podem levar qualquer pai ou mãe à loucura.

A realidade é bem diferente. Quando Lucy estiver pronta (geralmente por volta dos 6 meses), a introdução de alimentos sólidos é muito natural e direta. Infelizmente, muitos pais e mães aproximam-se dessa nova fase com apreensão. Esse é o efeito do marketing e do *lobby* inteligentes das empresas de alimentos para bebês que tentam vender alimentos processados argumentando a sua supremacia. Entretanto, a maioria dos mitos é falsa. Por exemplo, talvez você ouça dizer que deve, após introduzir um nutriente, esperar três dias antes de introduzir outro nutriente a fim de detectar quaisquer reações. Isso não é necessário. As verdadeiras alergias a alimentos são raras e seus efeitos são bem evidentes. A reação alérgica é imediata e bem moderada nas primeiras vezes. Se Lucy tiver predisposição a alergias, adiar ou evitar a introdução de determinados alimentos não vai prevenir uma possível reação; portanto, é melhor saber quanto antes. A sensibilidade aos alimentos é outro fenômeno que aparece em forma de erupção moderada na pele do rosto ou tronco em poucos dias ou até mesmo fezes soltas [**Ver:** **Reações aos alimentos**]. Pode ser difícil detectar a substância responsável pela alergia se você estiver mesclando vários alimentos, mas, na verdade, não importa, já que essas reações são brandas, breves e provavelmente não vão se repetir com o mesmo tipo de alimento.

Antes dos 6 meses

Em teoria, Lucy, até essa idade, não precisa de nada a não ser do leite materno (ou da fórmula de alimentação líquida, caso o leite materno seja insuficiente). Mesmo depois dos 6 meses, as calorias provenientes dos alimentos sólidos têm um papel modesto, assumindo uma importância suplementar somente quando ela atingir a idade de 8 a 10 meses.

A fim de começar a introduzir alimentos sólidos, Lucy precisa ser capaz de fazer três coisas. Primeiro, ela tem de conseguir ficar sentada (até as crianças crescerem um pouco, é difícil para elas comerem com o corpo inclinado). Segundo, ela precisa coordenar todos os músculos envolvidos ao engolir. Parece simples, mas levar a comida da parte anterior da boca para a parte posterior e depois para baixo através da garganta requer certa coordenação. Por fim, e igualmente importante, ela precisa estar interessada em comer.

A média de idade em que os bebês satisfazem essas condições é por volta dos 6 meses, embora alguns deles se antecipem. Há pouco tempo, os pais costumavam passar horas sob as ordens oficiais dos médicos tentando dar aos bebês de 3 meses colheres cheias de cereais brandos. Hoje, a maioria dos médicos concorda que um bebê pode crescer perfeitamente bem e com saúde apenas tomando o leite materno e/ou a alimentação líquida durante seis meses. É claro que isso não significa que você não possa experimentar dar outros alimentos de vez em quando. Fazendo isso, você estará contribuindo para momentos agradáveis em família. Se não se incomodar com a sujeira, de vez em quando você pode amassar com o garfo um pouco do que está comendo, colocar no seu dedo e deixar que Lucy coma. Ela vai ficar com a cara toda risonha e provavelmente balançará os braços. E, quem sabe? Na realidade, ela pode comer um pouco.

Perguntas Reais de Pais Reais

Por que meu bebê olha fixamente para mim quando eu como?

Seu bebê está sempre olhando para você, independentemente do que esteja fazendo.

Alguém me disse que meu bebê deve começar a comer alimentos sólidos quando atingir 5,5 kg. É verdade?

Alguns bebês pesam 5,5 kg aos 3 meses, outros com a idade de 1 ano. O peso não tem nada a ver com a idade em que você introduz os alimentos sólidos. Comer é um estágio de desenvolvimento.

Meu bebê é muito grande. Ele não precisa de alimentos sólidos?

Os bebês grandes não precisam começar a comer antes que os bebês pequenos. Para falar a verdade, bebês gorduchos tendem a ser um pouco menos coordenados e têm maior dificuldade em começar a permanecer sentados; portanto, eles provavelmente não conseguirão comer alimentos sólidos até atingirem seu ponto de conforto em termos de coordenação.

Devo colocar cereais na mamadeira?

Você pode, mas não há nenhum motivo para introduzir calorias a mais e o conteúdo do amido pode causar constipação [**Ver:** Cereais].

Os alimentos sólidos ajudam meu bebê a dormir à noite?

Dormir à noite tem menos a ver com a fome e mais com a capacidade de Lucy de se acalmar quando acordar [**Ver:** Sono].

Dos 6 aos 8 meses

Por volta dessa idade, Lucy está pronta. É capaz de permanecer sentada verticalmente e já aperfeiçoou sua técnica de engolir. Quando chegar o momento de dar alimentos sólidos, introduza-os sem restrições. Amasse algumas frutas e verduras com sabores suaves e ofereça-os a ela. Inicialmente, Lucy vai ficar surpresa, mas vai se acostumar aos novos alimentos e mostrar a você do que ela gosta. Os alimentos comuns entre os bebês incluem batata-doce, cenoura, banana, maçã, abóbora, ervilha, vagem e manga. Frutas e verduras com textura mais dura devem ser peneiradas, enquanto as mais macias podem ser amassadas sem cozimento. De início, prepare as refeições sem temperos, mas não se intimide em acrescentá-los algumas semanas depois da primeira introdução.

Como, quando, o quê?

Quanto?

Lucy vai comer quanto ela quiser, de nada até uma tigela inteira. Inclusive, é muito fácil saber quando parar: Lucy vai empurrar a colher ou cuspir a comida. Do mesmo modo acontece o inverso; contanto que ela continue comendo, não há motivo para parar de lhe dar comida: deixe que ela a avise.

Quando?

Quando for conveniente para vocês duas, mas tente escolher um horário em que Lucy não esteja nem tão faminta (ela não terá paciência) nem satisfeita demais (ela não terá interesse).

Com que frequência?

Comece com uma frequência de uma vez por dia e aumente para duas ou até mesmo três vezes ao dia, dependendo do interesse de Lucy. O objetivo é três refeições por dia.

O quê?

Quaisquer frutas e verduras que a agradem. Confie no taco dela, não siga nenhuma lista rígida de livro. Sinta-se à vontade para mesclar e combinar nas mesmas refeições (até no mesmo prato). Você pode acrescentar um pouco de cereais para engrossar os alimentos que forem líquidos demais, mas não há necessidade de dar cereais isolados; eles são insípidos e pesados e seu teor em ferro é exagerado. Use alimentos básicos para bebês, tais como batata-doce, maçã e banana, que contêm amido em abundância [**Ver:** Cereais].

Em que ordem?

Comece com frutas e verduras. A ideia de que você deve introduzir verduras antes das frutas para evitar que o bebê se torne uma pessoa louca por doces é um mito infundado. Uma cenoura tem praticamente a mesma quantidade de açúcar que uma maçã.

Conforme o interesse de Lucy aumentar, você pode amassar várias fontes de proteínas, tais como queijos, iogurtes, peixe ou carne. Mesmo com 6 ou 8 meses, seu pequeno estômago consegue suportar tudo isso. Repito, esperar três dias entre uma e outra refeição sólida é cautela demais. As reações a comidas são raras; portanto, é melhor ser um pouco ousado e encarar uma pequena reação do que evitar um novo alimento por medo de uma reação improvável.

Qual a textura?

Primeiro, prepare comida pastosa. À medida que sua capacidade para mastigar aumentar, você pode introduzir consistências mais grossas.

Que tipo?

Comida feita em casa é sempre mais fresca, gostosa e barata do que comida já pronta em potes. Se quiser introduzir alimentos orgânicos, você pode comprar em lojas de alimentos naturais.

Perguntas Reais de Pais Reais

Tem alguma coisa que devemos evitar?

Na verdade, não. Mel cru não é recomendado no primeiro ano por causa do remoto risco de botulismo, mas, de qualquer forma, Lucy não vai precisar. Açúcar processado também não é ideal, apesar de que um pouquinho de sorvete não é o fim do mundo, além de agradá-la bastante.

E se meu bebê ainda não tiver dentes?

A essa altura, os dentes não são os únicos recursos opcionais, mas, mesmo se os tivesse, Lucy não os usaria. Os que ela tem na frente conseguem mastigar alimentos duros que você não está dando nesse momento.

E se ele se engasgar?

Se Lucy estiver comendo alimentos amassados e triturados, não vai se engasgar. Se a comida tomar um caminho errado e for para a traqueia, ela vai mandá-la para cima novamente tossindo e, da próxima vez, terá mais cuidado [**Ver:** Sufocamento].

Quanto é demais?

Confie em Lucy para regular o próprio apetite.

➜

→

O que devo fazer em relação ao leite materno e à alimentação líquida?

Deixe que Lucy se adapte à própria ingestão. Quanto mais comida sólida ela comer, menos líquido vai querer.

E sobre os nitratos encontrados na cenoura e no espinafre?

Uma pequena quantidade de nitratos pode ser encontrada nessas verduras se foram cultivadas em uma região com solo rico em nitrato. Os nitratos podem causar uma anemia extremamente rara em bebês menores de 3 meses, mas, aos 6 meses, quando Lucy estiver experimentando alimentos sólidos pela primeira vez, o risco é mínimo.

E os cítricos?

Não há nenhum problema com cítricos brandos que você puder amassar: kiwi, por exemplo. Limões e laranjas são impraticáveis, embora alguns bebês gostem da acidez. Deixe que Lucy decida.

E as frutas vermelhas – morangos, mirtilos, framboesas?

Igual aos cítricos: depois de os bebês franzirem a testa no início, eles passam a adorar. De vez em quando, essas frutas podem induzir a moderadas reações à sensibilidade, inclusive a uma leve erupção na pele do rosto e corpo que dura um ou dois dias. Se isso acontecer, evite a fruta responsável por um mês ou mais e depois introduza-a de novo. Provavelmente a reação não se repetirá. As verdadeiras alergias a frutas carnosas são muito raras.

Devo evitar laticínios?

Não dê a Lucy leite de vaca na mamadeira ainda, mas fique à vontade para introduzir queijo e iogurte na sua dieta. Alergias aos laticínios são exageradas e raras [**Ver:** Leite de vaca] e a intolerância à lactose não se desenvolve em crianças com predisposição até mais tarde na infância.

Introduzir alimentos sólidos é prático e simples. Desconsidere todas as advertências desnecessárias com as quais você deparar, ignore as ansiedades sem fundamento e desfrute com Lucy esse fabuloso processo de descoberta.

Dos 8 aos 10 meses

Agora a diversão vai começar assim que você introduzir regularmente novos alimentos na dieta de Lucy. Três vezes ao dia, pegue o que quer que esteja comendo, coloque em um processador (ou amasse bem com o garfo) e dê a ela. É sério: pouco apimentado, dê-lhe um pouco de tudo, independentemente de quão condimentado e amargo for ou se achar que o alimento é só para pessoas adultas. Há muito tempo acreditava-se que era preciso dar aos bebês somente dietas insípidas. Isso não é verdade.

Em todos os seus cinco sentidos, Lucy tem gostos espalhafatosos: ela prefere um brinquedo vermelho em vez de um bege, prefere ouvir rock'n'roll pesado em vez de música clássica, logo ela vai preferir tocar objetos ásperos em vez de objetos com superfície lisa e macia e, durante as refeições, vai optar por alimentos condimentados em vez de algum purê insípido vindo de um pote. Os condimentos não são apenas perfeitamente seguros para os bebês, mas recomendados. Estimulo o uso de alho, sal, pimenta e outros condimentos (no começo, você vai ver algumas caretas engraçadas e cheias de surpresa), porém, depois, ela vai se acostumar com seus gostos esquisitos. Alguns bebês gostam de limão. Outros preferem fígado. Essa idade é uma preciosa janela de oportunidades para desenvolver um paladar de sabores exóticos. Não a subestime com os alimentos insípidos.

Perguntas Reais de Pais Reais

E se o meu bebê não estiver interessado em alimentos sólidos?

Alguns desenvolvem o interesse mais tarde e isso é normal. A dieta líquida tem muitas calorias. Não pare de oferecer a Lucy alimentos sólidos eventualmente. No fim, todo bebê acaba comendo.

E a comidinha para comer com as mãos?

Agora, Lucy consegue segurar os alimentos com as próprias mãos e você deve estimulá-la a proceder como tal, desde que sejam alimentos que não quebrem em pedaços grossos ou perigosos. Frutas macias, além de bolachas e pão, são boas opções. Entretanto, não dê amido demais, já que pode interferir no apetite e ela pode deixar de comer alimentos mais saudáveis. Essas comidinhas também tendem a agir como chupetas; portanto, tente

➜

➜

não dar muita comida a não ser que ela esteja com fome [**Ver:** **Comidinha para comer com as mãos**].

E o sal?

Bebês podem comer tanto sal quanto os adultos, se não mais, visto que seus rins são novos.

E o leite?

Você pode dar a Lucy iogurte e queijos macios, mas dar leite de vaca, de ovelha e de cabra na mamadeira está fora de cogitação até os 10 meses [**Ver:** **Leite de vaca**].

E os ovos?

Algumas pessoas dizem para dar somente a clara de ovo; outras, a gema. As duas são ótimas; os bebês podem comer tanto a gema quanto a clara. Se ocorrer uma pequena reação a esse tipo de alimento, evite tanto a gema quanto a clara por algumas semanas e depois introduza os ovos novamente [**Ver:** **Ovos**].

E sucos e água?

O suco não é necessário. Você pode começar introduzindo um pouco de água durante as refeições ou entre as refeições na mamadeira ou em uma xícara com a sua ajuda.

Quero dar a meu bebê uma dieta balanceada, mas sou vegetariana. A carne é necessária para os bebês?

Lucy deve comer o que você come. Se você não come carne, ela pode seguir a mesma dieta, contanto que ela ingira outras fontes de proteínas em abundância [**Ver:** **Dieta vegetariana**].

Devo processar totalmente a comida?

Depende do seu bebê. Alguns conseguem comer pedaços de alimentos logo no começo, enquanto outros ainda apresentam certa dificuldade em mastigar aos 10 meses. Aumente a consistência lentamente e preste atenção à reação de Lucy.

Resumo

No geral, a probabilidade de algo dar errado na introdução de alimentos é mínima. Você notará que Lucy vai gostar de alimentos que nunca imaginou que ela fosse gostar e a hora da refeição se tornará uma aventura para toda a família.

De 10 meses a 1 ano

Se você seguiu o programa descrito antes, provavelmente Lucy já estará comendo um pouco de tudo a essa altura. Ela, inclusive, estará tentada a comer sozinha, e você deve estimulá-la apesar da sujeira. Se ela estiver tomando alimentos líquidos, você já pode agora interrompê-los e dar leite de vaca (ou outro tipo de leite). Não há necessidade de esperar até 1 ano – a idade "oficialmente" recomendada – para iniciar a ingestão de leite de vaca, uma vez que você certamente já introduziu algum tipo de laticínio, iogurte, por exemplo, e não teve nenhum problema. Nessa altura, se ela apresentar qualquer problema com o leite de vaca, dois meses não vão fazer nenhuma diferença. A quantidade de leite que ela precisa vai variar de quase nenhuma a quatro ou cinco mamadeiras por dia, dependendo da sua ingestão de alimentos sólidos.

Se Lucy ainda não estiver muito interessada na comida, talvez seja porque simplesmente não está pronta ainda. Como qualquer marco, comer varia de um bebê para outro. No entanto, também pode ser porque sua comida é insípida demais ou você confia totalmente nos insossos alimentos em potes. Vi inúmeros bebês virando a cara por causa disso. Ofereça a sua comida; é mais saborosa, fresca e barata. Por fim, se Lucy recusar-se a comer, pode ser porque você não está dando a ela a chance de ficar com fome; não tenha pressa em dar o leite materno ou alimentos líquidos.

Após 1 ano

A essa altura, Jimmy deve estar comendo tudo o que você lhe dá e sozinho. Estimule a sua autonomia; é a melhor maneira de aprender a controlar a sua ingestão e forçá-lo a comer pode se tornar uma forma de pressão. Você notará certas variações: em algumas refeições, ele vai limpar o prato e em outras mal vai tocar na comida. Respeite as suas mudanças de apetite.

Os horários de Jimmy devem coincidir com os seus; três refeições por dia e dois lanches entre as refeições. O conteúdo das refeições também deve ser igual ao seu: uma dieta boa e balanceada. Não conte as calorias, os gramas ou dietas de vitaminas diariamente recomendados.

Em relação ao leite, a quantidade pode variar. Ao contrário do que os especialistas pensavam anos atrás, não há uma ingestão mínima de leite depois de 1 ano e algumas crianças simplesmente não querem mais tomá-lo. O leite é uma boa fonte de cálcio, mas os iogurtes, ovos, queijos, brócolis e peixes também o são. Será que o leite é tão indispensável assim? Se você achar que o leite está interferindo no apetite de Jimmy e ele está deixando de ingerir outros alimentos, limite a sua ingestão para duas ou três mamadeiras por dia, no máximo [**Ver:** Leite de vaca].

Agora, Jimmy pode comer de tudo. Ele pode até mesmo comer moluscos, frutos do mar ou peixe cru, embora a maioria das crianças não aprecie muito as ostras. Na realidade, se ele apresentar uma alergia rara a moluscos, é melhor que você descubra logo. Restrinja o açúcar processado ou os sucos que contenham açúcar demais, pelo menos em casa, onde você tem mais controle. O açúcar reduz o apetite, contribui para os maus hábitos alimentares e favorece a formação de cáries. O açúcar encontrado nas massas não deve ser dado em excesso também, pois as crianças têm facilidade em desenvolver uma predileção ao amido que pode ser difícil depois de eliminar.

Nesse momento, você deve estar muito contente com o apetite voraz de Jimmy. Desfrute enquanto puder, pois haverá uma mudança nos próximos meses, quando ele descobrir que vai poder escolher alimentos mais apetecíveis jogando no chão o que achar indesejável [**Ver:** Dificuldade para comer].

Comida para bebês

Ver também: Alimentação líquida; Comida

Para avaliar a qualidade da comida para bebês comprada pronta, pegue o pote e dê uma olhada na data de vencimento. As substâncias contidas no pote foram designadas para durar dois anos a partir da data da compra. Ao trazer esse negócio melado para casa, já se passou um bom tempo depois que essa seleção de alimentos vinda da "mãe Terra" foi preparada. Que gosto deve ter além de patê? Vi incontáveis pais de bebês de 10 meses de vida reclamando da falta de interesse dos seus filhos em novos tipos de comida, quando, na verdade, o que eles estão realmente testemunhando é a determinação do bebê em cuspir um purê enjoativo que parece igual antes e depois que esteve dentro da boca dele.

Não há nada de errado em dar aos bebês comida pronta porque é mais conveniente, mas não pense que esses preparados são uma opção mais saudável. A comida mais saudável para bebês é aquela que você prepara amassando o que vai comer na sua própria refeição. O resultado certamente será comida mais fresca e saborosa do que qualquer comida pronta para bebês.

Não tenha medo em dar a Lucy verduras, legumes ou até massas leves e carne picada, desde que sem condimentos; só será necessário um garfo ou processador e um pouco de imaginação. Você também pode preparar algumas refeições semissólidas e congelar em cubos de fôrmas de gelo para mais tarde. Não se preocupe se achar que seu sistema é menos preciso que o da comida pronta; o complexo sistema indicado nas embalagens (estágio 1, estágio 2 etc.) pode parecer científico, mas é apenas uma jogada de *marketing*.

Comidinha para comer com as mãos

Por volta dos 8 meses, se Lucy estiver cansada de mastigar os próprios dedos, você pode dar a ela alguma comidinha para comer com as mãos. Pedaços de fruta macia, cereais, pãezinhos, queijos – qualquer coisa que ela possa segurar com as mãos e dissolver facilmente na boca. Lucy vai mastigar até virar uma mistura desagradável aos olhos, babando pela boca e escorrendo no babador. Ela até pode comer um pouco. Há algumas coisas em relação a esse tópico que precisam ser consideradas. Primeiro, os altos níveis de amido podem causar constipação. Segundo, se Lucy começar a gostar desse tipo de comida, pode perder o apetite pelos alimentos mais saudáveis. E, por fim, há a questão da comida para substituir a chupeta: uma vez que descobrir que a chateação de Lucy diminui quando estiver mastigando alguma coisa, você pode ficar tentada em dar outra comidinha cada vez que ela estiver irritada.

Compartilhamento

Ver também: Agressividade; Disciplina e limites; Mordiscos

Por que uma criança pequena compartilharia alguma coisa? Você também não compartilhou nada quando tinha a idade de Jimmy. As crianças pequenas querem tudo, elas querem agora e querem tudo para elas. Desde cedo, não espere que

Jimmy seja bondoso e se ofereça para compartilhar brinquedos, comida ou a sua vez em brinquedos públicos. O conceito de compartilhamento e de revezamento não entra na mente de uma criança antes do final dos 2 anos. A tentativa precoce de forçar a ideia de compartilhar causa uma pressão desnecessária tanto nas crianças quanto nos pais e pode, inclusive, ter um efeito contrário.

Quando um brinquedo deve ser compartilhado, não dê explicações prolongadas sobre a conveniência do ato. Peça apenas uma vez e se Jimmy não renunciar ao brinquedo, tire-o dele. Se a situação ficar um caos, você pode tirar os brinquedos de todas as crianças no grupo a fim de eliminar qualquer tipo de competitividade. Se Jimmy ou qualquer outra criança se rebelar contra a sua decisão, tendo comportamentos inadequados, adote o cenário "Limites", descrito no nosso abrangente tópico **Disciplina e limites**. Se seguir essa simples abordagem, garanto que Jimmy vai aprender a ceder logo.

Compartilhamento de cama

Ver também: Cama familiar; Sono

"Devemos deixar nosso bebê dormir na nossa cama durante os primeiros meses de vida? É seguro? Uma vez que deixamos, quando saberemos a hora certa de parar?" Com relação a muitos aspectos paternais e maternais, não há resposta "certa" às perguntas referentes a esse tópico. Deixando ou não, depende do seu desejo de ter Lucy perto de você à noite e os custos práticos de tal arranjo, não para ela, mas para você. Do ponto de vista de Lucy, sem dúvida, ela vai ficar feliz com essa festa se você a convidar. Caso contrário, ela não levará para o lado pessoal e simplesmente vai se acostumar a dormir no seu carrinho-berço. Portanto, a escolha é sua.

Vastas pesquisas sobre os benefícios do compartilhamento de cama no longo prazo não têm apresentado resultados conclusivos até o momento. Com base em minhas observações como médico, não faz diferença. A longo prazo, as crianças que compartilharam a cama com seus pais durante os primeiros anos de vida são tão inteligentes e desenvolvidas emocionalmente quanto aquelas que não compartilharam. Aplica-se aqui também um pouco de bom senso: o que você faz quando seus filhos estão acordados importa muito mais do que o que faz quando estão dormindo.

Uma das grandes vantagens de compartilhar a cama com Lucy é que você vai conseguir descansar enquanto estiver amamentando. Quando ela estiver com fome, a única coisa que vai ter de fazer é pegá-la no colo, sentar-se na cama e amamentá-la. A outra opção pode ser mais fatigante: você acorda, tira Lucy do berço, amamenta-a em uma cadeira de balanço, faz uma pequena massagem nas costas por alguns minutos e depois a coloca novamente no berço. Repita essa rotina algumas vezes por noite e você verá grandes olheiras no seu rosto.

Em termos de segurança, compartilhar a cama é um assunto polêmico. Algumas pesquisas inconclusivas afirmam que você corre um pequeno risco de sufocar Lucy ao rolar em cima dela. Os mamíferos dormem com sua prole desde o início da evolução. Acho difícil imaginar que algo tão instintivo como dormir junto poderia acarretar uma tragédia. Como pai, lembro-me de estar completamente consciente daquela pequena presença quando nossos filhos dormiam conosco nos primeiros meses. Acho que o compartilhamento de cama é totalmente seguro, com exceção de determinadas circunstâncias atenuantes, tais como álcool, drogas, sono extremamente pesado ou qualquer outra coisa que prejudicaria sua capacidade de perceber a presença do seu recém-nascido.

Você pode levar em consideração o compartilhamento de cama usando um pequeno colchão que se ajusta lado a lado com o seu. Dessa forma, você mata dois coelhos com uma cajadada só: Lucy vai ficar perto de você para fácil acesso na hora da amamentação e você poderá colocá-la na sua cama facilmente quando ela terminar.

Perguntas Reais de Pais Reais

Se decidirmos compartilhar a cama, vamos conseguir que nosso bebê comece a dormir sozinho?

É claro que Lucy vai tentar adiar esse acontecimento e readquirir a independência dos pais pode ser um tanto quanto difícil. Entretanto, não deixe que essa preocupação a prive de desfrutar a experiência de compartilhar a cama com seu bebê durante o tempo que julgar necessário [**Ver:** Sono].

➜

→

Quando devemos parar?

Assim que você sentir a necessidade de independência. Realmente, varia de uma família para outra. Com base em minha experiência, já vi várias crianças de 5, 6 anos que ainda dormem na cama dos seus pais. As crianças estão bem, embora eu não tenha certeza se os pais estão felizes [**Ver:** Cama familiar].

Nosso bebê terá problemas para dormir?

Ter Lucy por perto pode criar uma rotina em que você a conforta cada vez que ela acorda, geralmente para amamentar. Para evitar problemas ao dormir, tente não responder cada vez que ela chiar. Amamente só quando ela estiver esfomeada. Aos poucos, ela vai aprender a se acalmar sozinha e voltar a dormir quando acordar, mesmo se estiver dormindo ao seu lado.

Compressas de gelo

Ver também: Ferimentos na cabeça

Minha filha mais velha, Fanny, tem o hábito de ir para a enfermaria da escola por qualquer pequena lesão. Fanny costuma reclamar do atendimento: "A única coisa que eles me dão é uma compressa de gelo".

A compressa de gelo é um pequeno milagre na cura de batidas e contusões. O frio penetra na pele e contrai os vasos sanguíneos, limitando um pouco o inchaço e atenuando a dor. Para obter melhores resultados, coloque gelo nos primeiros 10 minutos após o ferimento. Depois disso, não faz o mesmo efeito; portanto, se Jimmy se recusar em deixar que coloque gelo na lesão, não insista. Se ele realmente não quiser de forma alguma, não se preocupe; as compressas de gelo fazem pequenos milagres, mas não são indispensáveis.

Conduta durante as enfermidades

Neste livro, já discuti sobre diversas enfermidades específicas. Aqui estão algumas diretrizes gerais para saber lidar com as crianças doentes, independentemente do que as deixou acamadas.

Líquido durante a enfermidade

O ditado "muito repouso e líquido" é uma das tradições mais antigas na medicina popular. Embora seja verdade que a febre alta e o vômito possam causar desidratação, insistir que seu filho engula litros de água não vai, na verdade, fazer muita diferença no decorrer de uma enfermidade. Certifique-se de que Lucy não esteja desidratada, especialmente se ela tiver uma infecção intestinal. Além disso, não se preocupe com "a eliminação de toxinas", um processo que eu acho que tem mais a ver com um benefício psicológico para os pais do que uma utilidade fisiológica para o bebê.

Repouso durante a enfermidade

Quanto tempo Jimmy deve descansar quando está doente? Deixe que ele mesmo regule o tempo de repouso necessário. Tome como exemplo a gripe: uma parte importante no processo de cura envolve dormir durante mais horas e suar muito. Se você der medicamentos para a febre para baixar a temperatura, ele vai acabar ficando saltitante em vez de repousar, suar e recuperar-se.

Repouso após a enfermidade

Quanto tempo Jimmy deve descansar depois de estar curado? Depende. Alguns pais acreditam que o repouso suplementar vai ajudar a repor a energia da criança. Na realidade, chamo isso prisão domiciliar, prolongando uma fase com energia baixa na qual Jimmy fica vagando pela casa e assiste à TV o dia inteiro, perpetuando assim a impressão de que ele precisa de mais repouso. Meu conselho: assim que a energia dele começar a voltar, estimule-o a retomar suas atividades normais.

Regresso após a enfermidade

É natural que você seja mais atencioso com uma criança doente. Você carrega Jimmy por toda a casa, balança a cama para fazê-lo dormir à noite, prepara refeições especiais e canta musiquinhas especiais para ele. E quando a doença for embora? Depois que você viaja em primeira classe, é difícil voltar para a classe econômica. Você pode achar que, mesmo depois de totalmente recuperada, a criança continua exigindo um tratamento especial.

Pajear seu bebê durante muito tempo depois da recuperação pode ter um efeito contrário ao desejado. Padrões sobre o sono estão entre as primeiras vítimas das doenças: muitos pais me disseram que seus bebês não davam nenhum trabalho para dormir até terem uma gripe e que, a partir disso, eles têm se queixado de se sentirem mal para dormir à tarde e à noite. Meu conselho é restabelecer as expectativas de Jimmy assim que ele ficar bom e submetê-lo novamente ao horário com o qual ele estava acostumado antes de ficar doente. Isso pode causar certo descontentamento, mas também vai passar e logo Jimmy voltará a ser a criança feliz que costumava ser.

Perda de apetite durante a enfermidade

No meio de uma gripe, resfriado ou infecção na orelha, Jimmy perde o apetite. Alguns dias depois, as costelas começam a aparecer. Pior, depois que a doença desaparece, ele ainda não está comendo nada. Isso é normal. Ele vai precisar de alguns dias para retomar o apetite normal, mas logo vai pedir para comer. Se você forçar uma criança que acabou de se recuperar de uma doença a comer, seus esforços podem fazer dela uma criança com dificuldades para comer.

Confusão de bicos

A chamada confusão de bicos ocorre eventualmente quando se alternam a mamadeira e o peito. Após o nascimento, se você der mamadeira a Lucy cinco vezes seguidas, ela só vai querer mamadeira. Ela não vai se confundir de forma alguma: o bico de borracha é muito mais fácil de sugar que o bico humano. Por isso é preferível acostumar o bebê a sugar o bico do peito. Se, por algum motivo, introduzir a mamadeira, você poderá perder a batalha, mas não necessariamente a guerra. Você pode reintroduzir o aleitamento materno, embora seja um tanto quanto difícil. A única forma de obter sucesso é amamentar de forma natural em vez de usar um confuso sistema de amamentação suplementar que apenas vai ensinar o bebê a como se alimentar a partir de um tubo ou sonda. Consulte o tópico **Problemas na amamentação** se seu bebê tiver dificuldades em pegar o peito. Contrariamente, uma vez que Lucy estiver acostumada a mamar no peito, ela ficará confusa se você introduzir a mamadeira [**Ver:** **Rejeição à mamadeira**].

Constipação

Ver também: Cereais; Dificuldade para comer; Fezes; Retenção de fezes

Antes de falar sobre o que é a constipação, vamos falar sobre o que não é. Um bebê que não evacua com frequência não necessariamente apresenta constipação. Os nutrientes do leite materno (e em grau menor da fórmula de alimentação líquida) podem ser quase todos absorvidos, de tal forma que o bebê não elimine fezes. O padrão de evacuação de Lucy pode mudar abruptamente, de uma grande quantidade de fezes em um dia à ausência total durante dez dias e vice-versa.

Se o padrão de evacuação de Lucy não for frequente, não recorra a sucos de ameixa, água com glicose ou estímulo do reto para ativar os intestinos; no final, ela vai se regular. (Em compensação, você está economizando em fraldas e lenços umedecidos!) Mesmo quando Lucy se contorcer e levantar as pernas, não quer dizer necessariamente que ela sofra de constipação; é mais provável que seja um episódio normal de preocupação excessiva que você atribui pela ausência de fezes, já que precisa de uma explicação. Entretanto, se esse padrão persistir durante meses e suas fezes forem grandes de forma anormal, você deve mencionar esse fato ao médico, pois isso pode indicar uma enfermidade rara em que o reto se encontra distendido.

Agora vamos falar sobre o que é constipação. Segundo o dicionário Houaiss, constipação é o "estado produzido por alteração do trânsito intestinal, gerando retenção das fezes ou dificuldade na sua evacuação; prisão de ventre, copróstase, coprostasia". Isso já diz tudo, embora varie bastante conforme a idade.

Constipação sem a utilização de alimentos sólidos

0-6 meses

Em bebês alimentados com fórmula de alimentação líquida, as fezes podem ficar duras como resultado do excesso de ferro. Primeiro, experimente dar uma alimentação líquida com baixo teor de ferro, já que o excesso de ferro é opcional. Se não resolver, você pode ter um bebê com constipação.

Entretanto, antes de dar esse diagnóstico, vamos falar sobre outra causa de constipação em bebês. Costuma-se dizer aos pais para introduzir cereais na dieta do bebê com uma colher ou na mamadeira por volta dos 4 meses; no entanto, esse alimento geralmente causa constipação. Se esse for o caso, simplesmente pare de dar cereais ao seu filho e as fezes vão readquirir a consistência normal. É simples, cereais para bebês são desnecessários [**Ver:** Cereais].

Se Lucy não estiver tendo uma alimentação enriquecida de ferro e não estiver comendo cereais, pode-se afirmar categoricamente que tem constipação. Embora seja rara, pode ocorrer mesmo quando estiver amamentando no peito, apesar de a possibilidade ser mínima, visto que o leite materno tem um poder laxativo maior que a alimentação líquida.

Os bebês com constipação têm uma predisposição para reabsorver mais água, ressecando e endurecendo, assim, as fezes. Infelizmente, isso pode acarretar dores e até mesmo um pouco de sangramento em pequenas rupturas no reto. Você pode resolver o problema dando alguns miligramas de suco de ameixa na mamadeira diariamente. Se as fezes forem muito duras, o médico prescreverá um leve laxante até a constipação desaparecer, o que acontece naturalmente quando o bebê começa a comer frutas e verduras, entre 6 e 8 meses.

Como tenho notado muitas vezes, não se aconselha o estímulo do reto.

Constipação com alimentos sólidos

> 8 meses

Agora o diagnóstico se torna fácil. Na maioria dos casos, crianças nessa idade têm constipação porque comem muito pão, batatas e cereais. Reduza o consumo de amido e você reduzirá a chance de constipação. De novo, alguns miligramas de suco de ameixa na mamadeira diariamente ajudam, além de um leve laxante que o médico pode prescrever.

Constipação em crianças maiores

> 2 anos

Quando Jimmy apontar para seu estômago e começar a berrar dizendo que está com dor porque não consegue evacuar, é tarde demais para dar um laxante. Está na hora de intervir nessa crise: um supositório de glicerina, mesmo sem receita médica, vai proporcionar alívio em algumas horas.

Certo, a crise foi solucionada. Agora que ele voltou a brincar, deixe-me dar uma palavrinha com você. Tente não fazer do supositório um hábito. Antes prevenir que remediar. Se Jimmy tiver tendência em ter constipação, faça o possível para mudar sua dieta a fim de que isso não aconteça novamente. Amido demais quase sempre provoca constipação. Amido abrange macarrão, pão (branco e preto), batatas, bolachas *crackers*, cereais, arroz e feijão. Posso ouvir você dizer: "Mas isso é tudo o que ele gosta!" Sim, crianças gostam de amido porque é doce, porém a solução é simples: abandone o amido e você terá resolvido o problema.

Dar um laxante a seu filho para aliviar o problema não vai resolver nada a longo prazo, já que, com o tempo, os medicamentos perdem o efeito. Além disso, pode causar outro problema muito pior que a constipação: pode levar à retenção de fezes, uma situação na qual a criança fica com medo de evacuar, independentemente da consistência das fezes. Se tiver alguns minutos, leia o tópico sobre retenção de fezes e você entenderá por que vai querer evitar o ciclo a todo custo.

Perguntas Reais de Pais Reais

E se meu filho não consome amido de forma excessiva?
Reduza o amido ainda mais até as fezes ficarem pastosas.

O que posso dar ao meu filho em vez de amido?
Peixe, carne, verduras, fruta, fruta seca, ovos, tofu, iogurte...

E se meu filho não quiser comer nada?
No primeiro dia, ele não vai gostar, mas no segundo será um pouco melhor. No terceiro dia, será ainda melhor e assim por diante [**Ver:** Dificuldade para comer].

E se eu der ao meu filho mais líquido?
Se não diminuir o amido, não vai resolver o problema.

E se eu acrescentar verduras e frutas na sua dieta?
Elas fazem bem para a saúde e têm propriedades laxativas; entretanto, você precisa diminuir o amido para aliviar a constipação.

E o leite? Pode contribuir para a constipação?
Dificilmente. Por outro lado, se diminuir o amido e a constipação persistir, diminua o leite durante dez dias e veja se há alguma mudança.

Contratura do pescoço

O torcicolo – ou a inclinação do pescoço – descreve uma situação na qual a cabeça do bebê fica inclinada mais para um lado que para o outro. O torcicolo pode ter duas causas: ou a cabeça pesada pende naturalmente para o lado mais confortável ou os músculos estão levemente tensos em um lado do pescoço. Essa anormalidade do pescoço inclinado geralmente é associada ao achatamento da cabeça, pois faz que o bebê tenha a tendência em ficar deitado em cima do mesmo lado do crânio [**Ver:** Formato da cabeça]. O torcicolo melhora com uma leve massagem no pescoço para soltar os músculos. Em casos mais pronunciados, uma terapeuta física talvez tenha de monitorar seu progresso. Geralmente, depois dos 6 a 8 meses, o bebê já apresenta maior sustentação da cabeça e o pescoço se endireitará.

Convulsões febris

Ver também: Febre; Gripe; Roséola

Em crianças com predisposição, a febre alta pode causar uma irritação no cérebro que produz convulsões febris. Sem aviso prévio, Jimmy cai inconsciente, suas extremidades tremem, seus olhos reviram e ele fica espumando pela boca. A convulsão geralmente pega a pessoa de surpresa porque pode ocorrer na primeira elevação rápida de temperatura. Em geral, ela dura apenas alguns segundos, o que parece uma eternidade, já que Jimmy parece não respirar. Ele respira, mas a respiração é muito superficial. Quando a convulsão termina, ele cai em um sono profundo e sua temperatura sobe bastante. Ao acordar mais tarde, ele vai estar como se nada tivesse acontecido.

Quaisquer enfermidades que causam febre alta, como a gripe ou roséola, podem desencadear esses eventos. As convulsões febris são mais comuns em crianças de 6 meses a 6 anos, e são hereditárias. Apesar de parecerem dramáticas, não oferecem nenhum perigo para o cérebro, tanto em prazos curtos quanto em prazos longos, mas já que se chamam "convulsões", elas têm a tendência em gerar excessivas intervenções médicas. Os pais sem muita experiência geralmente entram em pânico e chamam uma ambulância para que seu filho seja levado imediatamente ao pronto-socorro. Isso quase sempre acarreta testes desnecessários e, às vezes, até mesmo internações sem motivo. Enquanto essa reação excessiva for compreensível, a maioria dos médicos hoje aconselha a observar o episódio em casa enquanto estiver conversando com o médico ao telefone e tratar do assunto sobre a febre depois.

As convulsões febris podem lembrar os sintomas da meningite, uma enfermidade muito grave, mas fundamentalmente diferente. Enquanto as convulsões febris são irritações em curto prazo, a meningite é uma infecção no cérebro que faz que a criança fique extremamente doente aos poucos, e, quando a convulsão ocorrer, ela geralmente já estará em coma. Em convulsões febris, o ataque é repentino e a recuperação parece uma mágica.

QUANDO SE PREOCUPAR >

> **Se os tremores durarem por mais de 10 minutos.** A não ser que você tenha olhado para o relógio quando a convulsão teve início, não confie na impressão causada, porque ela sempre parece durar uma eternidade.

> **Se seu filho não readquirir agilidade depois de 15 ou 20 minutos.**

> **Se não tiver febre nem antes nem depois.** Isso pode ser um sinal de um ataque epilético que não tem nada a ver com convulsões febris, como aquelas causadas por anormalidades cerebrais.

Se ocorrer quaisquer dessas situações, leve seu filho para o hospital imediatamente.

QUANDO NÃO SE PREOCUPAR >

> **Se as convulsões ocorrerem quando Jimmy tiver uma enfermidade** que causa febre alta, tais como gripe, infecções nas orelhas ou roséola.

> **Se os tremores durarem menos do que 10 minutos.**

> **Se Jimmy acordar lentamente** e parecer igual a como era antes.

O que fazer

- **Certifique-se de que Jimmy se encontre deitado em uma superfície plana durante as convulsões.** Isso o faz respirar mais confortavelmente.

- **Se Jimmy parar de tremer e começar a dormir,** chame o médico para falar sobre o ocorrido e o tratamento da enfermidade associada. Provavelmente o médico apenas dirá para que ele fique em casa e descanse.

- **Você pode dar acetaminofen ou ibuprofeno para diminuir a temperatura** [Ver: Medicamentos para a febre e para a dor].

O que não fazer

- **Não entre em pânico.** (Essa é a parte mais difícil.)

- **Não use um pano úmido para acalmá-lo.** Não vai diminuir a duração dos tremores e provavelmente provocará calafrios desconfortáveis.

Prevenção de convulsões febris

Se Jimmy tiver predisposição para ter convulsões febris, usar medicamentos de forma agressiva a fim de baixar a temperatura não tem provado nenhuma eficácia na prevenção das convulsões. Não é a temperatura alta que causa as convulsões, mas sim a sensibilidade no cérebro ao rápido aumento de temperatura. Na realidade, se Jimmy tiver febre alta, a temperatura vai aumentar rapidamente quando passar o efeito da medicação, aumentando assim a probabilidade de uma convulsão.

Convulsões recorrentes

Se as convulsões febris ocorrerem uma vez, existe uma pequena chance de que elas se repitam durante uma futura enfermidade febril até Jimmy superar o risco (por volta dos 6 anos). Se você se encontrar nessa situação, aprenda a lidar com essa enfermidade em casa com a ajuda do seu médico e evite o trauma das idas repetidas e desnecessárias ao pronto-socorro.

Cortes

A primeira coisa que você deve fazer quando ocorrer um corte é parar o sangramento pressionando a ferida. Quando o sangramento estancar, seu próximo enfoque será ver se o corte precisa ou não de pontos. Se as extremidades do corte têm um contato consistente, a pele cicatrizará sozinha e tudo o que você precisa fazer é aplicar pomadas antibióticas regularmente para evitar infecções. Por outro lado, se há uma distância considerável entre as duas extremidades do corte ou se elas estiverem próximas, mas se abrirem facilmente, será necessário o fechamento cirúrgico, tanto para propósitos estéticos quanto para limitar a infecção. Há certa urgência, pois um corte ainda pode ser tratado várias horas depois, porém o dia seguinte pode ser tarde demais para reparar a pele sem um risco considerável de infecção.

Na boca

Os cortes dentro da boca (feridas bucais) são brancos e incham em vez de ficarem vermelhos como ocorre nos cortes externos. Já que há uma boa cicatrização e não são preocupantes do ponto de vista estético, as feridas bucais geralmente não precisam de pontos, a não ser que sejam grandes. Além disso, nenhuma criança vai deixar você colocar uma agulha e linha dentro da sua boca; logo, será necessária a sedação. Felizmente, as infecções na boca devido aos cortes não são comuns graças às propriedades antimicrobianas da saliva.

Cicatrizes

Uma vez que você tratou o corte, sua próxima preocupação será a cicatriz. É comum que uma área inchada e vermelha persista durante muitos meses. Portanto, você não será capaz de avaliar a aparência final no local da cicatrização da pele por um bom tempo. Enquanto espera, não há muito que possa e deva fazer. A crença popular segundo a qual a aplicação de vitamina E ajuda a cicatrizar é balela. Mantenha a área afetada longe do sol o máximo possível e use muito protetor solar na área afetada. A pele nova da cicatriz não tem pigmentação e queima facilmente.

Se servir de consolo, as cicatrizes que adquirimos na infância geralmente se tornam invisíveis na idade adulta.

Córtex visual

Logo após o nascimento

O lacrimejamento anormal e a secreção ocular são causados pelo nitrato de prata aplicado rotineiramente pelos médicos logo após o nascimento do bebê. Com a intenção de proteger os olhos dos recém-nascidos de quaisquer bactérias transmitidas sexualmente que podem estar presentes na mãe, o nitrato de prata também tem um irritante efeito colateral. Essa secreção desaparece sozinha rapidamente.

Em bebês

As crostas geralmente ocorrem devido ao tamanho pequeno dos dutos lacrimais dos bebês ou, menos frequentemente, devido a uma infecção [**Ver:** Lacrimejamento].

Em crianças maiores

As crostas, especialmente quando forem acompanhadas de vermelhidão nos olhos, são de modo geral causadas por uma infecção. Entretanto, crostas persistentes indicam uma irritação alérgica dos olhos ou uma predisposição à inflamação. Compressas com água quente e gotas antibióticas prescritas pelo médico do seu filho vão aliviar essa enfermidade quando ela surgir.

Covinha nas costas

Quando o bebê está no ventre, é como se estivesse em um saco de dormir, fechado com um zíper da cabeça aos pés. Alguns bebês apresentam uma minúscula cova na parte posterior das costas, resultado da falha no fechamento total desse "zíper". É chamada *covinha sacro*, que está localizada na divisão das nádegas ou bem em cima dela. É comum e geralmente não é de grande importância.

Em casos extremamente raros, entretanto, essas covinhas indefesas podem ser associadas a anormalidades da espinha, especialmente se houver um tufo de cabelo na área ou na própria covinha ou se estiver localizada na parte superior das costas. Em outros casos raros, a covinha pode se estender mais profundamente no corpo, formando uma pequena abertura que corre o risco de infecção. Em ambos os casos, o médico ficará impelido a solicitar alguns testes para avaliar a covinha e a anatomia adjacente: um ultrassom (simples, mas não muito confiável) ou uma imagem por ressonância magnética (muito mais conclusivo, mas requer sedação).

Creche

Ver também: Ansiedade escolar; Estímulos

Muitos pais sentem certa pressão ao mandar seus filhos para o jardim de infância por causa de seus supostos benefícios cognitivos. Já foi dito que as creches ajudam na socialização das crianças e no desenvolvimento mental delas. Entretanto, não deixe que isso a influencie muito. Um ambiente familiar cheio de amor com algumas atividades e brincadeiras será tão bom para Jimmy desde cedo, senão melhor. Da mesma forma que não há nada de errado em desenvolver atividades estruturadas e desafios, é também importante para ele aprender a equilibrar os estudos e as brincadeiras e desenvolver um apetite saudável no aprendizado.

Sempre fui a favor de ambientes menores e mais familiares. Uma criança de 2 ou 3 anos não deve ficar no meio de outras vinte crianças durante o dia. As crianças se adaptam relativamente bem a várias situações, mas grandes instalações podem parecer fábricas e se tornarem impessoais, além de poder instigar comportamentos agressivos. Ter cinco ou seis amigos com os quais ele possa brincar constrói relações amigáveis mais estreitas, criando um cenário familiar. Por isso, creches em casas particulares podem ser uma excelente opção (supondo que tenham uma boa administração), porque proporcionam um ambiente mais íntimo com menos pressão.

Mas Jimmy não pode contrair todas as infecções virais sob o sol quando estiver na creche? Talvez sim, mas isso pode acontecer quando estiver com cinco ou com 25 crianças. Olhe por este lado: ou ele desenvolve a imunidade agora ou vai desenvolvê-la mais tarde. Quando comecei minha residência, contraía um vírus atrás do outro durante os primeiros seis meses. Agora, dificilmente fico doente, mesmo beijando diariamente uma dúzia de crianças com tosse. Jimmy pode muito bem começar cedo.

Cremes e loções

Ver também: Doenças de pele em bebês

Uma das grandes vantagens de ser um bebê é ter a pele bonita sem usar nenhum creme, tratamento ou loção. Muitos produtos ensinam a manter a pele do bebê macia com aloe ou outros ingredientes mágicos, mas nenhum deles é necessário, a não ser que seu filho tenha uma doença de pele, tal como eczema.

Nas primeiras semanas após o nascimento, entretanto, você verá uma escamação intensa conforme a pele de Lucy for eliminando várias camadas de células mortas que se mantinham hidratadas no útero. Isso é normal e logo cessa automaticamente sem fazer uso de nenhum creme.

Crescimento rápido e apetite

Ver também: Gráficos de crescimento

Durante toda a infância, existem períodos durante os quais o apetite aumenta. Eles fazem parte da variação normal e não estão necessariamente relacionados ao crescimento rápido. Da mesma forma, pouco apetite não significa que a criança não esteja crescendo; pode ocorrer devido à dentição, a um resfriado insignificante ou simplesmente a um período de inapetência seguido de um devorador.

Crosta láctea

A crosta láctea é o equivalente à caspa para bebês. É uma enfermidade muito comum que aparece por volta dos 2 meses e ocorre com mais frequência aos 6 meses e depois desaparece lentamente. O maior incômodo é o cheiro de azeite de oliva usado, às vezes, para tratamento local e o fato de estragar muitas das belas fotografias dos bebês. Na sua forma mais moderada, causa apenas o surgimento de alguns flocos. Ocasionalmente, parece mais uma crosta grossa e branca cobrindo todo o couro cabeludo, como se fosse uma touca.

A crosta láctea é um processo hormonal, não uma doença. Embora a crosta láctea melhore sozinha, é notavelmente persistente e a flocosidade eventualmente dura até os 3 anos de vida (nessa idade, o médico deve ser consultado). As mães que amamentam no peito geralmente querem saber se suas dietas ou os hormônios no leite materno desencadearam ou exacerbaram essa doença. A resposta é não. Bebês com crosta láctea produzem excesso de sebo que se transforma em flocos.

Como tratamento, o óleo vai fazer que o couro cabeludo tenha uma aparência melhor por algumas horas porque umedece os flocos, mas não afeta a causa principal. Além do mais, se seu bebê for abençoado com uma fartura de cabelo, a opção de cabelo com brilhantina, estilo Elvis, não é prática. Esfregar os flocos com as mãos ou uma escova macia removerá alguns deles, mas outros surgirão no dia seguinte. Em resumo, já que o desconforto é mínimo e esses tratamentos são completamente ineficientes, a abordagem *laissez-faire* é uma boa alternativa. Quando chega a hora de impressionar a vovó, é claro, vá em frente e aplique um pouco de óleo sem perfume para bebês, só para ficar mais bonitinho.

Crupe

Ver também: Tosse

O crupe é uma doença viral que causa irritação da traqueia (a principal via aérea que leva ar aos pulmões). Seus sintomas audíveis incluem tosse que se assemelha ao latido de cachorro, dificuldade em respirar e um ruído agudo durante a inspiração chamado "estridor".

O crupe ocorre em crianças de 3 meses a quase 6 anos e tende a ser mais frequente no inverno. Em geral, começa com gripe e febres de até 38,5°C ou 39,5°C. A febre pode surgir repentinamente, normalmente à noite, sem nenhum sinal anterior de resfriado ou gripe. O crupe pode impressionar bastante, em especial quando a tosse de Jimmy se assemelhar ao ruído produzido pelas focas ou quando ele respirar como o apito de um trem. Apesar dessas dramáticas características auriculares, o crupe geralmente é uma doença branda e é totalmente tratado em alguns dias. Alguns casos podem ser mais graves, com aumento ou persistência da dificuldade respiratória.

Em casos leves, você poderá ouvir o estridor somente quando Jimmy respirar rapidamente ou tossir. Em casos moderados, Jimmy apresenta dificuldade para respirar e o estridor é audível, mesmo quando ele estiver descansando. Em casos graves, a respiração é constantemente dificultosa.

QUANDO SE PREOCUPAR >

> **Se Jimmy se esforçar para respirar** apesar do tratamento para alívio dos sintomas. [**Ver a seguir:** "O que fazer?"]

> **Se sua dificuldade em respirar for constante.**

> **Se ele usar excessivamente a musculatura** do pescoço e da barriga.

> **Se sua pele estiver pálida** ou seus lábios azulados.

> **Se você suspeitar de que ele engoliu um objeto que se encontra no pulmão.** (Nesse caso, ele pode manifestar os sintomas parecidos ao crupe mencionados antes.)

QUANDO NÃO SE PREOCUPAR >

> **Quando a tosse de Jimmy for igual ao latido de um cachorro** ou ele tiver dificuldade em respirar, mas conseguir dormir, beber ou tossir.

> **Se sua respiração melhorar consideravelmente** mediante o tratamento com ar umidificado morno ou fresco descrito a seguir.

O que fazer?

- **Durante o crupe, a traqueia fica inflamada e o fluxo de ar é reduzido.** Quanto mais rápido e intensamente Jimmy respirar, mais difícil se torna a respiração. O objetivo é romper esse ciclo e induzir a respiração mais lenta e profunda.

- **Primeiro, tente não entrar em pânico;** isso só vai fazer que Jimmy fique mais ansioso e sua respiração mais acelerada. Depois, você pode ajudá-lo a diminuir sua respiração.

- **Faça que Jimmy inspire o vapor morno vindo do chuveiro.** Você também pode abrir as janelas ou levá-lo para fora. As duas atividades melhoram o fluxo de ar, estimulando a respiração mais lenta.

- **Abaixe a febre** (se ele tiver) com acetaminofen, ibuprofeno ou dipirona. A febre alta acelera a respiração, tornando-a mais dificultosa [**Ver:** Febre].

- **Se o episódio ocorrer à noite,** ponha-o de volta na cama quando ele estiver mais calmo e coloque um vaporizador ou umidificador ligado na potência máxima no pé da cama.

- **Se ele não apresentar nenhuma melhora e continuar respirando com dificuldade,** você terá de levá-lo ao hospital.

Enquanto o crupe brando não requer outros tratamentos e é solucionado em alguns dias, o médico tratará as formas moderadas prescrevendo medicamentos orais à base de esteroide, que é seguro e eficiente. Os casos graves de crupe são tratados no hospital.

Algumas crianças poderão sofrer recorrências periódicas de crupe, especialmente o tipo que não manifesta nenhum sintoma de gripe. Uma hora Jimmy está bem; outra hora, ele apresenta aquela tosse característica e dificuldade em respirar novamente. Isso pode ocorrer algumas vezes ao ano até o final da infância (aproximadamente aos 10 anos). Caso isso ocorra, você se tornará uma especialista no tratamento dessa doença.

Curso pré-natal

Acho que, em vez de ser tranquilizador e esclarecedor, o curso pré-natal normalmente gera ansiedade. Por outro lado, o curso pré-natal forma grupos de apoio nos quais você pode conhecer outros casais que estão na expectativa de seus bebês. Isso pode ser de grande ajuda, especialmente se o curso estiver sendo feito pela primeira vez.

O resultado final é que, se você optar por um parto normal, esteja preparada para as dores. A anestesia não é uma panaceia; ela pode fazer que você empurre o bebê durante o parto de forma menos eficiente e, eventualmente, provocar uma forte dor de cabeça que pode durar dias após o parto. Se respirar profundamente, a dor será menos intensa e você vai empurrar o bebê de forma mais eficaz. Aprender a respirar durante uma dor intensa não é uma questão banal e já ouvi mães relatarem que a ioga durante o período pré-natal ajuda bastante no desenvolvimento dessa habilidade.

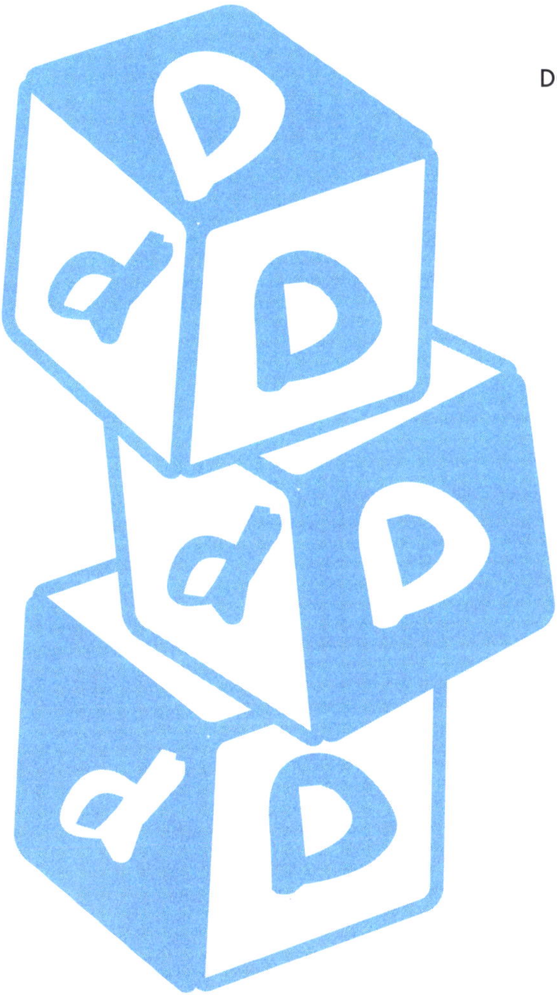

Daltonismo

Por volta dos 3 anos, a criança começa a nomear as cores com certa exatidão. Nessa idade, entretanto, se você mostrar a cor verde a Jimmy e ele disser vermelho, ele pode estar vendo a cor certa, mas confundindo os nomes.

Com o verdadeiro daltonismo, a maioria das pessoas não consegue distinguir entre o vermelho e o verde. Essa enfermidade pode ser diagnosticada com o uso de um gráfico de cores no consultório de um oftalmologista, contudo é difícil identificá-la antes dos 4 anos. De qualquer forma, não há tratamento; portanto, a detecção precoce não é de suma importância e as pessoas se adaptam muito bem a esse pequeno comprometimento. O daltonismo é muito mais comum em homens – é uma herança ligada ao sexo.

Dentes

Ver também: Comida; Dentição; Dentista; Gengivas; Mordiscos

Dentes novos

Os primeiros dentes do bebê representam um marco importante e geralmente são uma fonte de imensa felicidade para os pais, embora nem sempre para os bebês. Os dentes machucam um pouco quando perfuram as gengivas e, no início, eles nem ajudam na mastigação de alimentos sólidos. Os dentes incisivos frontais e afiados, por exemplo, servem para morder os alimentos duros, que são proibidos quando esses dentes começam a surgir. Portanto, a princípio, seu propósito parece ser puramente estético.

Diferentemente dos cavalos, a idade dos bebês não pode ser "identificada" pelo número de dentes na boca: não há uma tabela de tempo específica nem uma ordem absoluta de surgimento. Na média, o primeiro dente surge por volta dos 6 meses, mas em algumas crianças já começa a surgir aos 4 meses, enquanto em outras não aparecem até os angustiosos 18 meses. Todos os casos são perfeitamente normais. No último caso, os dentes despontam rapidamente e agrupados, em vez de um por um.

Os pais ficam preocupados com as crianças cujos dentes começam a despontar tardiamente. O fato de antigamente os pediatras monitorarem o surgimento dos dentes – tanto a sequência quanto a idade – das crianças não ajudava. Isso era uma perda de tempo; no final, os dentes sempre acabam despontando.

Além disso, saiba que nem tudo que se parece com um dente na boca de Lucy é um dente. Um caroço branco que é simplesmente uma descoloração da gengiva ou um inchaço na gengiva pode enganá-la e fazer você pensar que está despontando o primeiro dente dela.

Além da preocupação exagerada com o surgimento do primeiro dente causar orgulho e entusiasmo na família do bebê, as mães que amamentam no peito têm uma mistura de sentimentos sobre isso. Se você gritar quando Lucy a morder, ela vai mordê-la ainda mais como resultado de uma reação. Sei que é difícil deixar de gritar quando se está com dor, mas vale a pena tentar, já que essa mudança de comportamento adequado vai poupá-la de futuros ataques [**Ver:** Mordiscos].

Dentes tortos

Se os novos caninos de Lucy surgirem tortos no início, não se preocupe; isso é normal. Os primeiros dentes, às vezes, despontam em todas as direções, geralmente com enormes distâncias entre eles. Felizmente, eles tendem a se endireitar com a idade e, em um estágio inicial, não faça previsões ocasionais da necessidade do uso de aparelho.

Dentes e alimentação

Lucy não precisa de todos os dentes para comer alimentos sólidos. Na realidade, ela pode fazer isso sem nenhum dente sequer. Uma pequena experiência científica vai assegurá-la disso. Coloque seu dedo indicador na boca do bebê entre as gengivas e espere alguns segundos. Agora tente tirar a sua mão sem levantar todo o bebê. As gengivas são fortes e muito eficientes na mastigação. Portanto, introduza alimentos sólidos quando for a hora [**Ver:** Comida].

Cor dos dentes

Quando os dentes nascem, muitas vezes eles são levemente amarelados e podem permanecer com essa coloração durante certo tempo, embora os dentes saudáveis se tornem mais brancos. É fácil distinguir um dente amarelo saudável de um não saudável, pois o esmalte da cárie dentária também é áspero. Um dente cinza geralmente é consequência de uma batida no dente do bebê e de sangramento posterior no esmalte. Vai ficar dessa cor até ele cair.

Lesões nos dentes

Se o dente do bebê quebrar, não adianta ir ao dentista. Passe diretamente para a história da fada dos dentes das crianças, porque ele não vai ser reinserido.

Os dentes adultos, por outro lado, podem ser reinseridos se você tomar as providências cabíveis a tempo. Se estiver perto de um dentista quando o dente adulto quebrar, vá ao consultório do dentista com a criança e o dente. Se não estiver próximo, lave o dente e tente preservá-lo colocando-o em um recipiente com leite até chegar ao local adequado para receber cuidados médicos. Os dentes quebrados parcialmente, tanto os de leite quanto os adultos, são descartados e reparados com uma coroa.

As lesões nos dentes também podem causar pequenas feridas na boca, mas geralmente cicatrizam facilmente e, em casos raros, são infectadas. Uma ferida grande juntamente com uma lesão no dente exige cuidados médicos [**Ver:** Gengivas].

Dentição

Aos 3 meses e meio, Lucy gosta de morder as mãos e babar. Sua atividade favorita é chupar os punhos durante boa parte do dia. Pelo menos, todos os babadores da titia vieram a calhar! Às vezes, Lucy começa com uma mastigação bastante discreta, que lentamente se intensifica com chutes e choros exaltados e cheios de energia. O vizinho ao lado, que conhece alguém que já teve bebê, diagnosticou com segurança que seus ataques são provocados por causa dos "episódios relativos à dentição", mas olhamos a boca inteira de Lucy e não conseguimos encontrar nenhum dente. Papai vai à farmácia e traz um gel local anestésico, comprimidos homeopáticos, mordedores e analgésicos. Lucy experimentou todos eles, mas no fim ela acaba voltando a mastigar os punhos.

Não é de admirar. A senhorita Lucy está vivenciando o que o dr. Freud denominou como o estágio oral do desenvolvimento, para a qual o acetaminofen não é eficiente. Antes desse estágio, até por volta dos 3 meses, ela está envolvida no **estágio de adaptação**: aprendendo a compreender e superar novas sensações. Agora que já entendeu tudo, ela está pronta para a próxima etapa, o **estágio da exploração**. Esse é o início de um dos eternos objetivos da humanidade: a implacável busca pelo prazer. Até agora, a boca dela tem sido a fonte das suas sensações mais prazerosas – a saber: comida e conforto –, portanto, é daí que ela começa a sua busca. E, quando Lucy se pergunta: "O que devo explorar primeiro?", ela responde: "Minhas mãos!"

Já que as mãos estão facilmente disponíveis, elas são o território ideal para Lucy explorar. Com a idade, as glândulas salivares tornam-se cada vez mais produtivas e o resultado é uma enorme quantidade de saliva ou baba. Às vezes, todo esse novo estímulo oral pode oprimir Lucy e, por isso, ela fica extremamente agitada. Os pais podem interpretar mal esses sinais como sintomas de desconforto na dentição quando, de fato, eles apenas fazem parte do "estágio oral." Não há necessidade de nenhum tipo de medicação.

Muito bem, então você está dizendo que não é a dentição. Então, o que seria exatamente esse processo de "dentição" sobre o qual todos falam? A verdadeira dentição começa por volta dos 6 a 8 meses e pode durar até que os dentes posteriores já tenham despontado (aproximadamente 2 a 3 anos). Os episódios na dentição, que ocorrem especialmente durante os sonos diurnos ou noturnos, não são tão dolorosos quanto você imagina. A combinação entre o extremo cansaço e a sensação latejante nas gengivas devido aos recentes dentes que estão despontando faz Lucy ficar mais manhosa. Durante alguns dias, ela vai mastigar mais fortemente as mãos do que de costume e vai se contorcer até pegar no sono.

Opções de tratamento

Já houve quem esfregasse uísque Johnny Walker nas gengivas dos bebês para anestesiar a dor; todo mundo ficava feliz e os bebês que vivenciavam o episódio do nascimento dos dentes dormiam como anjos. Atualmente, os bebês podem pular o horário do "coquetel", porque os analgésicos têm melhorado consideravelmente o resultado dos episódios do nascimento dos dentes. São muito eficientes, mas, como todos os medicamentos, devem ser usados esporadicamente. Não fique enchendo Lucy de acetominofen ao primeiro sintoma de irritação. Use somente medicamentos quando a dor realmente parecer irresistível e utilize a maior dosagem recomendada, pois é mais segura e eficiente.

- Mordedores, roscas congeladas, cenouras ou outros tipos de comidinhas que podem ser comidas com as mãos proporcionarão alívio temporário, no entanto você pode ficar cansada de ter que pegá-las cada vez que Lucy jogá-las no chão pela milionésima vez.

- Anestésicos tópicos, uma forma menos concentrada do que aquele usado pelo seu dentista, diminuem a dor, porém entorpecem a boca durante meia hora ou mais. Para o bebê, isso significa muita baba, o que é um efeito combinado da perda da percepção e uma diminuição no reflexo da absorção.

- Os comprimidos homeopáticos, que contêm uma pequena quantidade de açúcar e uma diluição muito pequena de beladona, um anestésico orgânico, têm seus fãs eternos, inclusive minha esposa, que já deu grandes quantidades para as nossas três filhas. É difícil saber se o alívio temporário é devido simplesmente ao gosto doce dos comprimidos ou por causa do efeito da beladona. Não tenho nada contra esses comprimidos, mas também não os recomendo.

- Às vezes, a abordagem *laissez-faire* pode ser sua melhor opção, visto que a maioria dos chamados momentos durante o nascimento dos dentes se resolverão depois de ter balançado Lucy durante alguns minutos antes de dormir. Já ouvi muitos pais dizerem que seus bebês nunca sofreram de dor durante o nascimento dos dentes. Minha suspeita é de que eles simplesmente atribuíram o choro causado pelo nascimento dos dentes ao choro costumeiro.

Mitos comuns sobre a dentição

A dentição causa febre

Não há nenhum fundamento fisiológico para esse argumento. Quando o dentista trata de suas gengivas, você não volta para casa com febre, volta? Contrariamente, entretanto, a febre aumentará a dor latejante da dentição. As doenças febris benignas são muito comuns nessa idade e podem coincidir com o período do nascimento dos dentes.

Na maior parte das vezes, a dor da formação dos dentes ocorre à noite

Bem, o período da noite também é um horário no qual as crianças provavelmente estão muito mais cansadas e mais sensíveis às gengivas latejantes. Há uma advertência da qual eu gostaria que você estivesse ciente quando começar todo o assunto sobre o nascimento dos dentes: se carregar Lucy sobre seus ombros durante várias horas, coloque-a na sua cama ou mime-a quando os dentes dela estiverem nascendo. A senhorita Lucy ainda vai querer aquele passeio em cima do seu ombro à noite ou um lugar na aconchegante cama "do papai e da mamãe", mesmo depois que tudo isso acabar. Muitos pais me dizem: "Meu filho não dava nenhum trabalho para dormir até os 8 meses, quando os dentes dele começaram a nascer. Agora, ele acorda quatro vezes por noite!" Da mesma forma que você quer reduzir o desconforto do seu filho, aconselho retomar a rotina normal, assim que a situação parecer resolvida, mesmo que isso envolva um pouco de alvoroço e inquietação à noite.

Vejo os dentes despontarem. Deve ser tão doloroso!

Na verdade, se você já consegue ver os dentes, as chances maiores são de que grande parte do desconforto já tenha passado, uma vez que o que provoca a dor é a pressão dos dentes contra a parte interna das gengivas.

Resumo

As dores durante a formação dos dentes são as primeiras dores crescentes do bebê. Elas vão e vêm, mas, no fim, vão fortalecer seu bebê.

Dentista

Ver também: Cáries; Dentes; Flúor

Se decidiu aderir a uma dieta moderada com alimentos pobres em açúcar e resistiu em não amamentar seu bebê durante toda a noite, sua primeira visita ao dentista será muito prazerosa. Não será necessário comprar-lhe um par de óculos de sol, figurinhas, alguns adesivos com cores berrantes e objetos pegajosos que grudam na parede ao jogá-los. Jimmy vai abrir a boca sem problemas e vocês três vão contar seus dentes, um por um. Esses dentes serão inspecionados, limpos e, como recompensa, você poderá adquirir um tratamento com flúor, que ajuda a proteger os dentes dele contra as cáries. Você também poderá sair do consultório com mais preciosidades: uma escova de dente, uma amostra de pasta de dentes para crianças e um panfleto descrevendo as bactérias monstruosas que vão atacar os dentes do seu filho se ele ousar abusar dos doces novamente. A visita deve ser feita por volta do fim do segundo ano de vida; antes disso, seu filho ainda está sendo alimentado à noite.

Depressão pós-parto

Ver também: Amamentação e medicamentos

Para a minha amada esposa Jeannie e eu, os nascimentos dos nossos filhos foram os momentos mais felizes das nossas vidas. Acho prudente admitir que a maioria das pessoas se sente da mesma forma. Então, por que vejo tantas mães chorando aos prantos sem motivo algum ao visitar o médico na segunda semana após o parto? Vamos admitir: ter um bebê significa um autoforçado abuso psicológico e físico. Os bebês sugam o corpo, mantêm as mães acordadas, brincam com seus nervos, dormem quando a mãe quer que eles brinquem, choram quando a mãe acha que deveriam estar felizes e quanto mais a mãe quer fazê-los felizes, mais mal-humorados eles ficam.

Há alguns anos, achei graça ao ler que cientistas estavam buscando de forma assídua a substância hormonal no cérebro das mães que ajuda a tolerar todo esse sentimento de abuso, porque sem ela a humanidade teria parado de existir há muito tempo. Imagine quantas utilidades as pessoas encontrariam para essa substância se ela fosse sintetizada!

Falando sério, ter um bebê é esgotante, tanto emocional quanto fisicamente e, antes de se ajustar totalmente à sua nova vida, a mãe pode vivenciar momentos de depressão (às vezes conhecidos como **depressão pós-parto**), geralmente uma ou duas semanas após o parto. Se a mãe estiver esgotada, cansada e chorosa, ela pode estar se sentindo culpada por não estar se sentindo feliz e realizada. A mãe tem todos esses sentimentos, mas também está cansada. Meu conselho é dormir quando Lucy estiver dormindo, deixar o trabalho de lado por algum tempo, esfriar um pouco a cabeça e pensar somente no dia seguinte. Admita que Lucy também esteja sofrendo de depressão: ela estava muito mais confortável dentro da mãe e precisa de algumas semanas para se adaptar ao novo ambiente. Seja como ela: chore, caso sinta vontade. Existe uma luz no fim do túnel e você alcançará essa luz de alegria e contentamento muito em breve.

Depois de ter dito isso, as mães que têm tendência à depressão vivenciarão um acesso mais grave de depressão pós-parto. Se isso acontecer com você, converse com seu médico sobre a possibilidade de tomar ou retomar medicamentos.

Desajeitamento

Ver também: Tônus muscular

Esta é uma das áreas em que geralmente vejo intervenções e preocupações inacreditáveis. Começa com os pais em estado de alerta quando seus filhos vão à pré-escola e ficam atrás nas atividades físicas. Jimmy não pula tão bem quanto as outras crianças. Ele ainda sobe as escadas uma a uma. E não corre com tanta facilidade quanto deveria.

A força muscular e a coordenação diferem muito entre os pequenos. Crianças desajeitadas geralmente conseguem pular, escalar e correr, mas com um pouco menos de habilidade. Crianças mais gordinhas têm de lidar com o peso, o que compromete, de certa forma, sua locomoção. Não precisa se preocupar; está comprovado que essa esquisitice não tem nenhuma relação com as futuras habilidades.

Se Jimmy é desajeitado, mas seu médico não encontrou nenhuma deficiência maior nele, você não precisa intervir com alguma terapia ocupacional. Apenas mande seu pequenino cidadão a uma boa liga de futebol e tenha certeza de que, quando ele estiver pronto, vai melhorar.

Descongestionantes

Ver também: Resfriados

Em teoria, os descongestionantes servem para eliminar as secreções produzidas pelo nariz. As fórmulas para as crianças vêm em diferentes cores e sabores frequentemente com outros remédios, tais como expectorantes, medicamentos para a tosse ou analgésicos. Ao ler a bula, parecerá que você está vivendo um sonho, mas a realidade é bem diferente. Todos os descongestionantes têm basicamente a mesma composição ativa, o derivado da efedrina, cuja duvidosa eficácia é curta e, em condições melhores, limitada. Embora os produtos que contêm derivados de efedrina sejam uma das drogas mais usadas (e uma enorme fonte de lucro para as empresas farmacêuticas), eles se tornam cada vez mais polêmicos. Em bebês, especialmente, seus efeitos colaterais podem ser acentuados. Eles geralmente afetam os níveis energéticos, fazendo que os bebês fiquem muito sonolentos ou, de modo inverso, estimulam o sistema nervoso central. Em crianças maiores, os efeitos colaterais são menos acentuados, mas essas drogas não são mais eficientes na limpeza das secreções. Mesmo assim, muitos médicos as prescrevem sabendo que, mesmo que essas pílulas não ajudem nos sintomas, pelo menos dão aos pais a impressão de que alguma coisa está sendo feita para ajudar a eliminar as secreções do nariz do seu filho. De acordo com a minha experiência, uma explanação racional dos efeitos colaterais dos descongestionantes é suficiente para convencer a maioria dos pais a não usá-los.

Deslocamento do quadril

Durante os primeiros exames, o pediatra fará a rotação no quadril do seu filho recém-nascido para detectar um deslocamento do quadril congênito. É uma má-formação rara na qual a criança nasce com o osso da coxa fora da cavidade do quadril. Se o osso da coxa se desenvolver dessa forma, as consequências podem ser tão sérias que seu filho pode ficar incapacitado de andar. Entretanto, se for detectado precocemente, os médicos podem tratar essa anormalidade com eficiência e evitar uma severa incapacidade. Se realmente houver um deslocamento, o médico solicitará testes futuros para visualizar o osso e posicionar o quadril em um arnês (armadura) durante os primeiros meses de vida corrigindo, assim, essa anormalidade.

Deslocamento do tendão do cotovelo

Jimmy e sua babá estão andando pela rua de mãos dadas. De repente, ele para enquanto ela continua andando e seu braço é puxado. Ele começa a chorar e a babá amedrontada vê o braço pendurado do lado sem firmeza nenhuma. "O osso quebrou!", diz a babá. "Deslocamento do tendão do cotovelo", diz o médico e, de forma mágica encaixa novamente o cotovelo de Jimmy no devido lugar com uma simples rotação do antebraço.

Esse é um caso típico de deslocamento do tendão do cotovelo, uma anormalidade que ocorre em crianças com menos de 5 anos em que o tendão do cotovelo sofre um ligeiro deslocamento. Essa lesão branda pode ocorrer quando alguém puxa o braço de Jimmy ou brinca de forma bruta. Depois de um breve período de choro, Jimmy não terá mais dor desde que não mova a junta: ele apenas andará por aí com seu braço pendurado do lado. Em geral, não há inchaço nem descoramento. O médico pode realizar uma simples manobra – flexionar o antebraço enquanto gira a mão em direção ao corpo – e o cotovelo geralmente se encaixa no lugar certo de novo. Alguns minutos depois, o braço de Jimmy voltará ao normal como se nada tivesse acontecido. Mesmo sem essa manobra, há uma grande chance de Jimmy finalmente flexionar seu braço e encaixar o cotovelo de novo no lugar. Se o tendão do cotovelo se deslocar à noite e não tiver dor nem inchaço, você pode simplesmente colocá-lo na cama e provavelmente seu braço voltará ao normal na manhã seguinte. Caso contrário, o médico deverá ser consultado.

O deslocamento do tendão do cotovelo normalmente se repete em crianças que tendem a sofrer disso. Se seu filho se encaixa nesse perfil, você pode pedir para o médico ensiná-lo a realizar essa simples manobra de encaixe para não ter de pagar uma consulta todas as vezes que ocorrer tal episódio. Aquela brincadeira 1, 2, 3 – Pula! e levanta Jimmy segurando-o pelos braços deve ser evitada até ele crescer.

Desmame

Que importa se Jimmy ainda toma mamadeira com 15 meses? Realmente, ele ainda toma. Durante seu segundo ano de vida, as crianças ainda acham muito confortável chupar o bico. Desde que não ache que o bico seja uma chupeta, não há problemas. Uma mamadeira antes de deitar também é bom, desde que não fique com ela na boca enquanto dorme (o açúcar do leite pode causar cáries) [**Ver:** Cáries]. Durante as refeições, ofereça um copo de água para ajudar a descer a comida.

À medida que ele crescer, vai diminuir a quantidade de mamadeiras por dia até chegar a uma ou nenhuma. Entretanto, se beber mais que três ou quatro diariamente, usá-las como chupetas ou estiver bebendo muito em mamadeiras, o que afeta seu apetite por comida sólida, então está na hora de se ver livre delas.

Como se livrar das mamadeiras?

Jogue no lixo (reciclável de preferência). Parece difícil? Realmente é bem simples, mas você tem de ser firme. Fazer direito é a melhor solução. Na primeira tarde sem sua mamadeira, Jimmy será bem insistente. Não morda a isca. Se você falar demais sobre a mamadeira, provavelmente vai devolvê-la. Depois do primeiro ou segundo dia sem a mamadeira, garanto que ele vai esquecer-se dela completamente.

Depois de dizer isso, tenho de confessar que um dos meus filhos tomava uma mamadeira por dia até os 4 anos, até que recorremos à estratégia antes mencionada. Desde essa idade, vi essa abordagem de desmame ajudar centenas dos meus pequenos pacientes viciados em mamadeiras e funciona melhor que qualquer outro método.

Copos de transição

Parece que as pessoas gostam disso, embora não sei dizer por quê. É fácil de derramar, o que significa mais trabalho para limpar. Além disso, se passar da dependência da mamadeira para a dependência do copo de transição, você estará acrescentando outro hábito que, por fim, precisará acabar. Pelo que sei, é melhor ir direto da mamadeira para um copo normal por volta de 1 ano.

Desvio ocular (ambliopia ou "olho preguiçoso")

O motivo pelo qual temos dois olhos não é porque é bonito, mas porque, ao olharmos com ambos os olhos, podemos ter uma visão superior. Cada olho enfoca o mesmo ponto de um ângulo levemente diferente. Os músculos mantêm os olhos alinhados e automaticamente o cérebro combina as duas perspectivas para criar uma percepção de profundidade.

< 1 ano

Até os 6 a 8 meses de vida, você pode ver os olhos de Lucy se cruzarem de vez em quando porque os músculos ainda estão desajeitados. Se os olhos parecerem estrábicos por períodos prolongados durante o dia, isso pode ser uma impressão causada pelo formato de determinados olhos cuja pálpebra interna está especialmente tendenciosa ou também pode ser um sinal de casos raros de "olho preguiçoso" precoce. Se estiver em dúvida, relate o caso ao médico do seu filho.

> 1 ano

Em algumas crianças, os músculos oculares diferem em extensão de um olho para o outro. O cérebro ainda faz que o olho direcione o olhar no ângulo correto, mas, quando os músculos estiverem cansados, os olhos ficam preguiçosos e não obedecem; eles vagueiam e parecem estrábicos. O olho preguiçoso é mais comum em bebês, especialmente no fim do dia, quando a criança está cansada. Outros sinais precoces incluem o envesgar de um olho na luz clara ou lacrimejamento. Você também pode detectar essa anormalidade em fotos onde um "efeito dos olhos vermelhos" assimétrico vai expor o alinhamento desigual. Se notar um olho preguiçoso, relate ao médico. A criança, compelida com os próprios recursos, vai compensar favorecendo um olho, o que pode comprometer a visão do outro durante um período prolongado. Dependendo da gravidade da doença, um oftalmologista permitirá que o problema se resolva por si só ou prescreverá a colocação de uma venda no olho bom por algumas horas ao dia a fim de forçar o olho preguiçoso. Em casos raros, nos quais o uso da venda durante muitos meses não surtiu efeito, o médico pode sugerir uma cirurgia corretiva. Por outro lado, se for detectada cedo, a enfermidade de modo geral pode ser totalmente corrigida sem cirurgia.

Diarreia

< 1 ano

A diarreia é uma enfermidade em que as fezes são produzidas em maior quantidade. Os recém-nascidos podem evacuar até dez vezes ao dia, geralmente de forma aquosa. Por isso é difícil definir como diarreia as fezes na idade de Lucy. O vírus intestinal é o mais comum, mas é raro porque tem de ser contraído de outros bebês, e até o momento a programação social de Lucy é pouco intensa. Outra causa rara seria a intolerância à alimentação líquida.

QUANDO SE PREOCUPAR >

> **Se a criança evacuar muitas vezes** (mais que dez vezes ao dia, e se as fezes forem extremamente líquidas).
> **Se Lucy também estiver vomitando.**
> **Se houver sangue nas fraldas.**
> **Se ela tiver a boca seca, letargia e pouco apetite,** podendo indicar desidratação.

Consulte o médico do seu filho se ele tiver um desses sintomas.

QUANDO NÃO SE PREOCUPAR >

> **Se a evacuação for moderada.** Isso é normal em bebês.
> **Se Lucy estiver ingerindo alimentos adequadamente e não estiver vomitando.**

O que fazer?

- **Não há nada a fazer para parar a diarreia em bebês;** o problema será solucionado por si só, mas demora um pouco. Via de regra, a diarreia é persistente. Continue alimentando seu bebê como de costume. Se a diarreia ocorrer devido a um vírus intestinal, ela durará por volta de uma semana. Se durar mais tempo, será necessário consultar um médico.

A diarreia é mais fácil de ser diagnosticada quando a criança tem mais de 1 ano, já que as fezes geralmente já adquiriram forma e regularidade. Mas, se o seu filho evacuar mais que quatro vezes ao dia, essa condição não será considerada normal.

> 1 ano

QUANDO SE PREOCUPAR >

- **Se a diarreia for acompanhada de febre alta** (39°C ou mais).
- **Se houver sangue nas fezes.**
- **Se houver uma quantidade incomum de fezes** ou se forem produzidas constantemente.
- **Se Jimmy apresentar dores de barriga constantes.**
- **Se ele estiver vomitando repetidamente,** o que aumenta o risco de desidratação.
- **Se Jimmy apresentar sinais de desidratação,** tais como letargia, boca seca ou baixa produção de urina.

Leve-o ao médico para ser examinado se apresentar um desses sintomas.

QUANDO NÃO SE PREOCUPAR >

- **Se Jimmy estiver comendo e bebendo normalmente.**
- **Se a diarreia persistir por muitos dias a muitas semanas.** Em crianças maiores, a diarreia é evidente durante dias ou até mesmo semanas após um vírus intestinal. O intestino tem de se regularizar para alcançar uma digestão normal a fim de se recuperar.

Antigamente, os médicos tratavam a diarreia com banana, arroz, suco de maçã e torrada. Esses alimentos "consistentes" endurecem as fezes, mas, na verdade, seus efeitos são limitados. Independentemente do que o pequeno paciente possa comer, a diarreia seguirá sua trajetória até o intestino se regularizar. Dê os alimentos a Jimmy regularmente quando seu apetite voltar ao normal. Substitua os líquidos por sucos diluídos ou refrescos. Os medicamentos antidiarreicos são pouco eficazes e podem ser perigosos para as crianças.

Em resumo, a diarreia é complicada, mas poucas vezes é séria e, depois de surgir, costuma persistir por algum tempo; portanto, seja paciente.

Dieta vegetariana

Ver também: Comida

Em regra, sugiro aos pais alimentar seus filhos com a mesma dieta que eles seguem. Uma dieta vegetariana é perfeitamente saudável para qualquer idade, desde que contenha a mesma quantidade de proteínas encontrada nas dietas à base de carne ou peixe. Isso é relativamente fácil de conseguir, uma vez que as proteínas podem ser encontradas na lentilha, na ervilha e no feijão; nos laticínios; nos ovos; nas nozes, na manteiga de amendoim ou no tahine; e em produtos de soja como o tofu ou o hambúrguer vegetal.

Algumas crianças, em especial as meninas, adotam sozinhas e espontaneamente a dieta vegetariana, muitas vezes como parte de uma tendência que elas veem na escola. Não conte à sua "pequena budista", mas geralmente isso dura não mais que um ano. Desde que se certifique de que ela esteja se nutrindo adequadamente e com diversidade, você não precisa tentar convencê-la ou forçá-la a comer carne. Ela vai crescer normalmente, mesmo que essa fase dure mais que um ano.

Dificuldade para comer

Ver também: Comida; Comidinha para comer com as mãos; Disciplina e limites

Você ficava emocionado quando Jimmy comia bem. Ele costumava devorar tudo, de saladas e sopas de verduras a carninhas ensopadas e até mesmo abacate. Entretanto, quando completou 15 meses, seus hábitos alimentares sofreram uma mudança inesperada. Sem mais nem menos, em vez de engolir o almoço como de costume, ele olha para o prato por um instante e o joga no chão. Não importa o quanto você implore: ele não vai reconsiderar a decisão de não almoçar. Você experimenta a comida para ver se não está estragada. Você come e expressa grande prazer a fim de mostrar a ele o quanto você gostou e que ele também gostaria se experimentasse apenas um pouquinho da comida. Você tenta outra comida, sem sucesso. Jimmy está achando tudo isso muito divertido. Agora, a única comida que ele vai experimentar é macarrão, croquete de batata, pizza e cachorro-quente servidos somente na frente do seu programa de TV favorito e sujeitos a uma inspeção meticulosa em busca de verduras ocultas. O que aconteceu com Jimmy de repente?

Bem-vindos ao processo assertivo de desenvolvimento, o momento no qual as crianças descobrem que as opções existem. Elas se empenham em demonstrar sua individualidade exercendo as próprias escolhas e restringindo, portanto, as suas. Essa condição se manifesta de diferentes formas. Tente, por exemplo, colocar uma jaqueta no seu filho de uma cor "errada" e você pode acabar em uma séria competição de luta livre: a partir da perspectiva dele, medindo 60 centímetros, a jaqueta "correta" é a vermelha.

A descoberta de um panorama de opções anda lado a lado com o desejo de reproduzir de forma ativa as sensações agradáveis (por exemplo, sorvetes) e evitar aquelas que parecem desagradáveis (como espinafres). Antes dessa idade, Jimmy não consegue discriminar seus gostos. Nem mesmo percebe que poderia conseguir alguma coisa "melhor" por meio de um pouco de alvoroço; portanto, acaba comendo tudo o que for colocado na frente dele. Infelizmente, essa atitude calma dura pouco tempo. Da mesma forma que acontece com Jimmy, a maioria das crianças pequenas franze a testa ao ver alimentos que um dia elas comeram felizes e sem nenhuma reclamação.

As motivações de Jimmy não necessariamente refletem convicções fortes e duradouras. Suas escolhas do dia a dia geralmente são determinadas por noções passageiras e arbitrárias sobre, por exemplo, cores e texturas. As crianças pequenas podem ser mais obedientes do que parecem. Entretanto, vamos perguntar a Jimmy: "Por que diabos você se recusaria a comer essa comida nutritiva tão maravilhosamente balanceada que sua mãe preparou para você com tanto amor e devoção?".

"Eu quero uma coisa mais doce."

Jimmy desenvolveu suas preferências, e os doces e derivados estão no topo da sua lista. A tendência por doces começa desde cedo: não conheço nenhuma criança pequena que pensa duas vezes antes de experimentar um sorvete. Isso não quer dizer que sua obstinação insaciável por doces tenha sido estabelecida desde o começo: geralmente percebo que, quando os pais se mostram extremamente "interessados por doces" desde o início, seus filhos demonstram menos interesse em doces posteriormente.

As novas inclinações de Jimmy para a comida incluem o açúcar "rápido" e "lento". O açúcar "rápido" (ou "simples") é o componente principal encontrado nos sucos, frutas e qualquer alimento que contém açúcar processado. O termo "rápido" descreve como ele é rapidamente metabolizado: não tem nada a ver com a rapidez com que é engolido. O açúcar "lento" (ou "complexo") é o componente principal encontrado no macarrão, pão, arroz, batatas e cereais. (É digerido de forma mais lenta do que o açúcar simples.) Por isso Jimmy prefere "alimentos brancos". Ele pode se recusar a comer brócolis, não porque ele realmente não gosta, mas porque não é suficientemente doce para ele.

"Que mais você tem?"

Jimmy vai usar essa abordagem para descobrir se você está pronta e disposta a lhe dar alguma coisa mais saborosa quando ele recusar a comida.

"É verde demais."

As cores têm um papel importante na rejeição à comida. A cor verde geralmente é desagradável para as nossas pequenas criaturas, portanto elas cospem as verduras ricas em ferro, tais como espinafre, brócolis e vagem. Determinadas refeições podem relembrar cenas sangrentas do filme de horror favorito do seu filho adolescente.

"É mole demais."

A textura da comida também pode provocar recusa. Embora não haja nenhuma regra universal, a maioria das crianças prefere alimentos crocantes.

"E se eu não comer?"

Por motivos exploratórios, Jimmy pode ficar com a boca bem fechada ao deparar com tomates, só para ver qual será a sua reação. Na verdade, ele realmente gosta de fazer a brincadeira do "aviãozinho".

"Você está me pressionando demais."

Jimmy pode notar seu interesse repentino na ingestão nutricional dele como uma pressão. Ela pode variar desde uma sugestão sutil a uma completa insistência. Mesmo seus elogios em êxtase quando Jimmy limpa o prato podem fazer da refeição um desempenho no qual ele tem de se sair bem. Os pais que sofreram pressão para comer quando crianças têm uma tendência a se sentir mais ansiosos quando seus filhos se recusam a comer, o que, por sua vez, provoca mais pressão.

O que fazer?

Os melhores motivos para uma criança pequena comer são a fome e o prazer. O pior motivo é precisar agradar mamãe e papai. Os saudáveis hábitos alimentares devem ser introduzidos cedo. Infelizmente, muitas das nossas crianças tornam-se consumidoras de macarrão, pizza e cachorro-quente, e esses maus hábitos tendem a persistir com a idade. Aqui, eis a estratégia que recomendo para os horários das refeições:

- **Para o café da manhã, almoço e jantar,** tente dar ao seu filho a mesma comida que você come. Não há necessidade de analisar o conteúdo das refeições como se fosse um cientista. Use o bom senso para criar uma dieta variada que inclua todas as necessidades nutricionais. No geral, uma refeição deveria ter uma combinação balanceada de diferentes grupos alimentares: uma fonte de proteínas, tais como carne, peixe, tofu ou ovo; uma fonte de amido, como macarrão, arroz ou cereais; além de frutas e verduras. Sirva um copo de água como bebida; não há nada de ruim em dar água. Sirva a comida em pratos diferentes, um após o outro, ou tudo junto, como preferir.

- **Agora, sente-se e relaxe ou, melhor, coma com ele.** O horário da refeição não engloba somente a comida; também é uma oportunidade valiosa para criar maior elo familiar. Deixe que ele coma sozinho. Ele vai comer conforme a sua necessidade. Pode ser nada, metade, tudo ou até mesmo devorar o prato!

- **Se ele não comer nada, simplesmente retire o prato** e continue com suas atividades. É comum acontecer isso quando ele exagera na comida fora de hora. Caso ele coma a metade da refeição, proceda da mesma forma.

- **Se ele limpar o prato, você ganhou!** Mas não abuse nos elogios.

- **Se ele pedir mais comida, ofereça a ele um pouco mais de tudo.** Repito, não precisa fazer uma festa para comemorar vitória.

- **Entre as refeições,** sirva merendas leves, como frutas e bolachas tipo *crackers*, com leite ou água.

- **Se estiver em casa,** faça da merenda um evento divertido, mas sentado à mesa.

O que não fazer

- **Não peça para que Jimmy coma um pouco mais pela mamãe,** papai ou por alguém mais.

- **Não invente truques engenhosos para fazê-lo comer mais.**

- **Não use a TV** ou qualquer outra distração para aumentar a sua ingestão.

- **Não dê a comida na boca quando ele pode comer sozinho.** Isso vai causar pressão e interferir em seu próprio padrão de fome e saciedade.

- **Não esvazie a geladeira para encontrar a comida que ele possa preferir.** Na próxima refeição, ele vai esperar novamente por aquela bela exposição que vai acabar incluindo os habituais suspeitos: macarrão, pizza, cachorro-quente ou sanduíches de geleia.

- **Não sirva a refeição meia hora depois que Jimmy mudar de ideia.** Sua casa não é um hotel. O próximo horário para comer será a merenda marcada para duas horas depois, mesmo que seu "cliente" aja de forma um pouco descontente. Essa atitude deve ser considerada como um comportamento inadequado [**Ver:** Disciplina e limites].

- **Não distribua merendas de forma contínua** (bolachas tipo *crackers*, batatinhas, biscoitos, pãezinhos com frutas e similares). O mesmo serve para as numerosas garrafas de suco e leite. Quando chegar o horário da refeição, Jimmy não vai entender por que você o colocou sentado à frente de toda aquela comida, se ele não está com fome.

- **Não dê comprimidos de vitaminas para substituir os nutrientes encontrados nos alimentos.** As vitaminas são geralmente acrescentadas em muitos alimentos acondicionados, inclusive em *junk foods* ("porcarias"); portanto, mesmo com uma dieta pobre, a carência vitamínica é improvável.

- **Não dê vitaminas batidas altamente calóricas.** Ele não vai querer tomá-las e, se quiser, terá menos apetite para a comida sólida.

Resumo

Agora tenho certeza de que entenderam meu propósito. Quando vir os primeiros sinais de uma criança com dificuldade para comer, não fique com medo de deixar Jimmy com um pouco de fome. Não insista, não sugira, não suborne e não substitua o que ele não vai comer pelo que vai comer. Ele não morrerá de fome por ter pulado algumas refeições. A fome será um grande incentivo para experimentar aquela comida horrorosa da qual ele vai realmente acabar gostando. Com essa abordagem, você se tornará um daqueles pais que vai se gabar dizendo: "Essa criança devora tudo o que é colocado na frente dela". Não precisa espalhar como isso foi possível.

Dificuldades na fala

Ver também: Aquisição da fala e aquisição tardia da fala

Algumas crianças pequenas falam com alegria e com frequência, mas, em virtude de um desvio na língua, podem ser incapazes de pronunciar determinadas palavras e sons corretamente. Por exemplo, Jimmy fala "amalelo" em vez de "amarelo". Isso faz parte do desenvolvimento da fala e essas pequenas variações e idiossincrasias podem durar até a criança completar 5 ou 6 anos. Elas quase sempre desaparecem sozinhas. Esses desvios têm mais a ver com a forma como a criança mexe a língua do que com a anatomia da língua ou do palato dela. Mas não perca horas analisando como seu filho mexe a língua, porque essa é a única maneira de ele mexê-la, por enquanto. Se Jimmy tiver um desses pequenos desvios na língua, não corrija a sua pronúncia errada, pois ele vai se sentir mais constrangido. Fale claramente com ele. Escutar os sons corretos vai ajudá-lo a reproduzi-los quando ele estiver mais apto. Pelo mesmo motivo, a terapia da fala não vai adiantar, pelo menos não ainda.

Quando Jimmy começar a ir à escola, rapidamente vai aprender a pronúncia correta com os colegas. Seu maior incentivo para enunciar as palavras corretamente vai surgir quando o seu melhor amigo virar para ele e disser: "O quê?". Estar na escola com outras crianças pode ajudá-lo a superar esse pequeno comprometimento. Se os problemas de pronúncia de Jimmy não se resolverem, você pode considerar a possibilidade da terapia da fala depois de um ou dois anos na pré-escola (ou antes, se ele apresentar grande frustração).

Disciplina e limites

BUM! "Muito bem, senhor, é assim! Já te disse para não bater na televisão! E se você quebrar a TV? Elas são caras, sabia disso? A mamãe teve de trabalhar muito para poder comprar essa TV. Olha, cuidado com o gatinho!" BUM! "Jimmy, já te disse – está bem! Você sabe o que está fazendo! Por que não vai brincar com o seu trenzinho? Quando formos ao parque, vai ganhar um doce se for um bom menino e..." BUM!

Quando deixam de ser bebês, por volta do primeiro ano, eles começam a explorar questões mais complexas. Algumas dessas questões são topológicas ou geográficas: querem descobrir como são os espaços, como é subir em alguns lugares ou se espremer atrás de objetos. Outro objeto de exploração é você. No início, você se torna a principal experiência no laboratório emocional de Jimmy. Conforme seus movimentos se expandem, ele declara estar sendo limitado por pessoas mais velhas que não usam fraldas e lhe dizem que algumas das suas ações podem ser perigosas, inadequadas ou malcriadas. Portanto, Jimmy tenta impor sua individualidade e independência explorando sua tolerância.

Uso muito o termo *laissez-faire* neste livro, mas você não o verá neste tópico. A disciplina é um trabalho árduo e é uma área de tratamento à criança que não cuida de si, mesmo que você deseje o contrário. Você tem de encarar os filhos desde cedo e de forma sistemática.

Um dos comentários que você ouvirá com frequência dos pais de crianças pequenas é sobre "os terríveis 2 anos de idade". Neste livro já mencionei que muitas crenças bastante repetidas pelos pais são puro mito. "O período dos terríveis 2 anos de idade", sinto muito informar, não é um desses mitos. Crianças se rebelam contra as regras de formas imprevisíveis, hilárias e extremamente inflexíveis, e, se você não souber lidar com essas situações de forma adequada, provavelmente terá muito em breve um revolucionário de boa-fé em suas mãos.

Como evitar "os terríveis 2 anos de idade"

A melhor maneira de evitar "os terríveis 2 anos de idade" é neutralizá-los. Se prestar atenção, você poderá ver os primeiros sinais de uma criança barulhenta por volta dos 12 a 15 meses. Esse é o momento em que você deve começar a estabelecer limites. Para entender como, primeiro assimile o fato de que Jimmy não vai dar ouvidos à razão.

Explicações racionais podem ser um alívio para você como pai ou mãe. Elas podem fazer você se lembrar das suas habilidades em manter o controle durante uma situação difícil. Entretanto, para Jimmy, uma explicação racional parece uma linguagem inarticulada. Por que ele não vai derrubar a lata do lixo se estiver a fim? Porque você tem os meios para reforçar as regras, só por isso. Pode parecer despotismo, e é mesmo, mas é sua única forma de estabelecer as regras dentro de casa. Alguém quer ser o déspota. Essa pessoa tem de ser você. Quanto mais cedo começar a estabelecer limites, mais branda e prática essa parte do seu desenvolvimento será. Para ajudá-lo nessa tarefa, apresento a seguir alguns casos que refletem os desafios que você vai encontrar.

Caso 1

Vamos começar com o caso mais simples. Jimmy está brincando com alguma coisa que é perigosa, frágil ou barulhenta, ou os três juntos.

1. Jimmy está batendo o copo na mesa.
2. Você diz a ele para parar.
3. Jimmy para.
4. Dois minutos depois, Jimmy começa de novo a bater o copo na mesa e agora ele está olhando para você.

O que fazer?

- **Tire o copo da mão dele.**
- **Se ele tiver um acesso de raiva, deixe-o.**
- **Se ele começar a bater em você, faça-o entender que seu comportamento é inadequado, conforme descrito a seguir, no Caso 4.**

O que não fazer

- **Não perca seu tempo com a retórica "Não faça isso"**, porque logo sua fala vai se tornar uma motivação para ele jogar coisas no chão.
- **Não dê muitas explicações** sobre os comportamentos inadequados nas ações dele.

Assim que começar a caminhar, Jimmy vai querer explorar tudo ao seu redor: cada interruptor, cada maçaneta, cada trinco. Esse é, sem dúvida, um estágio do desenvolvimento extremamente importante; ele está desvendando os segredos do mundo físico. Entretanto, também pode ser perigoso e caro se esses interruptores e maçanetas estiverem conectados em fogões, luzes, aparelhos de som, computadores e outros equipamentos delicados. Mantenha objetos caros fora do seu alcance. Coloque cadeados nas maçanetas e trincos de segurança nos vasos sanitários.

Ao limitar as oportunidades de Jimmy de se meter em encrenca ou destruir coisas, você estará limitando suas próprias reações e as oportunidades de ele demonstrar um comportamento contrário ou oposto. Entretanto, independentemente da sua capacidade engenhosa de restringir as atitudes de Jimmy dentro de sua casa, haverá situações nas quais você não conseguirá limitar o acesso físico a determinados dispositivos ou outros itens proibidos. Para saber o que fazer nessas situações, consulte o Caso 4.

Caso 2

Este caso é um pouco mais complicado e ilustra uma situação na qual Jimmy não quer fazer o que você quer que ele faça.

É um dia muito frio de inverno e você está se arrumando, pois vai levar Jimmy para passear.

1. Você quer colocar o casaco nele.
2. Jimmy não quer vestir o casaco.
3. Você diz a Jimmy que ele precisa vestir o casaco.
4. Jimmy não a deixa colocar o casaco nele.

O que fazer

Quando estiver na hora de sair, você:

- **Segura Jimmy firme.**
- **Coloca o casaco nele.**
- **Sai.**

O que **não** fazer

- **Não perca meia hora discutindo sobre a necessidade de vestir o casaco.**

- **Não tente suborná-lo.**
- **Não fale com ele enquanto estiver colocando o casaco nele.**
- **Não grite.**
- **Não fique perturbada.**
- **Não ria.**

Não complique, seja rápida e rigorosa. Se você introduzir qualquer tipo de brincadeira na situação, mesmo que seja uma brincadeira negativa, Jimmy vai começar a gostar da batalha de desejos e ele tem muito mais tempo para perder nessas batalhas que você. À medida que ele cresce (mais de 18 meses), há uma variação interessante nessa estratégia. Depois de algumas tentativas de colocar o casaco nele, você pode simplesmente dizer: "Coloque o casaco e vamos". Isso faz que Jimmy vivencie diretamente as consequências das suas ações e, alguns minutos depois, quando perceber quão frio está lá fora, ele mesmo vai vestir o casaco (ou pedir para que você o ajude).

Caso 3

Antes de chegar à melhor parte, vamos considerar mais um cenário clássico: Jimmy se recusa a comer.

1. Você e Jimmy estão sentados à mesa.
2. Você lhe serve a comida preferida dele.
3. Jimmy joga o prato no chão.

O que fazer

- **Agora acabou a hora da refeição.** Retire o prato de perto dele.
- **Coloque-o no chão.**
- **A próxima refeição é na hora do lanche,** daqui a duas horas.

O que não fazer

- Não dê mais comida a ele agora.
- Não dê mais comida a ele depois de 10 minutos.
- Não insista para que ele coma.
- Não fique preocupada.

Depois de três ciclos iguais a esse, Jimmy entenderá rapidamente que, quando ele jogar sua comida no chão, ficará com fome.

Caso 4

Guardei o melhor caso para o final. A situação mais desafiadora é quando Jimmy faz alguma coisa que você não quer que ele faça e você não consegue tirar o interesse por um objeto da mesma maneira que no Caso 1.

1. Jimmy bate no seu computador de mesa.
2. Você lhe pede que pare.
3. Jimmy bate no computador novamente.
4. Você pede a Jimmy em um tom mais alto: "Pare de bater no computador".
5. Jimmy bate no computador novamente.

O que fazer

- **Já que não pode mudar o computador de lugar,** você tem de tirar Jimmy de perto. Coloque-o em um lugar onde seja impossível voltar à cena do crime. O berço é uma excelente opção.
- **Deixe-o ali por alguns minutos.** Independentemente do que ele fizer, se chorar, dormir, brincar ou tirar um cochilo, não dê importância. O que importa é que ele terá a oportunidade de esfriar a cabeça sem você por perto para distraí-lo ou dar-lhe atenção.
- **Depois de alguns minutos, pegue-o,** mesmo que ele ainda esteja chorando.

- **Coloque-o no chão,** mande-o brincar sem discussões sobre o ocorrido e continue como se nada tivesse acontecido. Você fez a sua parte.

- **Se ele começar a bater no computador novamente,** repita o ciclo sem avisá-lo. Não diga: "Você quer voltar para o berço?".

O que não fazer

- **Não dê longas explicações sobre o preço do computador.**

- **Não tente distraí-lo com outra atividade.** Em primeira instância, funciona, mas conforme Jimmy passe a entender a técnica você vai acabar perdendo horas desenvolvendo novas distrações antes de vocês baterem a cabeça um contra o outro novamente.

- **Não o abrace depois de pegá-lo.** A única coisa de que ele vai se lembrar é que bater no computador corresponde a um abraço.

- **Não se desculpe e não o faça pedir desculpas.** Ele não está sentido e não sabe o que significa pedir desculpas.

- **Não grite, xingue** ou faça alguma coisa que lhe dê um motivo para associar seu mau comportamento à atenção tanto negativa quanto positiva.

Perguntas Reais de Pais Reais

Jimmy vai desenvolver uma associação negativa com seu berço?

Não se preocupe com a possibilidade de o berço ficar associado com a punição. Em primeiro lugar, isso não é uma punição. Na realidade, você o está ajudando ao colocá-lo em um lugar onde ele se sinta seguro e confortável. Seria punição se você o colocasse em um armário escuro. Em segundo, se você o colocar em um lugar onde ele possa escapar e voltar a bater no computador, vocês vão acabar brigando mais intensamente, o que pode debilitar seus esforços e produzir o efeito totalmente contrário.

➜

➜

Poderíamos usar o cadeirão?
Sim, mas ele não estaria isento de ter de refletir sobre o que fez.

Que tal deixá-lo em um canto?
É humilhante. Ele não vai ficar ali e você vai acabar tendo de ir atrás dele.

Que tal deixá-lo sentado no sofá?
Não é humilhante, mas vai acontecer a mesma coisa. Ele não vai ficar ali e você vai acabar tendo de ir correr atrás dele.

Em público

Todos esses métodos se aplicam quando vocês estão na privacidade do seu lar. Se estiverem fora de casa, tenha um controle muito mais rígido. Se Jimmy estiver se comportando de forma inadequada, coloque-o no carrinho e amarre-o, empurre o carrinho e deixe-o lamentar por alguns minutos enquanto você roda com ele em silêncio. Isso pode chamar a atenção de algum transeunte, mas você pode chamar mais a atenção se brigar e argumentar com ele durante meia hora. A não ser que você se abstenha de qualquer comentário, ele rapidamente aprenderá a tirar vantagem da situação de que você pode hesitar em deixá-lo chorar porque não quer que estranhos pensem que você é do tipo que abusa de crianças.

Os pais geralmente riem e me contam que já usaram a técnica descrita anteriormente para educar suas "criaturinhas". Na realidade, são bem parecidos. Seu cachorro só lhe dá ouvidos porque ele sabe que você é maior, mais forte e é sua fonte de comida e abrigo. Ao ter reações repetitivas e previsíveis, que não se transformam em atenções exageradas, você pode reprimir os comportamentos inadequados do seu cão e incentivar os adequados. A mesma coisa acontece com as crianças pequenas; uma vez que os limites foram integrados, a vida se torna fácil ou, pelo menos, mais fácil. Você não ficará presa em uma luta permanente de forças.

Não quero dizer que Jimmy não vai tentar alguns truques. Mas, depois de algum tempo, ele será capaz de prever o processo disciplinar inteiro e, com isso, fará que as trapaças sejam muito menos tentadoras para ele. Ele simplesmente não vai mais incomodá-la batendo no seu novo *laptop* depois do seu pedido para ele não fazer isso. E, da mesma forma que seu cachorro, se sentirá amado e querido.

Como tratar os "terríveis 2 anos de idade"

2-3 anos

Se você definiu limites de forma apropriada, esses tipos de questões disciplinares devem estar totalmente estabelecidos quando Jimmy completar 2 anos. A essa altura, os testes e o comportamento relativo à oposição devem ter diminuído ou desaparecido de forma marcante. Caso contrário, há algumas possibilidades: ou Jimmy está vivenciando uma manifestação repentina de contrariedades ou você pode ter sido incoerente ao reforçar os limites. Não há motivo para pânico. Agora vou mostrar como readquirir o controle.

Caso 5

1. Jimmy bate em Lucy.
2. Você lhe pede que pare, caso contrário ele vai para o quarto.
3. Jimmy bate nela de novo.

O que fazer

- **Sem nenhuma discussão,** coloque Jimmy no seu quarto por alguns minutos.
- **Depois de alguns minutos,** abra a porta e deixe-o sair.

Recomendo que escolha as suas batalhas. Envolva Jimmy apenas nas questões mais essenciais e deixe passar despercebidas as questões sem muita importância. Se você o corrigir vinte vezes ao dia, o processo perderá seu efeito.

O que **não** fazer

- **Não fique excessivamente brava.**
- **Não confunda a disciplina com explicações.**
- **Não dê bronca dizendo a ele que Lucy é bonitinha e por que ele deve gostar dela.**

Esse plano disciplinar pode ficar complicado. Agora, Jimmy consegue abrir a porta e sair do quarto. Se ele tentar fugir, a única alternativa reconhecidamente desagradável é trancar a porta à chave enquanto ele estiver lá dentro. Se ele bater em Lucy de novo, coloque-o no quarto novamente e, dessa vez, você pode proceder de acordo com o planejado. Garanto que não terá de trancar a porta pela segunda vez, pois ele saberá que você não está para brincadeira.

Você pode se recusar a fazer do quarto de Jimmy um centro de detenção de segurança máxima devido a uma infração razoavelmente comum, mas perceba que, se disser a Jimmy para ficar no quarto e ele fugir imediatamente, você estará diminuindo sua credibilidade e suas ações disciplinares se tornarão insignificantes. Se recorrer a outras táticas – segurar a porta fechada com a mão ou levá-lo de volta ao quarto a cada 10 segundos –, tudo o que estará fazendo é iniciar uma luta de poderes e ele gosta disso. Toda a sua atenção está voltada para ele e, mesmo tendo alguns aspectos negativos, ainda é atenção.

Em Tribeca, Nova York, onde moro, muitos de nós residimos em *lofts* sem divisórias, com cômodos abertos (sem paredes nem portas), pelo simples fato de que alguns pais têm sido fisicamente incapazes de tirar suas crianças de alguns cômodos durante as lutas de poder. Já vi a fase de estabelecer limites se arrastar por mais tempo que o de costume. Se sua situação for essa, encontre um lugar seguro e tranquilizador em sua casa onde você possa colocar Jimmy durante alguns minutos quando precisar estabelecer limites. Deve ser um lugar de onde ele não consiga fugir, tal como uma área confinada com grades para crianças.

Como lidar com eles após os 3 anos

> 3 anos

Você não tem ideia de quantos pais de crianças de 4 anos me procuram para se queixar de que seu filho é difícil de lidar, bate em outras crianças na escola e tem pouca tolerância no que diz respeito a regras ou frustração. Invariavelmente, um professor ou médico levantou a hipótese do fantasma da hiperatividade e mencionou a palavra "R" (Ritalin) e, portanto, aqui estamos sentados no meu consultório. Durante a consulta, a criança faz o papel dela: abre todas as gavetas, mexe em todos os interruptores e nos interrompe constantemente, sempre de olho em nós para monitorar os efeitos das suas interrupções. Na grande maioria das crianças, esse tipo de comportamento resulta da insuficiente determinação inicial dos limites.

Jean Piaget, um dos grandes psicólogos do desenvolvimento de crianças, articulou um modelo que envolve o conceito da "confiança" adquirida quando um dos pais reage de forma concreta a uma situação com o mesmo conjunto de comportamentos. Já na infância, uma reação previsível é tranquilizadora e permite à criança estabelecer confiança e saber o que esperar. Com relação à determinação de limites, isso é igualmente importante. Se variar suas reações aos comportamentos de Jimmy, você vai achar que a estratégia é totalmente impotente ou, pior ainda, contraprodutiva. Um minuto de represália mal empregada pode transmitir uma forma extrema de raciocínio ou confronto sem sentido que destrói os efeitos da disciplina, envia mensagens contraditórias e desestabiliza Jimmy emocionalmente.

Entretanto, uma criança de 4 anos desregrada não é um caso perdido. Longe disso. De várias formas, essas crianças funcionam nesse nível exatamente como crianças de 18 meses; portanto, a única forma de voltar aos eixos é fazer o que faria com uma criança entre 1 e 2 anos.

O que fazer

- **Quando surgir uma situação problemática,** dê uma advertência curta e firme.
- **Se Jimmy não der ouvidos,** coloque-o no seu quarto sem dizer nada durante 4 ou 5 minutos. Deixe-o jogar objetos, chorar ou ficar enfurecido. Todas essas reações o ajudam a diminuir seu nível de tensão e, na realidade, ele não vai se machucar dentro do seu quarto.
- **Se ele fugir mais de uma vez,** coloque-o no quarto novamente e tranque a porta.
- **Depois de alguns minutos,** abra a porta e retome suas atividades normais.

O que não fazer

- **Não grite nem fique desconcertada.** Isso dá ênfase à questão e você quer minimizá-la.
- **Não argumente muito com ele.** Esse tipo de comportamento está além do raciocínio, independentemente de quão inteligente seja seu filho. O raciocínio é igual à atenção.
- **Não discuta sobre o castigo.** Fale o mínimo possível, porque, nessa circunstância, suas ações falam muito mais alto que as palavras.

- **Não revogue privilégios.** Quando surgir uma situação tensa, o fato de Jimmy não poder assistir à TV mais tarde não será suficiente para impedi-lo de ter um ataque.

- **Não lhe ofereça recompensas quando se comportar bem.** Igual ao caso anterior: isso não será um impedimento quando a crise acontecer. De qualquer forma, quem se importa com as estrelas douradas no peito?

De novo, coerência é a chave do negócio. Se tiver a mesma reação calma e controlada para todas as fases do comportamento errado de Jimmy, você verá uma mudança considerável nele em dez dias. Ele será muito mais feliz e capaz de começar a focar em questões em vez de limites.

Doença de Lyme

Picadas de carrapatos são uma preocupação grande em várias partes do mundo, pois os carrapatos são conhecidos como transmissores de várias doenças, entre elas a doença de Lyme (transmitida, no Brasil, pelo mesmo carrapato que transmite a febre maculosa). Essa doença começa com uma pequena mácula ou pápula vermelha que aparece, em média, dez dias após a picada do carrapato. Se não forem instituídos diagnóstico e tratamento, a doença pode manifestar-se em ampla gama de outros sintomas, tais como febre e dor nas juntas.

Há alguns pontos relacionados à doença de Lyme que precisam ser lembrados. Primeiro, somente as picadas de carrapatos transmitem a doença. Segundo, mesmo que o carrapato seja infectado pela doença de Lyme, a probabilidade de contrair a doença após a picada é mínima, a não ser que o carrapato permaneça na pele por mais de um dia. Terceiro, a doença pode ser tratada com simples antibiótico, especialmente se diagnosticada cedo.

Prevenção

Se encontrar um carrapato na pele de Jimmy, apenas remova-o com uma pinça ou raspe o local com uma folha cortante ou cartão de crédito. Não é necessário um médico para removê-lo. Independentemente de quão eficiente você seja, é quase impossível remover todo o carrapato sem deixar um pouco dele na pele. Esses artrópodes sugadores não se soltam facilmente. Mas tudo bem, porque a parte do carrapato que ficou na pele não aumenta as chances de transmissão da doença de Lyme; para tanto, o carrapato tem de estar vivo e sugar o sangue de forma ativa. Não fique cutucando para remover o restante; no final, ele vai se desintegrar, como um estilhaço, e cavoucar mais pode causar uma infecção.

Uma vez removido o carrapato, jogue-o fora; não há necessidade de analisá-lo. O laboratório pode lhe dizer que tipo de carrapato é esse, mas sua conduta será a mesma em ambos os casos. Uma simples picada de carrapato não garante que tratamento preventivo com antibióticos nem exames de sangue sejam confiáveis para eliminar ou detectar uma eventual doença.

Depois de remover o carrapato, observe se houve alguma alteração no local da picada. Nos primeiros dias, você pode notar uma reação inflamatória que logo passa, como se fosse uma mordida de inseto. Se o local ficar infectado, você poderá notar certa propagação de vermelhidão e dor; essa infecção local pode ser tratada com pomadas antibióticas vendidas sem receita médica. Se a pápula vermelha típica da doença de Lyme se desenvolver, ela surgirá de uma a três semanas depois. É circular e vermelha, tornando-se gradualmente clara no centro e formando algo parecido com o olho de um touro com a borda vermelha e escamosa. As pápulas características da doença de Lyme variam em intensidade e aparência; portanto, qualquer vermelhidão que surgir após alguns dias no local onde o carrapato foi removido é suspeita e requer cuidados médicos.

Com o tratamento, a doença de Lyme é facilmente curada e as pápulas desaparecem em uma semana. A maioria dos casos que progridem para infecções mais graves e crônicas acontece porque as pessoas não notaram a pápula ou a desconsideraram. Portanto, a chave para a prevenção em áreas altamente infectadas é a inspeção diária efetuada cuidadosamente junto com repelentes para insetos e roupas que cobrem o corpo inteiro.

Os exames de sangue para detecção da doença de Lyme são notoriamente imprecisos e podem dar uma ideia de falsa segurança ou alarme falso. Eles devem ser usados em casos de desafio de diagnóstico. Exames de sangue anuais para detectar a infecção de Lyme, apesar da ausência de quaisquer sintomas, são particularmente inúteis. Além disso, uma vacina contra a doença de Lyme introduzida há alguns anos nos Estados Unidos foi suspensa logo em seguida em razão da falta de eficácia.

Doenças na pele em bebês

Ver também: Eczema; Icterícia

Várias pequenas afecções podem alterar a aparência de Lucy durante os primeiros meses de vida. Aqui está um inventário das diversas erupções e doenças de pele que você pode notar antes que Lucy comece a ter uma aparência igual à dos bebês de revistas.

Pele seca

Como regra, os recém-nascidos sempre têm pele seca. A epiderme abrange diversas camadas diferentes. Na camada interna, uma nova pele está constantemente sendo formada, enquanto a camada externa é composta pela pele seca necrosada que é permanentemente eliminada. No útero, o líquido amniótico mantém essa pele necrosada hidratada, portanto, a pele não resseca nem descasca. Após o nascimento, a situação é diferente. Sem nenhum líquido por perto, essa pele necrosada agora resseca e descasca durante as primeiras semanas. A pele seca não causa nenhum sofrimento para Lucy. Independentemente do que você fizer, a pele dela terá uma aparência ressecada até a camada externa descascar. Um hidratante fará que tenha uma aparência melhor, mas também retardará o processo de escamação. Portanto, recomendo que não aplique nenhum creme hidratante na pele do seu bebê. Espere algumas semanas e a pele ficará normal.

Eritema tóxico

Não é nem tóxico nem doloroso. São apenas algumas manchas vermelhas que aparecem no rosto e no torso logo após o nascimento (ao contrário da acne infantil, conforme descrito a seguir). Algumas manchas têm uma pústula com líquido no centro. Não é preciso nenhum tratamento e essas manchas desaparecem espontaneamente depois de uma ou duas semanas.

Icterícia

Você pode notar uma coloração amarelada na pele e nos olhos de Lucy nas primeiras semanas após o nascimento. Também não é preciso nenhum tratamento [**Ver:** Icterícia].

"Mordida de cegonha"

Como diz o mito, o bico da cegonha deixa uma leve e extensa vermelhidão na parte posterior do pescoço do recém-nascido ao entregar o bebê à mamãe. Na realidade, são marcas de nascimento temporárias que ocorrem em 50% dos bebês. Essas anormalidades também aparecem nas pálpebras e na testa, sendo conhecidas como "manchas salmão", desaparecerão dentro de alguns meses.

Manchas de morango

Essas marcas de nascença são muito mais raras que as "mordidas de cegonha". São intensas, bem definidas, de coloração vermelho-escura e, como o próprio nome diz, se parecem com a superfície de um morango. São do tamanho de uma moeda, podem surgir em qualquer parte do corpo e estar presentes no nascimento ou aparecer logo depois. Geralmente, o tamanho aumenta com a idade, estabilizando-se antes do primeiro ano, e depois diminui, desaparecendo até a idade de 2 ou 3 anos. Quando elas começarem a retroceder, você notará uma área branca surgindo no centro. Você não deve mexer nelas. Deixe que desapareçam espontaneamente, mesmo se surgirem no rosto, onde são bem mais visíveis.

Mancha mongólica

Essa escura coloração azulada nas nádegas se parece mais com um grande hematoma. Às vezes, a mancha se estenderá até as costas. Sendo mais comum em peles pigmentadas, as manchas mongólicas desaparecem após alguns anos.

Área azulada ao redor do nariz

Essa é uma preocupação de pais de bebês com pele clara. Uma coloração aparece em cima do nariz, entre as sobrancelhas. Isso simplesmente ocorre por causa das veias que surgem sob a pele, especialmente quando o bebê chora e a pressão as deixa mais visíveis. Dentro de poucos meses, a pele engrossa e as veias se tornam menos visíveis.

Acne infantil

Os hormônios que são transferidos para o bebê no útero estimulam a pele do recém-nascido e produzem o equivalente à acne de um adolescente. Ao contrário dos adolescentes, a acne dos bebês não dura muito tempo. O processo geralmente surge após algumas semanas, atinge o seu ápice a partir da quarta à sexta semana e diminui de tal forma que, no segundo mês de vida, a maior parte da acne já desapareceu. A acne pode ser intensa; às vezes, o rosto e o torso ficam cobertos de áreas vermelhas e espinhas. Já que um processo hormonal está causando esse surto, nada se pode fazer. Cremes para a pele somente farão que ela fique mais brilhante e menos atraente. Lembre-se, a acne infantil não tem nada a ver com a dieta maternal durante o aleitamento materno.

Dermatite seborreica

Essa característica erupção cor-de-rosa e escamosa ocorre entre as sobrancelhas e ao redor delas. É um efeito secundário comum da acne infantil causada por um processo hormonal. Após alguns meses, desaparece sem nenhum tratamento.

Brotoeja do calor

Esse tipo de erupção surge no rosto e pescoço e também é provocada pelas fraldas, em forma de pele vermelha e às vezes com espinhas. É resultado da sudorese e costuma ir e vir com o clima quente. Não há necessidade de nenhum tratamento.

Dor de garganta

Ver também: Escarlatina; Gripe; Infecção de garganta por estreptococos; Mononucleose

As dores de garganta têm muitas causas, incluindo o famoso estreptococo, o vírus da mononucleose, os vírus agentes da herpangina e muitos outros. Gripes e resfriados também podem irritar a garganta com tosse repetitiva. Independentemente da causa da dor de garganta, a administração de analgésicos aliviará o sintoma. A única dor de garganta que requer tratamento com antibiótico é a infecção de garganta por estreptococos, que pode ser diagnosticada pelo médico do seu filho por meio de um exame rápido.

Dores de barriga

Ver também: Apendicite

A dor de barriga mais comum que as crianças sentem é um desconforto incerto que vai e vem no meio do abdômen. Geralmente, é causado por bactérias na barriga, indigestão ou constipação. A dor de barriga considerada grave é a apendicite – rara e intensa. Certas dicas o ajudarão a distinguir uma dor leve de outras dores agudas.

QUANDO SE PREOCUPAR >

> **Se a dor aumentar rapidamente,** sem períodos de alívio.

> **Se Jimmy não for capaz de sentar-se,** ficar de pé ou andar.

> **Se ele for incapaz de participar** de qualquer atividade e se focar exclusivamente na dor.

> **Se ele não conseguir dormir** por causa da intensidade da dor.

> **Se a dor estiver em um lugar específico** e não for um desconforto incerto (a virilha do lado direito indica apendicite).

> **Se tiver febre alta** e vômito.

> **Se tiver sofrido um golpe recente na barriga** que pode ter causado um ferimento interno.

Se o seu filho apresentar quaisquer dessas características, consulte o médico imediatamente.

QUANDO NÃO SE PREOCUPAR >

> **Se a dor for alternada** com períodos de alívio.

> **Se Jimmy conseguir ter outras atividades,** tais como assistir à TV.

> **Se ele conseguir dormir com a dor.**

> **Se a dor for levemente localizada,** ou pouco acima do umbigo.

> **Se ele conseguir pular** sem muito desconforto.

> **Se a dor melhorar** com uma massagem na barriga.

> **Se ele tiver apetite.**

Para dores leves na barriga, Jimmy pode tomar um analgésico comum, como acetaminofen, mas não o administre com frequência; se mascarar os sintomas, não será possível ter uma ideia exata da gravidade e duração da dor. Outros remédios sem receita médica, tais como antiácidos, não apresentam nenhum benefício real na maioria dos casos de dores de barriga, já que crianças raramente estão sujeitas à hiperacidez.

"Dores de barriga psicológicas"

As dores de barriga em crianças normalmente são originadas na cabeça delas e, por algum motivo, são mais comuns em meninas com idade escolar. Podem-se reconhecer essas dores de barriga mentais se a criança apontar vagamente para seu umbigo, mas estiver em perfeita saúde e não mostrar outros sinais de indisposição (vômitos e diarreia). Da mesma forma, se os pais derem à barriga supostamente dolorida um pouco de carinho e afago como resposta, a próxima vez que sua filha quiser um pouco de atenção, ela vai dizer que a barriga está doendo novamente. Assim que os pais diminuírem a bajulação terapêutica, essas dores desaparecerão de forma mágica.

Dores de cabeça

As dores de cabeça tornam-se uma fonte de preocupação quando as crianças são grandes o suficiente para poder queixar-se delas. Isso não quer dizer que elas não sofrem de dores de cabeça antes de aprender a falar, mas crianças em fase pré-verbal só conseguem reproduzir choros e gritos em vez de qualquer coisa mais específica. As dores de cabeça podem ocorrer com ou sem enfermidades. Podem ser recorrentes ou ocasionais. Eis um breve guia sobre como distinguir a gravidade das dores de cabeça.

Dores de cabeça com febre

Quando a dor de cabeça está associada à febre e à meningite, embora extremamente rara, ocorre na parte posterior da cabeça. Fique muito atento aos sintomas: dor intensa, vômitos e dificuldade em movimentar o pescoço. Medicamentos para a dor não ajudam muito.

As dores de cabeça associadas à gripe surgem de forma diferente e com menos sintomas dramáticos do que as associadas à meningite. Geralmente, não há vômitos e, enquanto Jimmy sofre intensas dores musculares, movimentar o pescoço não dói mais que qualquer outra parte do corpo. Medicamentos para a dor vão fazer que a dor de cabeça desapareça durante, pelo menos, algumas horas.

As dores de cabeça da sinusite, que são raras em crianças, podem ocorrer junto com infecções dos seios nasais e apresentam uma tendência a se localizar na área da testa.

Eventuais dores de cabeça sem febre

São muito comuns e a maioria delas não é grave. Em geral, são o resultado de uma enfermidade associada; a faringite estreptocócica, por exemplo, pode produzir dores de cabeça sem febre. O mesmo acontece com os resfriados. A dor de cabeça aumenta conforme a enfermidade se agrava.

Dores de cabeça recorrentes

As crianças normalmente se queixam das dores de cabeça que duram vários dias e ocorrem periodicamente. Quanto maior a criança, mais comum é o problema. No geral, tais dores de cabeça podem ocorrer devido à tensão no pescoço, que diminui o fluxo de sangue para a cabeça, causando enxaqueca. As dores de cabeça devido à fadiga ocular são muito menos frequentes do que as pessoas pensam e questiona-se se ela pode ser realmente a causa.

QUANDO SE PREOCUPAR >

> **Se a dor de cabeça ocorrer todos os dias.**
> **Se a dor de cabeça aumentar em intensidade conforme passam os dias.**
> **Se Jimmy tiver dor de cabeça** ao acordar.
> **Se ele estiver vomitando ou tiver dificuldade em mover o pescoço.**
> **Se ele tiver menos de 5 anos.**
> **Se tiver problemas visuais,** tais como visão dupla.
> **Se a dor de cabeça resistir aos medicamentos.**

Esses sinais podem apontar uma ocorrência rara de crescimento intracraniano, como um tumor no cérebro. Procure cuidados médicos se seu filho sofrer quaisquer desses sintomas.

QUANDO NÃO SE PREOCUPAR >

> **Se a dor de cabeça for facilmente aliviada com medicamentos para a dor.**
> **Se a dor de cabeça não tem um horário específico.**
> **Se não apresentar outros sintomas.**
> **Se a dor de cabeça vai e vem e,** às vezes, durante meses, sem pioras.
> **Se a dor de cabeça não impedir nenhuma atividade diária.**

Se você constatou que Jimmy tem dores de cabeça relacionadas à tensão, simples mas recorrentes, considere dar a ele medicamentos para a dor. Deitar por alguns minutos em um quarto tranquilo e escuro é uma excelente maneira de aliviar as dores de cabeça. Pode até ajudar no seu caso.

Dores de cabeça psicológicas

Tudo começou quando você teve um problema no trabalho e desenvolveu intensas dores de cabeça. Recentemente, Jimmy tem apontado para a própria cabeça em diferentes horários do dia, dia sim, dia não. Quando a cabeça doía muito, ele começava a chorar. Você queria saber se a cabeça doía por causa do hábito de se sentar perto demais da TV, mas, pelo contrário, isso parecia deixá-lo mais aliviado. Esquisito, quando você massageia seus pés, ele melhora.

As crianças são especialistas em perceber quando as próprias queixas proporcionam um tratamento especial. Se a dor de cabeça de Jimmy conceder massagens na cabeça, idas da classe para a enfermaria ou oportunidades para assistir a um filme, ele vai aprender a apontar para a própria cabeça e franzir a testa quando precisar de um pouco de bajulação extra.

Uma tensão na família pode causar dores de cabeça psicológicas. Também vejo crianças que imitam os pais que se queixam com certa frequência. Se você achar que a dor de cabeça de Jimmy é mais psicológica do que fisiológica, não dê muita atenção. Simplesmente peça para que ele se deite e espere até se sentir melhor. Se a dor de cabeça persistir apesar das medidas tomadas, tenha um diário em mãos e anote a duração e a intensidade da dor, bem como a eficiência de várias estratégias de alívio. Esse registro ajudará seu médico a determinar o próximo nível de intervenção.

Dores do crescimento

Ver também: Dores nas juntas

As dores do crescimento sobre as quais as pessoas falam ocorrem geralmente em crianças com 6 anos ou mais e se manifestam como uma sensibilidade não específica na parte inferior das pernas, geralmente à noite. Se a criança não mancar, não apresentar vermelhidão nem inchaço e se a dor vai e vem durante alguns meses, ela é considerada uma dor do crescimento.

Como em relação a todas as queixas das crianças, você não deve voltar sua atenção de forma declarada para essas dores. Por exemplo, se massagear a panturrilha de Jimmy durante meia hora, ele vai descobrir que as próprias dores do crescimento aumentam conforme for entendendo como usá-las a favor dele. Faça o contrário: use medicamentos para dor de vez em quando e faça-o voltar para a cama rapidamente.

Dores nas juntas

Ver também: Dores do crescimento; Mancar

Se Jimmy machucar uma das juntas, comunique qualquer inchaço ao médico. Se não houver nenhum inchaço ou deformidade, você pode deixá-lo repousar. Monitore sua dor e depois reavalie no dia seguinte. Ele deve evitar usar o membro afetado se estiver dolorido. Se a dor ainda estiver intensa, provavelmente será necessário fazer um raio X. Se Jimmy não se machucou e a junta estiver inchada ou dolorida, ele também precisará de uma avaliação médica, em especial se houver febre associada, o que pode indicar uma infecção na junta.

Dores no pescoço

Ver também: Dores de cabeça

As mesmas causas que provocam um torcicolo em você – resfriados ou movimentos bruscos – podem provocar no seu filho também. O torcicolo de Jimmy dói tanto quanto o seu e o faz ficar com o pescoço torto assim como o dos adultos. Analgésicos, administrados conforme a necessidade, ajudarão consideravelmente, mas as crianças geralmente não gostam de almofadas elétricas para aquecimento.

A dor no pescoço não deve permanecer por muito tempo. Se ela persistir ou for acompanhada de febre significativa, acima de 39°C, existe a suspeita de ser meningite, uma infecção do cérebro rara, mas grave. Se seu filho estiver sofrendo de persistentes dores no pescoço e febre, leve-o ao médico.

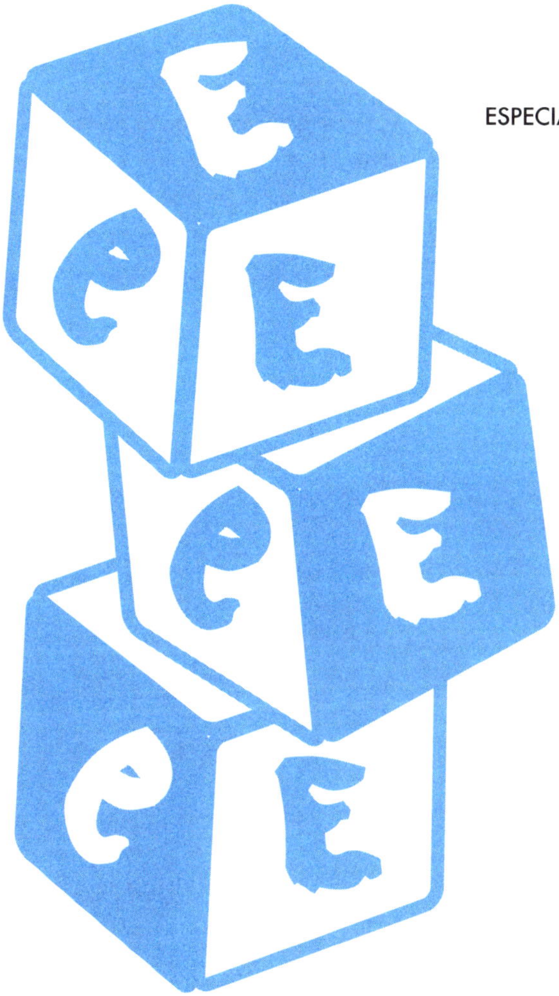

Eczema

Em bebês com predisposição, o eczema geralmente começa por volta dos 3 ou 4 meses. As formas mais brandas e comuns surgem em forma de pele seca nas bochechas, torso e membros. As formas moderadas se parecem com dermatoses causadas pelo vento, fazem com que a pele fique vermelha e escamosa e ocasionalmente provocam infecções. O eczema provoca bastante prurido e incômodo o suficiente para que até os recém-nascidos demonstrem uma coordenação surpreendente ao se esforçarem para coçar-se. Infelizmente, o ato de coçar piora a situação e provoca um ciclo vicioso de irritação. Em crianças maiores, o eczema aparece menos no rosto e mais no torso, barriga e extremidades.

O progresso da doença é imprevisível e muito frustrante. Em geral, aumenta e diminui drasticamente de um dia para outro ou de uma semana para outra. É igualmente frustrante o fato de que surtos parecem ocorrer independentes de qualquer fator desencadeante. Felizmente, o eczema geralmente desaparece com a idade ou pelo menos os episódios tornam-se menos intensos e frequentes. A maioria das crianças supera totalmente a enfermidade depois de 1 ano e, para aquelas que não a superam, os surtos tornam-se menos frequentes e intensos até elas superarem a doença futuramente.

O eczema costuma ser hereditário; normalmente, o pai, a mãe ou os dois já tiveram essa doença quando crianças.

Causas

Os fatores que desencadeiam o eczema são tantos e tão entrelaçados que você pode ficar confusa ao tentar descobrir o que está causando essa doença no seu filho. Na minha opinião, as alergias de alimentos são as causas menos prováveis, apesar do que você já possa ter lido antes. Tenho visto com frequência pais eliminarem diferentes nutrientes da dieta dos filhos na tentativa mal orientada de evitar ou reduzir o eczema. Essas mudanças podem parecer eficientes no começo, visto que o eczema melhora de forma natural, mas logo reaparece como parte do seu ciclo normal, mesmo com a nova dieta.

Os fatores ambientais são, na realidade, os mais importantes, especialmente em crianças mais velhas. Veja alguns:

Sabonete

Agentes "secantes" como sabonete ou xampu ou, até mesmo de forma pior, banhos com bolhas certamente não melhoram a situação [**Ver:** Sabonete]. A água pura é a forma mais suavizante para lavar seu filho. Banhos frequentes sem sabonete não vão desencadear ou piorar o eczema, especialmente se aplicar um hidratante após o banho.

Clima quente

Agrava o eczema porque o suor irrita a pele.

Clima frio

Mais especificamente, o ambiente seco causado pelos sistemas de aquecimento em climas frios provoca irritação.

Irritação mecânica

Panos, lã ou qualquer material abrasivo também podem irritar a pele.

Infecções virais

O eczema geralmente tem seus surtos durante resfriados e gripes. A distinção entre uma erupção da pele viral e um surto de eczema pode estabelecer um desafio no diagnóstico, mas felizmente o tratamento é o mesmo para ambos os casos: aplique um hidratante.

Tratamentos

Hidratação

O eczema começa com o surgimento da pele seca. Isso causa irritação, que, por sua vez, provoca coceira e, depois de tanto coçar, acarreta escoriação, que pode se transformar em uma infecção. O ciclo de irritação pode ser controlado pelo uso de hidratantes. Quaisquer pomadas gordurosas, mesmo a vaselina, vão deter a umidade na pele e evitar que seque. Será preciso muito hidratante; portanto, não há necessidade de gastar fortunas em fórmulas elaboradas. Aplique-o generosamente todos os dias (mesmo duas vezes ao dia, se necessário) a fim de umedecer a pele, pois o hidratante acrescido nela faz uma grande diferença. A pele deve ficar bem hidratada o dia inteiro durante o tratamento do eczema grave.

Esteroides

Às vezes, independentemente do cuidado com que você hidrata a pele do seu filho, ela permanecerá irritada. É quando um anti-inflamatório prescrito pelo médico do seu filho pode ajudar consideravelmente. Cremes esteroides, tais como hidrocortisona, têm fortes efeitos anti-irritantes e fazem maravilhas contra o eczema, impedindo os surtos mais desagradáveis em questão de dias. Aplique o creme conforme indicado e durante o período recomendado pelo médico. A duração desse tratamento vai demorar pelo menos uma semana ou até um pouco mais, até a enfermidade desaparecer completamente.

As pessoas geralmente aplicam esteroides em pouca quantidade ou suspendem o tratamento assim que a erupção fica menos intensa. Errado! Como o processo de irritação não foi totalmente exterminado, a vermelhidão reaparecerá de forma imediata, fazendo-a retomar o tratamento. No final das contas, você vai acabar tendo de aplicar mais do que se tivesse seguido as instruções.

Os esteroides também podem ser usados no rosto de forma segura. As bulas desses cremes geralmente ensinam quais são os cuidados necessários. É verdade que o remédio pode ser absorvido pela pele para dentro da circulação do sangue e que os níveis podem ser tóxicos, mas, quando usados de forma correta, os cremes esteroides são perfeitamente seguros e extremamente eficientes.

Anti-inflamatórios não esteroidais (AINEs)

As indústrias farmacêuticas têm trabalhado para desenvolver novas drogas anti-irritantes que podem ser aplicadas durante períodos prolongados de tempo e não têm os poderosos efeitos colaterais dos esteroides. Introduzidos nos últimos dois anos e extremamente pressionados pelos seus fabricantes, esses cremes previnem os surtos, mas sua eficácia ainda não foi provada. Achei a ação esperada do medicamento limitada e os cremes podem apresentar efeitos colaterais indesejados.

Medicamentos antipruriginosos

Os medicamentos antipruriginosos (anti-histamínicos), em teoria, fazem sentido: diminuem a coceira e eliminam o ciclo vicioso do eczema. Por outro lado, na prática, os preparados com longa ação têm efeitos limitados e efeitos colaterais indesejados, enquanto as drogas com curta ação são boas, mas requerem administração frequente e causam sonolência.

"Manicure" para bebês

Há uma última forma não farmacêutica para reduzir os efeitos nocivos da coceira: cortar as unhas de Jimmy.

Resumo

A melhor abordagem para o eczema é evitar os surtos hidratando a pele regularmente e tratá-los com esteroides. Fique tranquila, a idade proporcionará alívio.

Engatinhar

Há várias maneiras de um bebê engatinhar: o clássico (quatro apoios), comando (sobre os cotovelos), pendendo para um lado; ou simplesmente não engatinhar. Se acontecer de Lucy não engatinhar no momento certo, alguns livros vão deixá-la preocupada desnecessariamente afirmando que Lucy está perdendo um marco da sua vida, tem retardo mental ou sofre de outra doença terrível. Os mesmos livros vão sugerir estimulá-la a engatinhar, embora você vá se sentir ridícula em quatro apoios dando-lhe aulas de como engatinhar. Os bebês que optam por engatinhar geralmente começam a fazê-lo por volta dos 8 meses. Contudo, engatinhar está longe de ser um ato obrigatório; muitas crianças pulam essa fase e começam a andar automaticamente. Se todos os outros aspectos de desenvolvimento estão no mesmo nível de igualdade, não há motivos para se preocupar se Lucy não aprender essa forma opcional de locomoção.

Enjoo

Se algum membro de sua família sofrer de enjoo, sua melhor aposta provavelmente será um saco plástico. Os medicamentos prescritos para enjoos apresentam poucos benefícios e não devem ser administrados em crianças com menos de 2 anos. Se Jimmy vomitar quando estiver no carro, evite fazer um alvoroço ao limpar; seja rápida e volte para a estrada novamente. Crianças não gostam de vomitar, e muito menos do drama consequente disso.

Enurese noturna

Quando as crianças passam pela transição das fraldas para o penico, elas aprendem a segurar a urina durante a noite. Algumas demoram mais tempo. Até a idade de 5 anos, se elas tiverem surtos de incontinência urinária, serão consideradas "crianças que molham a cama". Essa prática é muito mais comum em meninos e é hereditária. Em poucos casos, pode persistir na adolescência.

Além do estresse com o excesso de roupa para lavar, a enurese noturna pode ser um problema porque pode deixar Jimmy envergonhado, embora isso possa ser impressão sua.

Em resumo, há pouco a se fazer sobre essa questão. Esse problema será resolvido quando a bexiga de Jimmy ficar mais adulta. Alguns alarmes que disparam quando a cama estiver molhada podem ser adquiridos, mas eles só vão acordar os pais; Jimmy continuará dormindo, ensopado na feliz ignorância. Até agora, medicamentos têm sido ineficientes. A última moda é um medicamento hormonal caro chamado DDAVP – constatei que ele é tão inútil quanto os outros medicamentos para a enurese noturna, apesar das alegações do fabricante. A fim de controlar o problema, restrinja a ingestão de líquidos antes de seu filho ir dormir. Diga: "Nada de líquido depois das 8 da noite". Você também pode ensiná-lo a trocar a roupa de cama e colocar a roupa suja no cesto. Quanto menos importância os pais derem a essa questão, mais insignificante será para ele.

Se Jimmy voltar a urinar à noite depois de um tempo considerável, pode ser uma reação a um evento estressante, tal como mudança de casa, início em uma escola nova ou testemunho de brigas dos pais. Quando o estresse diminuir, a cama voltará a ficar seca.

Envenenamento

Disque 193 para pedir a presença do Corpo de Bombeiros. Não importa onde você mora, esse é o primeiro número para o qual você deve ligar se houver qualquer suspeita de envenenamento. Em São Paulo, você também pode chamar o Ceatox, pelo número 0800-148110. O atendente a orientará sobre o que fazer. Como regra, a disposição dos objetos na sua casa deve ser estabelecida de forma que reduza as chances de chamar uma das entidades. Qualquer medicamento, mesmo os mais comuns, tais como acetaminofen, pode ser tóxico ou fatal para crianças se a dosagem for alta. Mantenha a quantidade mínima de medicamentos em casa e conserve os remédios essenciais em local fora do alcance das crianças. Com relação aos produtos de limpeza, o lugar embaixo da pia é acessível demais para as pequenas criaturas curiosas. Deixe esses desagradáveis produtos químicos fora do alcance delas e coloque um bom trinco ou cadeado no armário onde eles são guardados.

Envenenamento por chumbo

A toxicidade do chumbo é uma grande preocupação em relação às crianças pequenas, pois pode afetar o desenvolvimento do cérebro. Assim que começam a engatinhar, lactentes e crianças pequenas correm o risco de ingerir chumbo em forma de lascas de tinta que são pequenas e coloridas ou lamber os parapeitos das janelas. Se realmente gostar de casas antigas, o envenenamento por chumbo deve ser uma grande preocupação, especialmente se sua casa for de antes do final dos anos 1970, período em que o chumbo foi banido das tintas. Outras fontes de chumbo, tais como emanações de escapamentos, encanamentos e solos contaminados, são causas muito menos frequentes da toxicidade do chumbo. A toxicidade do chumbo geralmente não produz sintomas imediatos, mas pode futuramente causar algumas deficiências que vão da inaptidão no aprendizado até problemas comportamentais e, inclusive, danos cerebrais, dependendo da gravidade da ingestão.

Na maioria dos casos, os níveis de chumbo em crianças são testados uma vez ao ano e possivelmente mais de uma vez, dependendo da quantidade de casas antigas na região. Se houver qualquer outra suspeita de ingestão de chumbo, os testes serão realizados de forma adequada.

Envolvendo o bebê em cueiros

Ver também: Cólicas

A enfermeira no hospital lhe ensina muitas coisas: como dar banho, colocar fraldas, amamentar e envolver o seu bebê em cueiros ou fraldas. Enrolar o bebê em cueiros. A técnica é bem simples:

1. Coloque o cueiro de forma diagonal em uma superfície plana com o ângulo inferior apontando na sua direção e o ângulo superior na extremidade oposta (como o formato de um diamante).

2. Coloque Lucy no meio e dobre o ângulo superior para que a cabeça dela fique apoiada no cueiro. Segure os braços no meio do peito dela.
3. Pegue o ângulo do lado direito do cueiro e puxe para o lado esquerdo, cobrindo o seu corpo, e depois o enfie embaixo dela.
4. Agora coloque o ângulo inferior para cima e cubra a parte do cueiro que era o ângulo direito e enfie-o embaixo (o ângulo inferior deve apontar para baixo).
5. Agora, pegue o último ângulo, o que está no lado esquerdo, puxe-o para a direita em cima do tronco de Lucy e enfie-o embaixo das outras partes do cueiro, bem embaixo do queixo dela.

Como você sabe, o envolvimento em cueiros conforta Lucy, pois ela tem a falsa sensação de que ainda está no útero da mãe. Nos primeiros dias de vida, essa cálida sensação pode confortá-la e resolver alguns problemas que a amamentação e o balanço não vão resolver. Mas esse truque não funciona por muito tempo. Depois de algumas semanas, à medida que Lucy começar a apreciar a sua nova liberdade, ela vai preferir se esticar e chutar em vez de ficar com os movimentos contidos.

Escala de Apgar

A escala de Apgar (que tem esse nome em homenagem à Dra. Virginia Apgar) é um conjunto de números que são atribuídos perante testes no recém-nascido no primeiro e quinto minutos de vida. Com base em exames rápidos de batimentos cardíacos, respiração, tônus muscular, reflexos e cor da pele, os números da escala não indicam quão saudável o recém-nascido é. Pelo contrário, ajudam os médicos a decidir que tipo de intervenção será necessária em caso de complicações durante o parto. A partir do momento que estiver confortável no seu quarto com Lucy, essa escala será inexpressiva, pois Lucy já foi considerada saudável.

Escarlatina

Ver também: Infecção de garganta por estreptococos

A palavra escarlatina é assustadora, mas a própria enfermidade não assusta tanto assim. É uma doença mediada por toxina, produzida pelo estreptococo hemolítico grupo A que está na garganta, e causa erupções, predominantemente no rosto e no tronco. As erupções parecem ásperas como lixas e podem ter uma coloração vermelho clara. Também pode afetar a língua, conferindo-lhe a aparência de um morango. Os típicos sinais do estreptococo também podem ser notados: dores de garganta, tonsilas (amídalas) inchadas, febre, dores de cabeça e dores de barriga. Entretanto, as erupções às vezes são tão fracas e os sintomas tão brandos que a doença passa despercebida.

A escarlatina pode sarar sozinha, sem intervenção medicamentosa. No entanto, deve ser tratada sempre para evitar as complicações tardias, imunológicas, da infecção estreptocócica, que incluem febre reumática e glomerulonefrite aguda.

Durante o tratamento, a pele das mãos e dos pés pode descascar após uma erupção branda ou pronunciada. Pode durar por muitos dias, mas é indolor e desaparece espontaneamente.

Escovação dos dentes

Ver também: Cáries; Dentista

Muitos livros sobre bebês aconselham a escovação dos dentes de seu bebê a partir dos 6 meses. Se os dentes ainda não existirem, eles pedem para você escovar a língua, a gengiva... escovar qualquer coisa que estiver à vista. Qual é a razão de escovar dentes que ainda nem estão lá? Bebês comem em média a cada duas horas, então nem mesmo em sonhos você poderia esperar manter a boca de Lucy limpa. Além disso, qualquer pessoa que já tenha tentado colocar uma escova de dentes na boca de uma criança pode afirmar que não tem jeito de fazer isso de uma forma delicada. O mesmo vale para a gaze, ou para aquelas escovas fantoches de dedos tão bonitinhas. E se Lucy deixar colocar a escova em sua boca um pouquinho, suas chances de fazer alguma coisa eficiente são quase zero. Se insistir, você corre o risco de criar uma aversão permanente ao ato de escovar os dentes. Em crianças novinhas, evitar os doces é uma maneira muito mais eficiente de prevenir cáries.

Não se preocupe com a escovação até os 12 ou 15 meses, quando Lucy terá de fato um número significante de dentes e gostará de imitar qualquer coisa que você faça. Agora é a hora de comprar para ela uma linda escova de dentes e, durante a rotina da hora de dormir, deixe-a fingir que os está escovando enquanto você escova os seus. Conforme ela for ficando mais velha, vai achar esse ritual prazeroso e irá melhorar gradualmente nisso. Então você pode mostrar a ela as técnicas corretas de escovação e como passar o fio dental.

Já para a pasta de dentes, use as fórmulas especiais para crianças. As pastas normais têm muito flúor, que pode ser tóxico em grandes quantidades para as crianças que preferem comer a cuspir.

Espasmo respiratório

Às vezes, Jimmy pode ficar tão agitado e chorar tanto que provavelmente vai parar de respirar por 30 segundos. Quando isso acontecer, ele ficará pálido ou até mesmo com uma coloração azul ao redor da boca e, eventualmente, sem forças, antes de respirar fundo e começar a chorar de novo. Na primeira vez que testemunhar tal episódio, você vai querer chorar também. Fique tranquila: quando o oxigênio baixar, ele vai respirar novamente.

Embora pareça dramático, esse espasmo não é prejudicial, tanto no curto como no longo prazo. Geralmente, pode ocorrer aos 8 meses, sendo mais comum em crianças de 1 a 3 anos, não ocorrendo após os 5 anos. Você realmente pode reforçar esses episódios tendo reações exageradas; Jimmy vai perceber seu alvoroço ou suas tentativas para distraí-lo e mais tarde terá outro espasmo para chamar a atenção outra vez. Em outras palavras, se tentar com afinco evitar esses espasmos respiratórios, eles serão mais frequentes.

Crianças que têm um baixo número de glóbulos vermelhos no sangue teoricamente são mais propensas a esses episódios. Logo, se os espasmos ocorrerem repetidamente apesar de não os estar reforçando com sua atenção, o médico talvez queira verificar o sangue de Jimmy para saber se ele tem anemia ou não.

Especialistas em amamentação

A popularidade ressurgente da amamentação materna originou uma nova profissão: especialistas em aleitamento. A pessoa ideal para essa função seria sua mãe ou irmã mais velha. A principal tarefa desse especialista é segurar na sua mão e dar o apoio emocional e a orientação de que ela precisa quando as coisas ficam difíceis. A maioria dos problemas sobre amamentação, especialmente quando o bebê não quer pegar o seio, é causada pela apreensão em não amamentar de forma adequada. Uma presença confortante pode ajudá-la a ganhar confiança.

Além de pegar na mão, entretanto, não concordo com as teorias e o uso de equipamentos profissionais. Em especial, se Lucy desenvolver problemas ao pegar o seio, o especialista lhe aconselhará a ensiná-la como sugar, por meio de seu dedo, a fim de reeducar sua língua "incapaz". Eles talvez mostrem algumas posições estranhas para amamentação que provavelmente a farão se sentir mais ansiosa ou a farão usar um "sistema de amamentação suplementar": um tubo grudado nos seus seios e conectado a uma bolsa cheia de leite. Não é nada natural para Lucy sugar do tubo e, além de essa geringonça não ensinar nada sobre amamentação, desestimulará mais as mães.

Por fim, mas não menos importante, eles podem sugerir o corte do frênulo lingual, uma membrana embaixo da língua. Essa ideia se baseia em uma crença incorreta, hoje desacreditada, de que o frênulo curto pode causar problemas na amamentação ao criar uma "língua presa" restrita, o que, na realidade, é apenas uma variante normal no formato da língua. Esse caro procedimento cirúrgico também não vai melhorar a amamentação [**Ver:** Língua].

É claro que há espaço no mercado para os serviços de especialistas em aleitamento. Primeiro, recomendo um membro da família do sexo feminino, mas, se não for possível, você pode contratar uma especialista em aleitamento para vir à sua casa e ajudá-la, desde que ela deixe o equipamento dela em casa.

Esterilização

Lucy é bonitinha, mas dificilmente está limpa devido à quantidade de fezes que produz. Consequentemente, não precisa esterilizar nada em sua casa só porque ela pode estar em contato com tudo. Pelo mesmo motivo, os médicos não recomendam mais a esterilização da mamadeira, em nenhuma idade. As mães que amamentam certamente não esterilizam seus seios a cada mamada, mesmo se houver leite no bico. O açúcar do leite e a pele formam um perfeito ambiente de crescimento para as bactérias. Não parece que Lucy esteja incomodada com isso!

Estímulos

Ver também: Creche

Lucy, olha para o passarinho na árvore! Escuta, ele faz piu, piu, piu, olha que gracinha! Fala: "Meu nome é Lucy!". Fala: "Oi, passarinhos!". Agora fala: "Tchau, passarinhos!". Vamos falar para o papai que vimos muitos passarinhos e também vimos um cachorro que fazia: "Au, au, au!". Você viu que cachorro grande, Lucy? "E depois fomos para..."

Os estímulos são importantes, mas você deve proporcioná-los de forma orgânica e normal: os momentos de brincadeiras e risadas devem ser alternados com os de paz e tranquilidade. Durante os estágios dos recém-nascidos e lactentes, muitos pais ficam imaginando que tipo de estímulos devem proporcionar e talvez fiquem preocupados com os momentos de silêncio. Alguns livros recomendam alguns tipos de estímulo forçado para elevar os níveis de QI, mas duvido que eles façam alguma coisa além de introduzir um tipo de interação artificial entre pais e crianças. Você quer que Lucy seja inteligente? Simplesmente sorria para ela. Se não tiver vontade de dar algumas risadinhas, sem problemas. Você não precisa conversar, cantar ou entretê-la constantemente. Acrescente alguns beijinhos e abraços e espere pelo melhor. Você quer que Lucy tenha boa coordenação? Faça cócegas, role no chão com ela, coloque-a sentada nos seus ombros e divirta-se. Não precisa fazer que ela erga os músculos das costas, ensiná-la a sentar-se de forma correta e assim por diante, como alguns livros sugerem. Ela vai adquirir coordenação sozinha.

Com relação a brinquedos para os bebês pequenos, você pode comprar muitos chocalhos e móbiles extravagantes na loja de presentes próxima à sua casa. Entretanto, você notará que Lucy também poderá ficar paralisada com o ventilador de teto durante meia hora ininterruptamente. Esses vídeos educacionais cujo alvo é o bebê são ótimos desde que você saiba o seu propósito: eles fazem você se lembrar de que realmente tem certo QI, mas provavelmente eles não vão produzir nenhum efeito sobre Lucy.

Se tiver muita energia para gastar, sugiro que você a guarde com muito carinho a sete chaves para aqueles momentos em que terá de ler aquele livro para ela pela quinta vez, correr atrás dela durante horas, cantar a mesma musiquinha diversas vezes e encontrar respostas para os milhares de "por quês?" dela.

Exames de triagem

Triagem em recém-nascidos

É obrigatório, hoje, que os recém-nascidos sejam submetidos a exames de triagem para uma variedade de doenças, inclusive HIV e diversas enfermidades metabólicas. O valor desses testes está no fato de que, embora essas enfermidades sejam excepcionais, todas elas (exceto a aids) podem ser prevenidas ou pelo menos melhoradas com medidas muito simples. Por exemplo, com relação ao hipotireoidismo congênito, uma das doenças raras mais comuns, algumas gotas de remédio diariamente vão curar o bebê.

Os testes são realizados da seguinte forma: uma pequena amostra de sangue é obtida do calcanhar de Lucy e colocada em um pedaço de papel. Se não receber nenhuma informação do hospital, quer dizer que os resultados foram todos normais. Porém, se tiver alguma anormalidade, o laboratório entrará em contato com você, com seu médico e com o hospital onde você deu à luz. Será necessário colher outra amostra de sangue para ter uma confirmação sobre a anormalidade. Já que são analisados produtos que derivam da ingestão do leite, esses testes, para que sejam precisos, não devem ser realizados muito precocemente.

O número de doenças incluídas no teste varia de país para país. No Brasil, há cinco testes de triagem obrigatórios. Quase todos os hospitais privados brasileiros oferecem mais testes que os cinco oficiais, e, apesar de grande parte das doenças detectadas ser genética e incurável, algumas têm tratamento que evita a morte ou deficiência mental – caso da fenilcetonúria, por exemplo.

Em crianças

> 1 ano

Anos atrás, os médicos realizavam anualmente exames de sangue em crianças para fazer triagem de vários problemas, tais como anemia e colesterol alto. As crianças odiavam fazer os testes, que não eram de grande utilidade, já que essas enfermidades são muito raras. Enfim, os médicos chegaram à conclusão de que esses testes eram pura perda de energia. Atualmente, exceto para os principais exames de rotina e exames de sangue para detectar se há anemia por volta de 1 ano, os exames de sangue são realizados apenas para esclarecer dúvidas com relação a determinadas suspeitas.

Você pode minimizar a leve dor associada à remoção de sangue da veia aplicando uma pomada anestésica 20 minutos antes do exame.

Com relação a outros exames de triagem, não se defende mais a ideia de realizar testes rotineiros de tuberculose, a não ser que haja uma suspeita de contágio. Da mesma forma, não se realizam mais exames anuais de triagem de urina, a não ser quando há suspeita de infecção urinária.

Excesso de peso

Ver também: Problemas de peso

< 1 ano

Em lactentes, o "excesso de peso" representa uma predisposição fisiológica, não um distúrbio nutricional. Se seu bebê for corpulento, a primeira coisa a fazer é perguntar à sua mãe qual era o seu tamanho quando bebê: provavelmente, você achará que seu bebê é parecido com você na sua idade.

Não esqueça que, com relação a bebês extremamente grandes, é quase impossível alimentar excessivamente um lactente pelo simples fato de que, se você fizer isso, o bebê regurgitará a comida. Alimente seu bebê grande conforme a sua necessidade, como se ele fosse um bebê pequeno ou médio. Em todas as idades, cuidado para não oferecer comida como forma de consolo, e não proporcione uma dieta concentrada em carboidratos, pois esses hábitos podem predispor o bebê à obesidade no futuro.

Aqui podemos encontrar outras considerações sobre bebês grandes:

- Em primeiro lugar, ao contrário do que você talvez já tenha ouvido falar, se Lucy for extremamente grande, ela não precisa começar a comer alimentos sólidos antes dos outros bebês por causa disso.
- Quando você começar a introduzir alimentos sólidos (por volta dos 6 meses), não restrinja a sua ingestão, mesmo se ela tiver muito apetite.
- Bebês maiores têm uma tendência a ser um pouco menos coordenados e vão conseguir ficar sentados mais tarde. Eles geralmente começam a perder peso quando começam a andar.

Com relação aos comentários, você se sentirá orgulhosa de todos os "ohhs" e "aahhs" que Lucy provocará no começo, mas logo vai se cansar de ouvir as pessoas dizerem: "Quantos anos ela tem?"; "Mas ela é enorme!".

1-3 anos

Crianças entre 1 e 3 anos também podem ser bem grandes, mas, assim que a sua mobilidade aumenta, muitas delas ficam mais magras (apesar da proeminente barriga característica). Independentemente do tamanho e das inclinações nutricionais, restrinja o consumo de açúcares e gorduras, tais como cereais açucarados, sucos, refrigerantes, uvas-passas, doces, biscoitos, macarrão, pizzas, *fast-food*, batatinhas fritas, bolachas *crackers*, pães, sorvetes etc.

A melhor forma de evitar que seu filho fique acima do peso é estabelecer bons hábitos alimentares e restringir a disponibilidade de alimentos que engordam em casa. Dessa forma, a luta para limitar o acesso a esse tipo de alimento é bastante reduzida, embora você possa quebrar as regras de vez em quando, por exemplo em festas de aniversários e restaurantes.

Quando Jimmy afirmar a sua independência (por volta de 15 a 18 meses), resista à tentação de aliviar as frustrações dele com a alimentação ou de oferecer-lhe alimentos mais gostosos para que ele não se torne uma criança com dificuldades para comer [**Ver:** Dificuldade para comer].

Em crianças

> 3 anos

Algumas crianças têm predisposição genética para estar acima do peso. Entretanto, se seu filho for magro, isso pode mudar. Uma criança de 5 anos que segue uma dieta sem restrições pode ser muito magra, enquanto outra que segue a mesma dieta pode estar acima do peso. Contudo, essa diferença pode não durar até a fase da adolescência: uma criança extremamente magra tem grandes chances de se tornar uma criança acima do peso se aderir a uma dieta com alimentos que engordam.

Na grande maioria dos casos, as crianças ficam acima do peso não por questões hormonais, mas por causa dos hábitos psicológicos e nutricionais fortificados que criam raízes em uma idade muito jovem. Um motivo principal é a introdução precoce do açúcar na dieta, conforme descrito anteriormente.

Se Jimmy estiver acima do peso, a abordagem mais útil é um acompanhamento nutricional que proporcione uma dieta detalhada junto com pesagens bimestrais. O objetivo é restringir o acesso a alimentos que engordam, especialmente refrigerantes, *fast-food*, pizzas, batatinhas fritas e biscoitos. Se não tiver esses alimentos em casa, não sofrerá nenhuma tentação. Substitua-os por alimentos como frutas, verduras, queijos magros, carne, peixe ou tofu. Estimular exercícios físicos e restringir a TV ou o uso de videogames também ajudarão: pense que uma hora na frente da TV equivale a uma hora de ganho de peso.

É claro que tudo isso é fácil de falar. Manter os alimentos que engordam indisponíveis é apenas metade da solução. A outra metade é lidar com uma criança que está infeliz e não entende o motivo pelo qual ela não pode comer o que sempre comeu. Lidar com seu humor exige determinação, disposição para estabelecer limites e paciência [**Ver:** **Disciplina e limites**].

Extração de leite

Este tópico inclui os vários motivos para extrair o leite. Antes de discutir como e por quê, vamos falar sobre o que fazer com o leite extraído. Ele pode ser estocado na geladeira durante 24 horas e no *freezer* por período indeterminado. Com relação ao leite em pó, você pode dar a Lucy o resto que sobrou da mamadeira mantida em temperatura ambiente até depois de algumas horas.

A fim de estimular o leite materno

Ao contrário do que você possa ter ouvido falar, é ridículo extrair o leite nos primeiros dias após o parto a fim de estimular a produção. Essa é a hora de deixar que a natureza siga seu curso. Observar as ínfimas gotas de colostro extraídas dolorosamente pode fazer você pensar que não tem leite suficiente, mas isso não é verdade. Lucy extrai o leite de forma muito mais eficiente que a própria extração manual. Além disso, quando você oferecer o peito, ela não vai entender o porquê, já que você reduziu o suprimento alimentar dela. Certamente você pode continuar dando a ela mamadeira com o leite extraído, mas, na vez seguinte, ela vai lembrar quão complacente o bico feito de borracha foi em comparação com o seu. Você vai acabar perdendo seu tempo e ficar desestimulada.

Quando papai ajuda

A participação do papai na alimentação de Lucy é uma ideia excelente se ela estiver mamando na mamadeira. Se estiver amamentando no peito e quiser compartilhar as alimentações do bebê com o papai, a extração do leite é uma boa ideia em teoria, mas, na prática, é ineficiente. O tempo perdido extraindo, estocando e supervisionando o leite poderia ser usado simplesmente para a verdadeira alimentação dela. Além disso, nos primeiros dias de alimentação, a extração interfere na produção natural e interrompe os horários do aleitamento materno. Se quiser oferecer leite extraído ao seu bebê, faça-o após ter estabelecido um padrão constante de amamentação, o que leva cerca de dez dias. Lembre-se também de que alguns mililitros de leite em pó de vez em quando para a sua comodidade não são o fim do mundo.

Por que a amamentação no peito é difícil?

Algumas mães optam por alimentar seus bebês com a mamadeira contendo o leite materno extraído, pois não conseguiram amamentar no peito com sucesso. Duvido que elas gostem de ter a chatice de primeiro extrair o leite e depois alimentar o bebê com a mamadeira, mas, pelo menos, têm a satisfação de alimentar seus bebês com o melhor valor nutricional. Se você se encontrar nessa situação, tenha em mente que o esforço nos primeiros meses vale a pena, mas quando a maioria das vantagens imunológicas e fisiológicas do leite materno for alcançada os benefícios serão menos visíveis posteriormente.

No trabalho

Se for começar a trabalhar logo após o nascimento de Lucy, você provavelmente vai querer extrair leite no escritório. Isso é uma boa alternativa para quem quiser alimentar o bebê com o leite materno, em especial durante os primeiros seis meses. Após esse período, você deve pesar os menores benefícios de alimentar Lucy com o leite materno em comparação com o estresse de extrair o leite no local de trabalho. A maioria das mães não gosta muito de extrair o leite, mas parecem tolerar esse procedimento depois de entender seu real significado. Infelizmente, pouquíssimos locais de trabalho são projetados para contribuir para essa atividade. Já vi muitas mães que trabalham fora de casa extrair o leite no ambiente de trabalho de forma feliz e com sucesso durante um ano inteiro.

Eis algumas dicas que reuni para essas rainhas produtoras de leite:

- Desfrute a licença-maternidade sem extrair leite. Comece somente alguns dias antes de voltar ao trabalho. Estocar litros de leite em excesso antecipadamente não vai fazer nenhuma diferença.
- Extraia apenas o que Lucy vai consumir no dia seguinte enquanto você estiver no trabalho. Provavelmente será necessária uma média de 340 ml para duas ou três mamadas. Nos primeiros meses, essa quantidade será suficiente para mantê-la feliz durante o dia inteiro.
- Na primeira ou segunda semana, a babá de Lucy vai informar no final do dia que você não deixou uma quantidade de leite suficiente. Isso em parte se dará porque Lucy vai sugar o leite do bico de borracha mais facilmente e porque a babá acreditará que, quando Lucy se sentir inquieta, poderá estar com fome.

- Se achar que não tem leite suficiente, tenha em mente que o leite em pó não é veneno. É a melhor opção depois do leite materno e, se a mamadeira aliviar o seu nível de estresse no trabalho, vale a pena dar a Lucy alguns mililitros de leite em pó por dia.

Após os 6 meses, quando Lucy começar a ingerir alimentos sólidos, o leite materno, embora sendo ainda benéfico, não será mais crucial. A essa altura, extraia a quantidade que for confortável e complete com o leite em pó. Mesmo que pare de extrair leite, você pode continuar amamentando no peito à noite e durante os fins de semana.

Extremidades azuladas

As mãos e os pés dos bebês às vezes ficam azuladas por causa do tamanho minúsculo dos vasos sanguíneos. Quando esses vasos ficam contraídos, podem limitar o fluxo sanguíneo, mas a coloração azulada resultante não significa necessariamente que seu bebê está com frio. Após os primeiros meses de vida, esse episódio se torna menos comum.

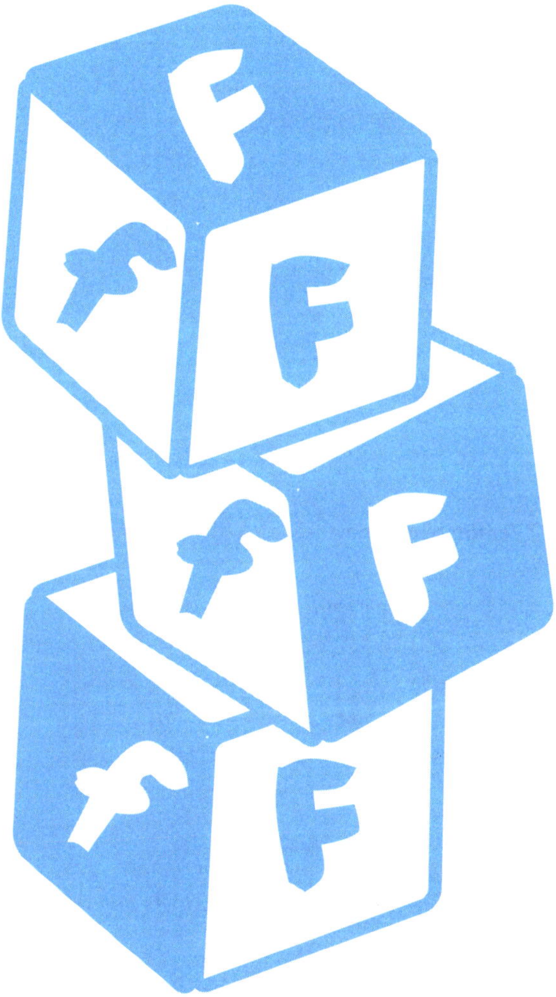

Fase transitória do berço para a cama

Ver também: Sono

Quando Jimmy deve passar do berço para a cama? Contínuas tentativas de subir são sinais de que ele pode estar pronto. Mesmo que ele não tente uma fuga, a maioria das crianças fica feliz quando é libertada da prisão no berço por volta dos 2 anos. Quando ele estiver se acostumando com a sua cama nova, prepare-se para encontrar Jimmy no outro lado do quarto dele pela manhã ou na sua cama no meio da noite. Se não se importar com nenhuma dessas hipóteses, aproveite para comprar uma cama nova de criança no aniversário de 2 anos dele. A cama pode ter, por exemplo, uma grade lateral que previne quedas, mas lembre-se de que sair de uma cama baixa algumas vezes ensina às crianças a não cair mais tarde. Também existe a opção de comprar um berço que pode virar cama de criança graças a um colchão e grade ajustáveis.

Em geral, as crianças ficam felizes com essa "fase transitória". Não force se Jimmy não quiser deixar o berço. Guarde o berço e a cama no seu quarto e tente fazer a mudança de novo algumas semanas depois. Seja paciente. Já ouvi relato de casos de crianças que com 5 anos ainda dormem em berços.

Febre

Ver também: Convulsões febris; Termômetros

A febre é boa e ruim. É boa porque avisa que alguma coisa está acontecendo no corpo e, já que a maioria dos vírus não convive bem com o calor, ajuda a eliminar a doença. É ruim, é claro, porque seu filho está mal e se sente desconfortável. Independentemente da gravidade de uma doença febril, uma febre propriamente dita de vez em quando não é perigosa para o corpo e não vai causar nenhum dano ao cérebro, mesmo em casos raros, que causam convulsões [**Ver:** Convulsões febris].

Uma temperatura normal varia entre 36°C e 37°C, uma febre baixa chega por volta de 38°C, uma febre moderada atinge ao redor de

38,5°C e uma febre alta alcança uma temperatura superior a 39,5°C. A margem de erro gira em torno de meio grau, dependendo de como você afere a temperatura e do tipo de termômetro usado. Existe também uma grande variação na gravidade da febre que a criança gera. A mesma enfermidade pode fazer uma criança ferver em febre, enquanto outras não manifestam febre alguma.

Em recém-nascidos

Durante os primeiros dias fora do útero, a temperatura de Lucy pode oscilar sem motivo algum. Seu "termostato" ainda não se encontra em total funcionamento porque você regulava sua temperatura para ela dentro do útero. Cobri-la com muitos cobertores pode aumentar de forma sutil a temperatura do corpo dela para mais de 38°C (o limite oficial para a febre). Em recém-nascidos, a febre é rara e é um péssimo indicador de uma doença grave. Na realidade, uma queda na temperatura abaixo de 36°C pode ser sinal de infecção. Outros sinais, como pouco apetite ou sono em demasia, indicam a gravidade de uma doença de forma melhor que a febre. De qualquer maneira, quando tiver um recém-nascido, adquira o hábito de aferir a temperatura somente se ele tiver uma temperatura excepcionalmente quente ou fria ao tocá-lo. O médico deve ser comunicado imediatamente sobre qualquer febre ou queda de temperatura.

Antes dos 3 meses

Antes dos 3 meses, a febre é muito rara. Se a temperatura de Lucy alcançar uma temperatura de 38°C e ela estiver muito quente, certamente estará com febre. Nessa idade, a febre pode ser um sinal de doença grave e, portanto, tem de ser sempre tratada, especialmente se ela estiver sonolenta e tiver pouco apetite. Não perca tempo tentando diminuir a temperatura dela com medicamentos; leve-a ao médico para determinar a fonte da febre.

Depois dos 3 meses

Quando Jimmy estiver com febre, a pergunta mais importante não é "Qual a sua temperatura?", mas "Por que ele está doente?". Uma criança pode ter uma gripe que provoca desconforto, mas inócua a uma temperatura de 40°C ou, de forma alternada, uma enfermidade muito mais ameaçadora a uma temperatura de 38°C. Não se deixe enganar pela temperatura indicada no termômetro, ficando preocupada desnecessariamente ou tranquila erroneamente.

QUANDO SE PREOCUPAR >

> **Se Jimmy estiver muito sonolento ou moroso** e continuar assim quando a febre baixar após você ter lhe dado algum medicamento para a febre.
> **Se ele tiver outros sintomas,** como dificuldade em respirar e vômitos repetitivos.
> **Se a febre persistir por vários dias,** ou baixar e voltar.
> **Se ele beber pouco líquido,** o que pode levar à desidratação.

QUANDO NÃO SE PREOCUPAR >

> **Se Jimmy estiver lúcido e consciente,** mesmo sentindo desconforto.
> **Mesmo que você não consiga diminuir a febre,** não precisa necessariamente se preocupar; algumas gripes e vírus provocam febres que os medicamentos dificilmente conseguem diminuir. Isso não é um sinal confiável da gravidade de uma doença.
> **Se a febre desaparecer após alguns dias.**

O que fazer

- **Baixe a temperatura de Jimmy** com acetaminofen ou dipirona mais para aliviar o desconforto do que para baixar a temperatura. Se o desconforto for marcante, não modere na dose do medicamento; use a dose recomendada para a sua idade e repita as doses quantas vezes forem necessárias, sem exceder o limite diário [**Ver:** Medicamentos para a febre e para a dor].

- **Se tiver qualquer dúvida em relação à origem da febre** ou à necessidade de tratamento, fale com o seu médico.

O que **não** fazer

- **Não fique aferindo a temperatura de Jimmy repetidamente.** Você sabe que ele está com febre. Ela vai aumentar e diminuir até a doença desaparecer.
- **Não dê banhos frios ou esfregue álcool no corpo.** Essas estratégias datam da pré-história e só causam calafrios e desconforto. Os medicamentos são muito mais eficientes.

Perguntas Reais de Pais Reais

Qual temperatura é considerada alta demais?

Sei que a febre alta é extremamente irritante. Entretanto, não significa que é o fim do mundo. Os termômetros podem atingir uma temperatura de mais de 40°C com uma enfermidade viral razoavelmente curta. Discuta com seu médico sobre qualquer febre a uma temperatura superior a 38,5°C a fim de especificar qual tratamento deve ser seguido.

Por que o coraçãozinho dele está disparado?

Porque tem de disparar. Quando o corpo está quente, um mecanismo de reflexo acelera o coração para ajudar a expelir o calor. Quanto maior a circulação do sangue, maior é a redução do calor.

Por que a sua respiração está tão acelerada?

Pelo mesmo motivo. O calor é dissipado na respiração.

E se ele tiver uma convulsão?

As febres altas podem causar convulsões febris em crianças com predisposição. Elas assustam, mas não são perigosas. Independentemente do que você possa ouvir dizer, não vai conseguir evitá-las dando medicamentos para a febre constantemente.

Quando devo baixar a temperatura?

Só se Jimmy se sentir desconfortável. Caso contrário, deixe a febre avançar enquanto você monitora os sintomas. Dessa forma, você vai poder estimar o progresso da doença em vez de camuflar os sintomas suprimindo-os. As febres têm um propósito: a temperatura elevada faz do corpo de Jimmy um ambiente muito menos favorável para o vírus. Além disso, a febre tem uma vantagem oculta: vai derrubá-lo e ele vai descansar em vez de ficar perambulando sob os efeitos do acetaminofen.

É verdade que tenho de manter meu filho dentro de casa durante 24 horas depois que a febre baixar?

Não sei quem inventou essa regra. A maioria das doenças é contagiosa antes do início da febre e não depois que ela já se manifestou. Você ficará surpresa de ver com que rapidez as crianças se recuperam depois de uma doença. No dia seguinte, se Jimmy estiver de pé, deixe-o brincar ou ir à escola.

Ferimentos na cabeça

Em casos de ferimentos na cabeça, o problema não é tanto o crânio de Jimmy no que diz respeito ao cérebro. Em outras palavras, enquanto muitas batidas e pancadas parecem ser dramáticas, Jimmy vai simplesmente balançar a cabeça e agir como se nada tivesse acontecido. Quando o golpe for particularmente forte, a preocupação é avaliar o risco do sangramento intracraniano. Um raio X da cabeça tem suas limitações, pois somente o crânio pode ser visualizado. Uma tomografia é muito mais precisa para visualizar o ferimento no cérebro, embora um pequeno sangramento intracraniano possa não ser visualizado no início, o que poderia tranquilizá-lo erroneamente. Ratifico que, admitindo que Jimmy esteja bem após a queda, a melhor e única forma de avaliar a potencialidade do dano cerebral é observar com cuidado o seu comportamento nos dias seguintes. As mudanças relacionadas ao trauma geralmente são visíveis em algumas horas após o batida, embora às vezes possam levar alguns dias para se manifestar.

Em bebês

Apesar de todas as advertências, bebês geralmente caem do trocador, do sofá ou da cadeirinha em um segundo de distração. É muito raro que essas quedas causem danos ao cérebro, mas pode acontecer.

QUANDO SE PREOCUPAR >

- **Se a queda ocorreu a uma altura superior a 1 metro,** principalmente em chão duro.
- **Se Lucy tiver um galo na cabeça,** o que para um bebê pode indicar um impacto considerável.
- **Se ela perdeu a consciência.**
- **Se ela estiver bastante sonolenta após a queda** e não conseguir ficar acordada nos horários em que deveria estar acordada.
- **Se ela estiver bastante irritada após o acesso de choro inicial.**
- **Se ela estiver muito pálida.**
- **Se ela parecer estar desconfortável durante o sono.**
- **Se ela perder o apetite após a queda.**
- **Se ela vomitar várias vezes.**

Diante de quaisquer desses sintomas, procure cuidados médicos imediatos.

Ao contrário do que as pessoas pensam, mudanças no tamanho da pupila são os últimos sinais de complicação e, portanto, não se trata de um indicador inicial confiável.

QUANDO NÃO SE PREOCUPAR >

- **Se o nível de energia de Lucy permanecer igual após a queda.**
- **Se ela pegar no sono calmamente** após chorar e você conseguir acordá-la pelo menos uma vez.
- **Se a cor dela permanecer normal.**
- **Pode parecer assustador,** mas um tombo de um bebê de uma mesa ou cama com menos de 1 metro de altura raramente causa danos na cabeça.

O que fazer

- **Fique de olho em Lucy durante algumas horas após a queda.**
- **Se for à noite, durma ao lado dela** e observe se ela está dormindo calma e confortavelmente como de costume, sem nenhum gemido, grunhido ou vômito.
- **Acorde-a pelo menos uma vez à noite** para verificar se ela acorda e reage de forma normal.

O que não fazer

- **Não tente manter Lucy acordada quando ela estiver com sono** ou não a acorde quando for o horário de ela dormir. Se você fizer isso, interromperá seu padrão normal do sono e quaisquer julgamentos que fizer sobre a ligeireza e o humor dela serão baseados em informações errôneas.

Em crianças

Se Jimmy cair, não deve ser tão difícil avaliar a gravidade da queda, já que ele pode lhe dizer o que dói e como.

QUANDO SE PREOCUPAR >

- **Se Jimmy perder a consciência após a queda.**
- **Se ele estiver sonolento e engolir as palavras após a queda.**
- **Se ele vomitar várias vezes,** especialmente se piorar conforme o tempo passa.
- **Se ele tiver dor de cabeça com intensidade crescente.**
- **Se ele parecer desorientado e andar com passos vacilantes.**
- **Se ele tiver um sono muito agitado.**

Diante de quaisquer desses sintomas, procure cuidados médicos imediatos.

Mudanças no tamanho da pupila são os últimos sinais de complicação e, portanto, não se trata de um indicador inicial confiável.

QUANDO NÃO SE PREOCUPAR >

- **Se Jimmy chorar imediatamente.**
- **Se ele tiver um sono tranquilo.**
- **Se ele agir normalmente após a queda.**
- **Se ele vomitar uma ou duas vezes após a queda, mas parar rapidamente.** (O golpe na cabeça, mesmo não sendo grave, pode provocar essa reação.)
- **Se ele tiver um galo na cabeça.** Apesar de ser preocupante no caso de uma criança muito pequena, em uma criança maior, um hematoma no próprio couro cabeludo não é um indicador de ferimento no cérebro.

O que fazer

- **Fique mais atento a Jimmy no dia seguinte.**
- **Se formar um galo, aplique uma compressa de gelo por alguns minutos se ele permitir.** Se ele não permitir, não o deixe angustiado porque não vai fazer muita diferença com relação ao inchaço.
- **Deixe-o tirar uma soneca ou dormir se for à noite** e fique de olho para ver se está dormindo tranquilamente.

Se quaisquer desses sinais graves descritos ocorrerem, leve-o para o hospital imediatamente.

O que não fazer

- **Não o proíba de dormir.** A queda e o choro intenso podem ser extenuantes. Não só é difícil evitar o sono, como é mais importante observar a qualidade do sono após a queda.

- **Não dê medicamentos para dor de cabeça mais de uma vez;** pode ocultar o desconforto e proporcionar um falso alívio.

Ferro

Ver também: Alimentação líquida; Exames de triagem

Desde que o Popeye começou a comer espinafre, o ferro tem sido sinônimo de saúde e força. Isso tem certo fundamento médico: o ferro faz os glóbulos vermelhos transportarem oxigênio para os tecidos do corpo. A falta de ferro resulta em anemia, que é caracterizada por pele pálida e fadiga.

Entretanto, atualmente o ferro pode ser encontrado em muitos alimentos. Mulheres grávidas tomam suplementos. As fórmulas são reforçadas com ferro. Os bebês tomam cereais enriquecidos com ferro. Acho esse exagero com o consumo de ferro uma bobagem. Uma dieta balanceada supre bastante ferro, não somente vindo da carne vermelha, mas também de brócolis, frango, chocolate, casca da batata, feijão, ervilhas e, é claro, espinafre. Por volta do primeiro ano de vida, os médicos geralmente fazem exames em bebês para verificar se há alguma carência de ferro.

Você ainda não sabe se Jimmy tem carência de ferro? Aqui está um simples teste: dê uma olhada nas suas bochechas e pontas dos dedos. Se forem cor-de-rosa e a energia dele for normal, seus níveis de ferro quase certamente estão normais.

Fezes

Ver também: Constipação; Diarreia

Aviso: Este tópico não é para pessoas impressionáveis ou hipersensíveis. Ele contém linguagem imprópria e descrições de situações escatológicas.

Os primeiros dias

As primeiras fezes são chamadas mecônio, que é o conteúdo do intestino fetal. O mecônio é uma substância verde grossa que o bebê elimina durante o nascimento ou logo depois. Conforme Lucy se alimenta, ela começará a produzir fezes normais. A quantidade de fezes nessa idade pode variar e não demonstra uma indicação exata de quão bem ela está se alimentando. Em casos raros, mesmo que o recém-nascido esteja se alimentando de forma adequada, possivelmente você não verá fezes ou mecônio eliminados por ela. Se essa ausência de fezes persistir durante cinco dias, e especialmente se houver fortes vômitos, o sistema intestinal pode estar obstruído, o que requer cuidados médicos.

Os primeiros meses

Quantidade

A quantidade de fezes varia com a idade. Inicialmente, a média é uma excreção depois de cada mamada; durante os meses seguintes, a frequência diminui. Entretanto, a variação é tão comum que essas diretrizes são altamente inúteis. Um lactente pode ficar sem expelir fezes durante dez dias. Outro pode fazê-las dez vezes ao dia. Para tornar as coisas mais complicadas, os bebês que se alimentam de leite em pó tendem a produzir menos fezes que os bebês que se alimentam de leite materno.

Se você não vir fezes durante muitos dias, não quer dizer necessariamente que há um grande acúmulo interno. Ao contrário, Lucy pode estar absorvendo o leite totalmente e, portanto, está produzindo poucas fezes. Desde que não haja nenhuma distensão abdominal ou vômito, não precisa administrar nenhum laxante, como suco de ameixa ou água; isso não é prisão de ventre [**Ver:** Constipação].

Mais do que dez evacuações ao dia podem ser um sinal de diarreia, causada por um vírus intestinal ou, mais raramente, má absorção intestinal. Você deve considerar esses sintomas com o médico.

Formato e cor

- As fezes aquosas e até mesmo difíceis de conter não são um problema por serem indolores e eliminadas suavemente. Em geral, são o resultado do excesso de leite não digerido, que é eliminado pela outra extremidade de forma quase simples no intestino.
- As fezes esverdeadas não são um problema, mesmo se forem o resultado de um leve excesso de alimentação (um pouco de excesso de alimento é melhor do que a falta). Elas também representam um pouco de leite excessivo que essencialmente não foi digerido.

- Os excrementos amarelados e com sementes (pequenas partículas que se assemelham às sementes de gergelim) não são um problema; eles se encaixam nas descrições das fezes de bebês que se alimentam do leite materno encontradas nos livros didáticos.
- As fezes marrons e pastosas não são um problema; elas representam uma variante normal das fezes de bebês que ainda mamam no peito ou, mais provavelmente, do subproduto do leite em pó.
- O único caso em que possa haver algum problema e requer certos cuidados é quando as fezes do bebê são parecidas com as de um adulto: marrons e duras. Isso pode ser uma reação do excesso de ferro no leite em pó ou, em casos raros, uma predisposição do bebê à prisão de ventre [**Ver:** Constipação]. Se estiver usando uma marca de leite em pó reforçado com ferro, tente outra marca sem ferro, já que esse mineral não é necessário no leite em pó.

Entendeu tudo? Muito bem. Agora, prepare-se para ver, a qualquer momento, sem prévio aviso, mudanças na cor, consistência e frequência dos excrementos de Lucy, conforme seus hábitos alimentares e o sistema digestivo evoluírem.

Após a introdução de alimentos sólidos

A introdução dos alimentos sólidos endurece a consistência das fezes, especialmente se Lucy começar a ingerir muito amido (como cereais e batatas). O número de excrementos também diminuirá de forma gradual.

Em crianças entre 1 e 3 anos

Nessa idade, as fezes passam a ter uma aparência mais comum, alcançando a média de uma a duas evacuações por dia. A prisão de ventre poderá se manifestar, especialmente em crianças que comem massa. Alternativamente, movimentos mais frequentes do intestino podem indicar que Jimmy está ingerindo suco ou fruta demais, o que causa um efeito laxante e poderá soltar o intestino.

Flúor

Ver também: Água de torneira; Cáries; Dentista; Escovação dos dentes

Os dentistas há muito tempo afirmam que o flúor é um elemento essencial para dentes saudáveis. Há trinta anos, o flúor tem sido acrescido à pasta de dentes e à água de torneira para prevenir cáries e, durante esse período, tem havido uma queda constante na incidência de cáries. Portanto, o flúor realmente é profilático para a cárie.

Mas todos concordam que flúor demais é prejudicial. Em excesso, pode manchar os dentes ou causar danos a eles. A suplementação de flúor não é atualmente recomendada para bebês com menos de 6 meses. A partir dessa idade, a quantidade de flúor na água de torneira é suficiente se Lucy beber essa água filtrada e você morar em uma área onde a água contém flúor. Caso contrário, seu médico prescreverá gotas vitamínicas que contenham flúor ou recomendará garrafas de água especificamente reforçadas com o elemento.

Quando as crianças começam a escovar os dentes, já estão adquirindo bastante flúor das pastas de dentes, portanto, não precisam de suplementação. Cuidado para que Jimmy não tenha uma overdose de flúor ao comer sua pasta de dentes como se fosse um doce. É por isso que você deve comprar pastas de dentes com fórmulas para crianças, que têm a concentração apropriada de flúor.

Fontanela (moleira)

A fontanela é a parte macia no topo da cabeça de Lucy. Todos os membros da família têm medo de tocá-la, exceto seu irmão, Jimmy. A fontanela faz parte do fascinante processo do esqueleto. A fim de facilitar a passagem da cabeça do bebê através do canal durante o parto, o crânio é feito de vários ossos que estão juntos uns com os outros de maneira frouxa; portanto, após o nascimento, essa distribuição óssea permite que o cérebro e o crânio cresçam. Entre esses ossos há, na realidade, duas partes moles: a grande, que se encontra no topo, e uma menos evidente, que está na parte de trás. A do topo varia em tamanho de grande para quase inexistente. A parte macia de Lucy torna-se mais perceptível quando ela chora, o que aumenta a pressão no seu cérebro e faz que a fontanela se torne saliente. Se ela tiver febre, você pode ver a fontanela pulsar conforme o fluxo sanguíneo aumenta. Quando Lucy estiver dormindo, a pressão diminuirá e se tornará levemente achatada.

A fontanela se fecha em momentos diferentes. A da parte de trás normalmente desaparece até o terceiro mês e a do topo permanece por mais ou menos até o primeiro ano. Geralmente, quanto maior a parte macia, mais tempo levará para se fechar. Com relação à fragilidade da fontanela, você pode deixar que Jimmy a toque; uma membrana resistente protege essa área misteriosa e qualquer pressão acidental não vai machucá-la.

Formato da cabeça

Aqui estão algumas questões comuns sobre as cabeças das crianças.

Tamanho da cabeça

O tamanho da cabeça varia de criança para criança. Durante visitas regulares ao médico, mede-se a circunferência da cabeça para monitorar o crescimento [**Ver:** Gráficos de crescimento]. Se Lucy tiver uma cabeça muito pequena ou muito grande em comparação ao corpo, dê uma olhada na sua própria cabeça; você pode descobrir que é um traço de família.

Grande galo na cabeça

No recém-nascido, você pode notar um galo macio na cabeça. A pressão contra o osso pélvico durante o parto às vezes causa sangramento no couro cabeludo. Esse galo pode ser muito grande e levar algumas semanas para desaparecer. Inclusive pode causar icterícia nos primeiros dias [**Ver:** Icterícia].

Pequeno galo na cabeça

Se passar sua mão no crânio de Lucy ou de Jimmy, perceberá múltiplos galos e saliências. Os galos são pequenos nódulos linfáticos que são normais no crânio da criança, enquanto as saliências são interseções dos ossos no crânio. Portanto, agora você pode acariciar a cabeça do seu filho sem nenhuma preocupação.

Achatamento da cabeça

Pelo fato de o bebê passar a maioria do tempo deitado de barriga para cima, seu crânio, que é mais macio que a cabeça dos adultos, pode ficar achatado temporariamente. Em geral, é uma anormalidade sem importância que muda totalmente conforme a cabeça aumenta de tamanho. Em casos raros, o crânio fica achatado de forma mais expressiva de um lado porque o bebê dorme com mais frequência daquele lado, por isso o achatamento é mais visível. Bebês cujas cabeças são grandes ou apresentam *torticollis* (tendência em inclinar a cabeça para o lado) têm maior probabilidade de apresentar essa anormalidade, como os bebês prematuros.

Sua preocupação em relação ao achatamento da cabeça é compreensível, mas tenha certeza de que é uma questão puramente estética. Mesmo o achatamento mais visível não tem nenhum efeito sobre o cérebro e, na maioria dos casos, essa anormalidade é totalmente solucionada por si só. Pode-se dizer que posicionar Lucy pode minimizar achatamentos futuros. Apoie a cabeça dela em travesseiros de espuma com o lado da cabeça não achatado para baixo. Coloque móbiles e outros brinquedos do outro lado do berço para atrair seu olhar [**Ver:** Acessórios para berço]. Se o *torticollis* for a causa, uma leve massagem no pescoço relaxará os músculos [**Ver:** Contratura do pescoço].

A questão, em geral, é solucionada com essas simples medidas de posicionamento. Mesmo o achatamento mais visível torna-se quase imperceptível com a idade e o crescimento do cabelo. Em casos extremos, alguns médicos usam capacetes para dar nova forma ao crânio, mas tais tratamentos são caros e ainda não obtive nenhuma confirmação de que eles sejam eficientes.

Fragmentos no corpo

Você deveria se preocupar menos com os próprios fragmentos do que com o dano que pode causar ao agir como um cirurgião não licenciado. Geralmente, é melhor deixar os fragmentos no corpo – especialmente os pequenos – do que tentar removê-los. Deixe que o corpo faça o seu papel; na maioria dos casos, o corpo estranho será expelido ou se desintegrará em alguns dias. Tentativas de extração podem causar inflamação e risco de infecção. Se for um fragmento grande e parecer estar pronto para sair, você pode tentar removê-lo com uma pinça. Caso contrário, o médico julgará se vale a pena a remoção do corpo estranho e vai fazê-lo com material esterilizado.

Sendo removidos ou não, os corpos estranhos dentro do corpo causam um pequeno risco de infecção, o que pode ser evitado com compressas de água quente e antibióticos tópicos. Se vir vermelhidão aumentada no local, juntamente com pus e inchaço, serão necessários cuidados médicos para uma possível drenagem ou administração de antibióticos orais.

Fraldas

Ver: Assaduras

Durante anos, a melhor fralda foi o não uso delas. Mas, já que devem ser usadas, vale a pena fazer uma boa escolha. Você pode se perguntar: qual é a diferença entre fraldas descartáveis e as de pano? A absorção. As fraldas de pano tendem a absorver mais a urina. A não ser que você mude de fraldas com frequência, a umidade poderá causar assaduras. Em relação a questões ambientais, é verdade que fraldas de pano não ocupam muito espaço em aterros, mas as lavadoras consomem muita energia e água. No final das contas, é um jogo de cara ou coroa ou uma questão de preferência pessoal. Quando este livro for publicado, uma terceira geração de fraldas supostamente feitas de papel reciclado já poderá ter surgido. Só resta saber como a cor amarronzada afetará nossos claros aterros reluzentes.

Furor

Ver também: Disciplina e limites; Transtorno de Déficit de Atenção e Hiperatividade (TDAH)

"Não consigo acreditar no que estou vendo. Jimmy, meu menino bonzinho, está neste exato momento deitado com o rosto virado para o chão, gritando e berrando. Você sabe o que causou toda essa fúria? Ele está exaltado porque não o deixei brincar com o meu celular. Ele já jogou meu celular na privada do banheiro. O que ele acha que vou fazer? Trocar de celular todos os meses? Agora estou tentando fazê-lo entender a situação, mas não me ouve e chora cada vez mais. Está bem, está bem, Jimmy. Pode pegar meu celular. Ai, meu Deus! Ele acabou de jogar o celular no chão. O que vou fazer? Já sei, vou dar sorvete a ele. Isso vai fazê-lo ficar mais calmo."

Após o primeiro ano de vida, as crianças vivenciam frustrações mais intensamente do que antes. Esse é o período no qual seu anjinho se transforma em um monstro furioso com acessos de raiva conhecidos como furor. Esses ataques podem pegar você desprevenida, tendo em vista a violência e a ferocidade terrível. Apesar de parecerem atitudes péssimas, esses ataques de fúria são, na realidade, um marco muito importante no desenvolvimento. Se forem adequadamente controlados, eles ensinam Jimmy a lidar com a frustração e a resolvê-la, o que não é uma questão insignificante.

Nos primeiros ataques de fúria, pelo menos, Jimmy reage a um sentimento de que está sendo oprimido. A causa pode ser o fato de ter opções demais em uma situação, combinada com a incapacidade de tomar uma decisão. Também pode ser o fato de ele receber estímulo demais, em especial quando está cansado. Com um pouco de experiência, você aprenderá a sentir o início desses ataques de fúria e saberá evitá-los, proporcionando conforto e distração. Às vezes, entretanto, apesar de todos os seus esforços, Jimmy chegará a um ponto em que não haverá volta e vai sofrer um explosivo ataque de fúria.

Alguns livros relatam casos assim com crianças de 15 meses. Jimmy se sente como se o mundo ao redor dele tivesse desmoronado; ele se joga no chão como um saco e começa a chutar e a gritar alto. Por alguns minutos, ele vai desabafar a frustração e esquecer completamente o motivo pelo qual está tão furioso. Depois, de forma mágica, ele para. Durante o processo, ele aprende que momentos de crise – mesmo as crises terríveis – passam. Quando você tinha a idade de Jimmy, perdia o controle também e hoje você é perfeitamente capaz de permanecer sentada no trânsito sem pular fora do carro e gritar. Saber administrar a própria frustração é uma habilidade tão essencial para uma criança quanto saber andar e falar. As crianças que dominam a própria frustração de forma adequada vão se dar muito melhor no futuro, tanto mental quanto emocionalmente.

Embora muitas estratégias adotadas pelos pais a fim de lidar com esses ataques de furor sejam bem-intencionadas, elas podem, de fato, reforçar os acessos de raiva. Jimmy vai provavelmente interpretar quaisquer tentativas para atenuar a situação como atenção e vai começar a ter um prazer malicioso na causa: seu próprio ataque de fúria. Esses sentimentos de furor vão se tornar cada vez mais frequentes e intensos; crianças que sempre chamam a atenção com seus shows de temperamento deixam de desenvolver os mecanismos necessários para a superação e, no fim, tornam-se conhecidas informalmente como choronas.

Os primeiros ataques de furor

Em casa

12-18 meses

- Simplesmente ignore. Em outras palavras, não faça nada. Não o distraia, não o abrace nem grite com ele. Não faça nada. Mesmo que Jimmy bata a cabeça na parede, não interfira. Deixe que ele mesmo descubra sozinho que dói.
- Quando sentir que a tempestade está chegando, tente resistir dissuadindo-o com comida, doces ou brinquedos.
- Quando a tempestade tiver ido embora, não elogie Jimmy por ele ter se acalmado. Ao contrário, comporte-se como se nada tivesse acontecido.

Fora de casa

- Mesmo que você esteja fora de casa, dê o melhor de si para ignorar os ataques dele. Isso pode ser um pouco desafiador e embaraçoso, mas você não será a primeira pessoa na história cujo filho rolou no chão do supermercado porque você não o deixou fazer do filtro de café um chapéu. Se a situação sair do controle, coloque-o no próprio carrinho ou no carrinho da loja sem fazer nenhum comentário ou simplesmente saia da loja.

Se você se ativer a essa rotina *laissez-faire*, Jimmy vivenciará apenas alguns desses ataques de fúria durante o segundo ano de idade, e os ataques vão desaparecer à medida que seus mecanismos de superação evoluírem. Então, ele vai ser o seu anjinho novamente.

Ataques de furor persistentes

12-18 meses

Aos 2 anos, Jimmy não deve mais ter ataques de fúria. Caso ele ainda tenha, é porque você não os ignorou e, consequentemente, reforçou o valor deles em chamar a atenção. A essa altura, uma criança que ainda não aprendeu a processar os próprios acessos de fúria pode carecer do mecanismo de superação necessário para lidar com as frustrações. A estratégia *laissez-faire* ainda pode ser aplicada, mas não espere nada além de problemas. Já que você estabeleceu um padrão diferente, Jimmy pode não se ajustar na sua nova abordagem zen com tranquilidade. Ele vai bater em você em vez de se jogar no chão quando não conseguir chamar a atenção como costumava. Não ignore a violência dirigida a você ou a alguém mais; isso é um comportamento inadequado e deve ser corrigido. Entretanto, não dê atenção excessiva também [**Ver:** Disciplina e limites].

Efeitos duradouros dos acessos de fúria

> 3 anos

Se não souber lidar nesta fase com os acessos de fúria com discernimento, eles podem muito bem durar toda a infância e até por muito mais tempo. Eles assumem a forma de surtos que ocorrem quando uma criança se depara com frustrações comuns. Geralmente isso ocorre devido às reações incoerentes dos pais aos ataques de fúria de uma criança temperamental. Pais que praticam uma metodologia cheia de surpresas – às vezes eles ignoram, outras vezes castigam; muitas vezes eles aliviam, por vezes dão recompensas – interrompem a necessidade dos seus filhos de um comportamento coerente e de reações previsíveis. Essa abordagem variável não só desestabiliza a relação entre pais e filhos, mas também pode desestabilizar o próprio mecanismo interno da criança, gerando uma fragilidade emocional. Se a predisposição da criança para um temperamento difícil atingir proporções extremas, ela se tornará perturbadora, tanto na escola como em casa.

Psicólogos e professores de crianças frequentemente levantam a questão do distúrbio de déficit de atenção com relação a crianças que não têm habilidades para administrar as próprias frustrações [**Ver:** **Transtorno de Déficit de Atenção e Hiperatividade (TDAH)**]. Às vezes, esses profissionais bem-intencionados levam os pais a medicar seus filhos devido a um problema que eles não têm.

Não é tarde para ensinar seu filho a conseguir superar suas frustrações, apesar de que, quanto mais você esperar, mais difícil ficará. Como esbocei antes, a rígida indiferença ao temperamento é vital para o progresso, exceto quando acarreta comportamento inadequado, como a violência, ao qual você precisa estabelecer limites explicitamente.

GAGUEIRA

GASES

GÊMEOS

GENGIVAS

GRÁFICOS DE CRESCIMENTO

GRIPE

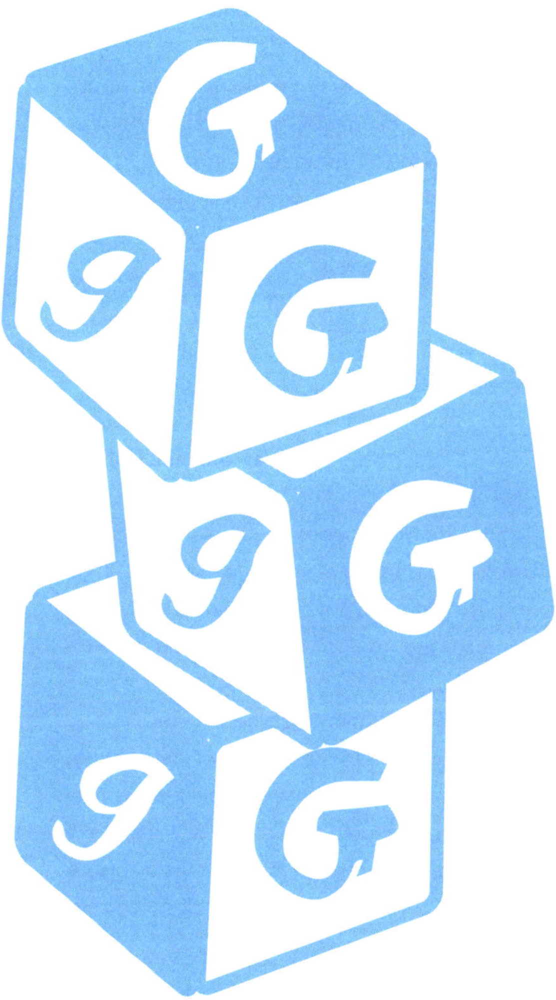

Gagueira

Ver também: Aquisição da fala e aquisição tardia da fala; Dificuldades na fala

A gagueira ocorre normalmente em uma grande quantidade de crianças, já que elas requerem mais a fala por volta dos 3 anos. Isso é particularmente verdadeiro em crianças que são muito verbais. Seu alcance excede a sua compreensão e as palavras colidem na boca. Se Jimmy estiver gaguejando, deixe que ele acabe as sentenças sem corrigi-lo. Não há necessidade de nenhuma intervenção. Após alguns meses, a gagueira desaparecerá na vasta maioria das crianças. Se não desaparecer ou se a fluência diminuir e surgirem alguns tiques verbais, o médico encaminhará Jimmy para uma avaliação verbal.

Em casos extremamente raros, algumas crianças se transformam em verdadeiros gagos; seus problemas iniciais na fala pioram ou desaparecem por determinado tempo antes de surgirem novamente. A verdadeira gagueira, que é mais comum em meninos, pode ser diminuída por meio de diversas técnicas de relaxamento e terapia da fala.

Gases

Ver também: Cólicas

A primeira coisa que as pessoas falam sobre os bebês é que eles são bonitinhos. A segunda coisa é que são flatulentos. Todos têm uma teoria sobre essa questão dos gases: está relacionada às cólicas, às dores, à comida em excesso ou em falta. Na maioria dos casos, essas teorias são reflexos mais da superstição do que da medicina.

Os gases são produzidos em uma sequência mecânica de acontecimentos. Sendo bebê ou não, os intestinos naturalmente produzem gases como consequência da digestão. Quanto mais Lucy comer, mais gases ela vai ingerir e produzir. E, como a maioria dos bebês, ela se exaspera e chora, o que não só a faz engolir mais ar, mas também a instiga a levantar as pernas até o estômago e provocar cãibras nos músculos abdominais. Qual é o resultado obtido? Aumento na pressão da barriga e liberação de gases. Depois de soltá-los, Lucy geralmente para de chorar, de surpresa ou de alívio.

Ao observar essa sequência de acontecimentos, você pode ser levada a acreditar que a liberação de gases aliviou a dor de barriga. Mas, na realidade, a coincidência do choro e da contração nos músculos ocasionou a liberação dos gases. Se massagear a barriga de Lucy ou dobrar as suas pernas a fim de ajudá-la a liberar mais gases, você poderá obter um bom resultado, mas infelizmente poderá agitá-la ainda mais. Ela vai chorar mais e, portanto, engolir mais ar e formar mais gases. E se admitir que ela esteja chorando porque está com fome, quando, na verdade, não está, alimentá-la vai encher mais sua barriga, aumentar sua digestão e acarretar as consequências e, por conseguinte, fazê-la chorar ainda mais. Percebeu o ciclo?

Aquelas misturas e preparações, desde soluções medicinais a chá de camomila, são enganosas. Já que são doces, Lucy não vai se incomodar em tomá-las e, por determinado tempo, você vai achar que elas fazem milagres. Até ela formar gases novamente. Ao conviver com um bebê mal-humorado, é muito mais saudável para a família inteira evitar medicamentos que praticamente não têm efeito algum e entender que o problema com o bebê reside no simples fato de ser um bebê [**Ver:** Cólicas]. Nos primeiros meses, nossas pequenas criaturinhas não estão felizes por estarem no mundo exterior, e elas nos avisam chorando, chutando e expelindo gases acidentalmente. Lucy tem gases porque chora: ao engolir ar no choro, ela produz os gases. Os gases não são um sinal de desconforto, mas sim uma condição sempre presente que tem sido associada ao desconforto como resultado de um mal-entendido.

Gêmeos

A coisa mais interessante sobre gêmeos é que, bem, obviamente, existem dois deles. Isso significa duas vezes mais amor, como também duas vezes mais amamentação e duas vezes mais fraldas para trocar. Por outro lado, cada gêmeo rapidamente aprende a considerar o outro como um companheiro e, em algumas semanas, eles não vão depender tanto de você para entretenimento como um bebê sozinho dependeria. Logicamente, com esse companheirismo, vêm também os problemas com compartilhamento, bater, beliscar e a rivalidade entre irmãos que afeta todas as crianças.

Cuidando de gêmeos

A maioria das mães de gêmeos acaba confiando na mistura de amamentação por mamadeiras e seios, mas é perfeitamente possível amamentar usando apenas os seios, afinal existem dois deles também. Os mesmos princípios de amamentação nos seios se aplicam nesse caso [**Ver:** Amamentação]. Se você está presa à ideia de amamentação nos seios, use o mínimo possível de outras misturas suplementares. De modo ideal, você se acostuma rapidamente com o ato de amamentar os dois gêmeos ao mesmo tempo. Essa é a única maneira de conseguir algum descanso. Além disso, enquanto as mães de um bebê são aconselhadas a amamentar apenas quando o filho pede, recomendo que as mães de gêmeos amamentem em horários mais rígidos (a cada duas horas e meia, três horas em média), mais para o beneficio da mãe do que dos bebês.

Gengivas

Ver também: Dentes; Dentição

Em bebês

As gengivas dos bebês podem apresentar múltiplos inchaços: alguns brancos, outros apurpurados, mas todos sem nenhuma importância clínica. Pais de primeira viagem podem facilmente confundir esses inchaços com dentes que estão para despontar; portanto, você terá de fazer uma inspeção cuidadosa antes de concluir que um dente de Lucy está nascendo.

Outra anormalidade que você poderá encontrar na boca de Lucy é a afta, uma moderada infecção fúngica em que depósitos em forma de leite coalhado aparecem nas gengivas, nas bochechas internas e na língua.

Muitos livros e sites sobre tratamento de crianças recomendam limpar as gengivas dos bebês cuidadosamente com gaze. Eles também ensinam o porquê da grande importância da higiene bucal dos bebês. Entretanto, nenhum deles explica o que pode acontecer ao friccionar as gengivas. Desculpe-me, também não posso responder a essa pergunta, já que não vejo nenhum benefício com esse procedimento. E as crianças? Os bebês odeiam que friccionem suas gengivas com gaze. Assim, até que alguém me dê uma razão convincente, continuo aconselhando aos pais o seguinte: deixem as gengivas em paz.

Em crianças

As aftas associadas a feridas são lesões brancas situadas na boca ou na língua. Podem causar dores, mas não febre. Lucy pode ter uma ou várias aftas, mas sua duração não deve passar de quatro dias. Se ela tiver dificuldade em comer, tente dar alimentos frios ou líquidos, os quais descem com maior facilidade. Em casos extremos, devem-se administrar medicamentos para a dor.

Muitas enfermidades na infância afetam as gengivas por meio de bolhas e feridas. A mais comum é a herpes bucal [**Ver:** Herpes bucal; Vírus do Coxsackie]. Essas lesões, inclusive, podem ser mais dolorosas que as gangrenas associadas a feridas e interferir na alimentação sólida e líquida.

Gráficos de crescimento

Ver também: Altura; Problemas de peso; Tamanho

Os percentis de crescimento têm sido calculados em bebês norte-americanos com base em simples estatísticas: os pesquisadores medem um grande número de crianças e estabelecem uma média. Se Jimmy estiver no sexagésimo percentil de peso, ele pesa mais que sessenta crianças em cada cem. Mas cuidado ao ler sobre esses percentis, pois não têm muito a ver com nutrição e refletem diferenças simples em morfologia; geralmente não têm muita utilidade ao fazer prognósticos sobre o tamanho futuro.

É um pouco mais prático comparar percentis de peso e altura para detectar crianças acima ou abaixo do peso ou, pelo menos, os primeiros sinais. Por exemplo, uma criança que está no trigésimo percentil de altura e no setuagésimo percentil de peso provavelmente está acima do peso. Porém, números são só números; quando estiver em dúvida, olhe para a própria criança.

Gráficos e percentis também são úteis no monitoramento do crescimento da cabeça. Fazer uma projeção da circunferência da cabeça pode demonstrar condições em que o tamanho da cabeça é exageradamente grande, o que pode indicar excesso de líquido no cérebro [**Ver:** Formato da cabeça].

Gráficos e percentis podem parecer científicos, mas não são exatos. Geralmente, sua falha é que eles supõem um crescimento estável: de acordo com esses gráficos, bebês muito magros continuam assim durante muito tempo. A mãe natureza nem sempre funciona dessa maneira; bebês muito magros podem engordar e bebês rechonchudos podem emagrecer.

Gripe

Ver também: Infecção nas orelhas; Resfriados

Todos os anos, o vírus da gripe incomoda milhões de pessoas. Ele pode ser contraído no verão, porém é mais comum no inverno, provavelmente não devido ao clima, mas porque as pessoas saem menos e ficam mais próximas. A gripe começa com um ataque repentino de febre alta, dores de cabeça e nos músculos, às vezes acompanhada de congestão nasal e tosse. Em crianças menores, a febre é menos proeminente e os sintomas respiratórios superiores são mais acentuados. O vírus da gripe evolui constantemente e a gravidade da doença varia com a virulência da tendência anual. Às vezes, a gripe não significa nada; em outras, pode ser considerada preocupação de saúde pública.

A gripe dura de três a cinco dias. Depois disso a febre diminui ou desaparece e os sintomas são minimizados de forma considerável. Eventualmente a febre some, mas pode voltar e durar por um dia antes de desaparecer completamente. Medicações antivirais para gripe podem ser usadas em crianças que têm doença pulmonar de base ou em crianças muito pequenas em época epidêmica.

As complicações da gripe são raras, embora existam. As infecções nas orelhas são as mais comuns e geralmente vêm acompanhadas de febres agudas ou persistentes e desconforto. Uma criança maior vai apontar para a própria orelha e avisar que tem uma infecção. As infecções nas orelhas geralmente não requerem tratamentos com antibióticos, a não ser que não melhorem em alguns dias [**Ver:** Infecção nas orelhas].

A complicação mais rara é a pneumonia, que surge como uma febre persistente e causa um declínio nas condições gerais. Em vez de melhorar, Jimmy parece cada vez mais doente. Seu apetite diminui. Ele, inclusive, pode desenvolver tosse e certa dificuldade em respirar. Esse conjunto de sintomas requer assistência médica.

Vacina contra a gripe

A vacina contra a gripe é razoavelmente eficaz, com índices de proteção de 70% a 80%. É também sinônimo de dor nas nádegas e na cabeça, já que tem de ser administrada todos os anos em forma de injeção. A proteção depende da tendência anual, mas tenha em mente que, mesmo vacinando Jimmy, há de qualquer forma uma boa chance de ele contrair gripe. Visto que os sintomas da gripe são mais brandos em crianças, só recomendo a imunização anual em crianças com doenças pulmonares ou crônicas, como a asma, que podem tornar a gripe mais severa. No entanto, em épocas de epidemia de gripe – caso da recente gripe H1N1 –, devem ser seguidas as normas das autoridades sanitárias, que recomendam a vacinação para determinadas idades.

HERPES BUCAL

HIGIENE DAS MÃOS

HORA DA BARRIGA

HORA DAS BRUXAS

HORA DE DORMIR

HORÁRIOS

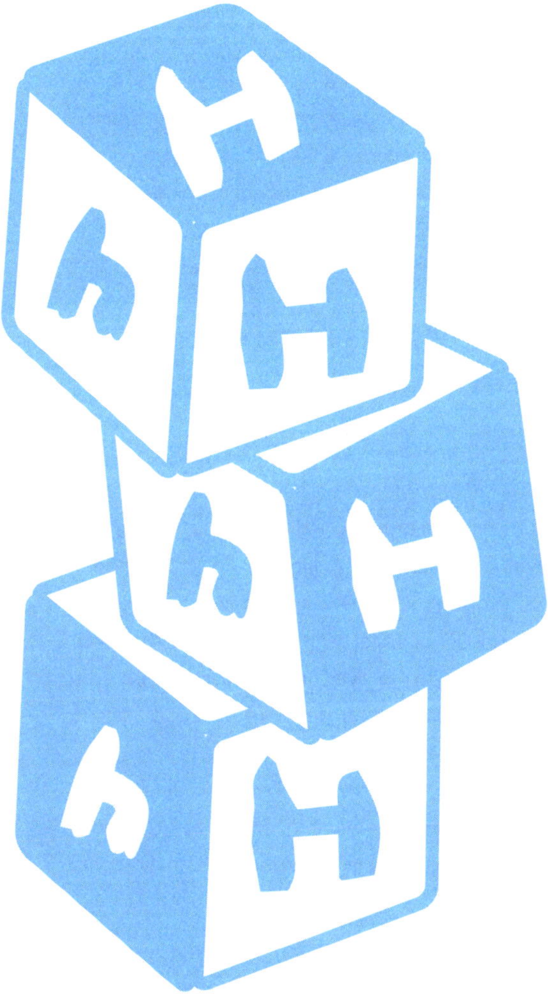

Herpes bucal

Ver também: Gengivas; Vírus do Coxsackie

A infecção oral com o vírus do herpes produz uma doença febril dolorosa em crianças pequenas. Começa com feridas dolorosas dentro da boca e ao redor dela, e faz Jimmy se sentir indisposto durante alguns dias. Comer e beber se tornam experiências terríveis e desconfortáveis e, juntamente com vários graus de febre, a falta da ingestão de líquidos pode levar à desidratação. Em cinco dias, as lesões formam uma casca na ferida e desaparecem lentamente. Embora o vírus se encontre em estado de latência na região, ele pode ressurgir mais tarde – mesmo alguns anos depois – como uma simples bolha de febre que pode durar alguns dias no lábio.

O herpes oral – tipo 2 – é adquirido por meio do contato direto (por exemplo, o beijo). Já o herpes 1 pode passar genitalmente, pois é um vírus diferente.

Pomadas antibióticas são inúteis para o tratamento. Existe medicação específica para o herpes, o aciclovir, que pode e deve ser usado em casos de herpes graves. Em termos de prevenção, há pouco a fazer, não só porque o vírus é contagioso mesmo antes de a bolha de febre surgir, mas também porque é difícil evitar beijos.

Higiene das mãos

Muitas doenças virais passam pelas mãos, por isso o hábito de lavá-las quando for pegar um recém-nascido deve ser observado. A higiene das mãos não é totalmente eficaz na prevenção da propagação dos vírus encontrados no ar que causam resfriados e gripes, mas contribui favoravelmente para manter a criança longe dessas doenças. Existe uma exceção: se tiver um furúnculo na pele ou qualquer infecção contagiosa, tal como uma bolha de febre na boca, faça a higienização antes de qualquer contato com Lucy.

Tendo dito isso, a higiene nas mãos tem, pelo menos, o benefício de dissuadir as pessoas de lidar com os recém-nascidos de maneira excessiva. Sorte dos bebês, já que Lucy não gosta de ser passada de um admirador para outro como uma batata quente.

Hora da barriga

Ver também: Estímulos; Revirando-se no berço; SMSI (Síndrome da Morte Súbita Infantil)

Se olhar para fotos antigas de bebês, você verá crianças tentando engatinhar felizes apoiadas sobre suas barrigas, delicadas como paraquedistas, com seus braços bem abertos e costas incrivelmente bem definidas. Seus físicos bem torneados são resultado da posição de barriga recomendada por pediatras que faz os bebês se levantarem para que possam olhar ao redor.

Esses bebês têm de descansar de costas como precaução contra a SMSI (Síndrome da Morte Súbita Infantil) [**Ver:** SMSI]. Mas, por outro lado, médicos, livros sobre bebês e vários especialistas infantis, hoje, recomendam constantemente a "hora da barriga" para que bebês pequenos fortaleçam seus músculos das costas, que eles não exercitam mais. O problema é que, quando você coloca Lucy de barriga para baixo para brincar, ela imediatamente fica incomodada e tenta rolar de volta para a posição a que está acostumada: olhando para cima. Eu não a culpo; não posso pensar em nenhuma razão pela qual você deveria ser contra os bebês fazerem esse exercício.

Já que não há necessidade de fortalecer nenhum grupo muscular específico, recomendo que você não aja como treinador particular de Lucy. Deixe a hora da barriga de lado e, em vez disso, faça cócegas em sua barriga para que ela exercite os músculos do riso.

Hora das bruxas

Ver também: Cólicas; Sono

Toda noite, por volta das 7 horas, Lucy faz o mesmo show. Ela veste seu vestido preto, o chapéu pontudo, e de nariz torto com verruga começa a gritar longos feitiços de bruxa. Em um primeiro momento você acha que ela está com fome, então lhe dá de comer, mas, em vez de se acalmar, ela a vaia. Talvez ela queira carinho, então você a embala gentilmente. Ela se acalma um pouco até que começa a arranhar suas costas com suas longas unhas de bruxa. Daí, você a alimenta de novo e, dessa vez, ela cospe o "cuspe verde" das bruxas, enquanto seu rosto fica vermelho. Você volta a embalá-la até que escuta o relógio soar as 12 badaladas.

O truque de Lucy não é prazeroso. Seja lá quem for que chamou isso "hora das bruxas" não estava longe da verdade, a não ser pelo fato de que pode durar muito mais que uma hora. Como acontece: no final do dia, sua bruxinha alivia a tensão causada pelo excesso de estímulo externo.

Esse ciclo começa geralmente duas semanas após o nascimento, quando Lucy parece ser uma menina tão boazinha, mas está de fato apenas dormindo o tempo todo para se recuperar do trauma do parto. Quando ela acorda para o mundo, recebe muito mais estímulos do que teve quando estava dentro de sua barriga e isso é demais para ela. No final do dia, ela avisa você disso, colocando tudo para fora. O problema começa quando você automaticamente acha que ela está com fome e lhe dá de comer. Mesmo que ela aceite o peito e o leite por conforto, ela não está com fome. Alimentação em excesso causa distensão da barriga e mais desconforto. Então você acha que ela quer carinho e começa a embalá-la, o que a estimula mais. O ciclo continua a noite toda até que todos na família fiquem exaustos.

Já que o problema inicial é o excesso de estímulo, o objetivo é diminuí-los. Uma vez que você percebeu que ela não está com fome e não precisa de mais carinho, permitir que ela chore suas frustrações é a única maneira de romper o ciclo. Em resumo, deixe-a chorar por cinco ou dez minutos. Se ela adormecer, você ganhou. Se não, tente de novo com um pouco de carinho. Se ela se acalmar, você está bem. Se não, ela ainda não eliminou todas as suas frustrações. Deixe-a chorar por outros cinco a dez minutos. Eventualmente, ela terá a chance de se acalmar, adormecer e sonhar com os bons tempos dentro do útero [**Ver:** Cólicas].

Se você lidar com a "hora da bruxa" apropriadamente, ela vai durar menos que uma hora e vai de fato desaparecer por completo quando Lucy estiver com 2 ou 3 meses, conforme for se acostumando ao seu novo ambiente. E a pequena bruxa vai voltar a ser a princesinha.

Hora de dormir

Ver também: Sono

Os pais sempre me perguntam de quanto tempo de sono seus filhos precisam à noite. Não há um número mágico; varia de criança para criança. A média para todas as crianças, até o terceiro ou quarto mês de vida, é de oito a dez horas ininterruptas, mas isso depende de quanto elas dormem durante o dia. A hora ideal para obrigar seu filho a ir para a cama é quando os pais tiveram a oportunidade de brincar e ler com ele, depois dizer boa-noite e ter tempo para eles mesmos e um com o outro. Por isso, se um dos pais ou ambos voltarem para casa tarde do trabalho, vale a pena atrasar o horário de dormir (motivo plausível). Acho que as crianças que vão à escola dificilmente acordam felizes se foram para a cama depois das 22 horas na noite anterior.

O pior motivo para deixar uma criança acordada até tarde é porque ela não quer ir para a cama. Jimmy pode lutar contra o sono só para ficar acordado e ativo, mas os pais devem ser firmes.

Horários

Ver também: Alimentação com mamadeira; Amamentação; Comida; Sono; Sonos diurnos

Alguns especialistas em crianças alegam que o bebê, logo após o nascimento, deve ser submetido a horários para dormir e se alimentar. Eu diria que, se esse conselho questionável for seguido à risca, você vai perder muito tempo e energia, além de ficar louca. Lucy tem seus horários. Sugiro que você se adapte aos seus horários primeiro e depois deixe que ela lentamente se adapte aos seus.

Horário para dormir

Com relação ao sono, Lucy inicialmente não tem ideia de quando é dia ou noite, já que ela acabou de sair de um período de nove meses que, para ela, era noite. Ela acorda quando seu ciclo do sono terminar e, quando acorda, quer receber conforto e, portanto, você dá de mamar. Casualmente, quando ela acorda à noite, o escuro a faz se lembrar do seu ambiente anterior, onde dormiu a maior parte do tempo.

Dentro de algumas semanas, ela acordará com mais frequência durante o dia do que à noite, pois quando acorda à noite você está menos receptiva a ela e, em parte, porque a natureza faz que durmamos à noite.

Horário para comer

Lucy pode mamar horas ininterruptas e depois dormir durante várias horas. Siga seu horário. Interferir no seu ritmo vai apenas incomodá-la e, no final, ela vai mamar se realmente quiser.

Os bebês são máquinas autorreguladoras que se alimentam maravilhosamente. O problema é que muitos livros, médicos, enfermeiras e outros especialistas vão aconselhá-la a acordar seu bebê a cada três horas exatas para amamentar. Essa abordagem clínica geralmente contribui para o fracasso no aleitamento materno. Se você acordar Lucy para dar de mamar e ela não estiver interessada, poderá sentir-se fracassada e perder a autoconfiança na sua habilidade para amamentar. Além disso, visto que ela está meio acordada, você poderá sentir-se tentada a lhe oferecer uma mamadeira, o que provavelmente ela vai aceitar, pois é mais fácil. Isso só vai aumentar ainda mais o seu sentimento de fracasso e é quando você, assim como muitas outras mães que vejo, vai dizer: "Não consegui amamentar meu bebê. Não tenho leite suficiente".

A melhor forma de sincronizar seu horário com o de Lucy é fazer o que os animais fazem com seus filhotes. Eles ficam se afagando bem perto um do outro e, quando um acorda, o outro pode acordar também, e, quando todos estão acordados ao mesmo tempo, eles se alimentam. Se Lucy quiser dormir por quatro ou cinco horas, deixe-a dormir. Se ela acordar com uma fome voraz, isso quer dizer apenas que ela precisava de um sono mais longo. Se ela acordar depois de uma hora, pode ou não estar com fome. A melhor forma de descobrir é oferecendo-lhe comida. Já na próxima semana, Lucy vai acordar um pouco mais ritmicamente (a cada três horas em média), não porque você impôs um horário a ela, mas porque ela está se ajustando ao seu próprio ritmo natural.

Em algumas situações, esse método natural se tornará desordenado e levará a uma situação que costumo chamar "excesso de amamentação," no qual Lucy vai comer um pouco, dormir um pouco, comer um pouco, dormir um pouco e assim por diante, durante o dia inteiro. Isso é muito esgotante para a mãe, que perde qualquer oportunidade para dormir e se recuperar. Nessa situação, realmente recomendo que a mãe imponha um horário [**Ver:** Problemas na amamentação].

ICTERÍCIA

IMPETIGO

IMUNIZAÇÃO

INFECÇÃO DE GARGANTA POR ESTREPTOCOCOS

INFECÇÃO NAS ORELHAS

INFECÇÃO NAS ORELHAS AO NADAR

INFECÇÃO NOS OLHOS

INFECÇÕES RECORRENTES NAS ORELHAS

INFECÇÕES URINÁRIAS

INTEGRAÇÃO SENSORIAL

INTUMESCÊNCIA MAMÁRIA

IRMÃOS E IRMÃS

IRRITAÇÃO NA PELE DO PESCOÇO

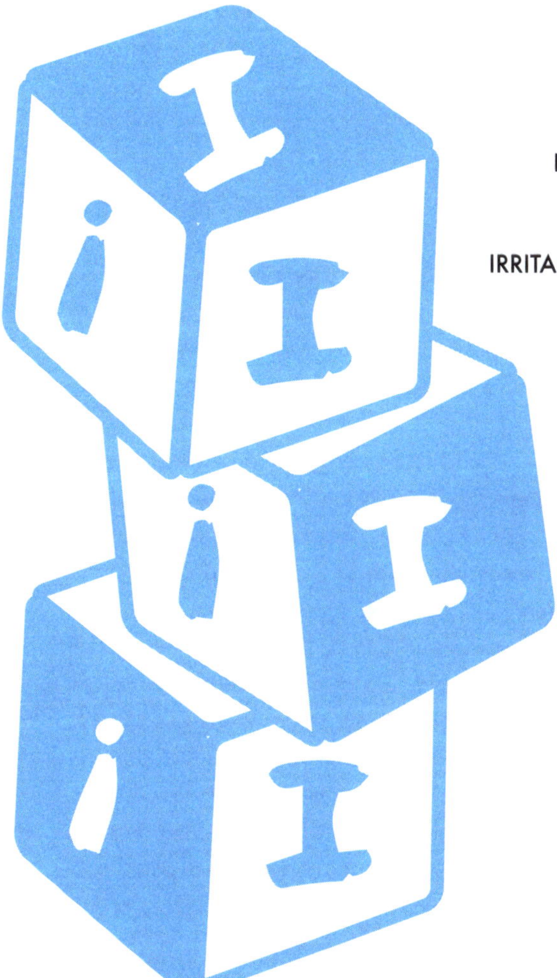

Icterícia

A icterícia é uma enfermidade caracterizada pela pele amarelada. Não é uma ocorrência rara em recém-nascidos. Na realidade, é comum, tão comum que a maioria dos sustos que a icterícia provoca nos médicos e pais de bebês é sem motivo.

O mecanismo da icterícia é simples. A vida dentro do útero requer aproximadamente um terço a mais de glóbulos vermelhos do que a quantidade em adultos para transportar o oxigênio a partir do sangue da mãe. Com a primeira respiração do bebê, os glóbulos vermelhos a mais são destruídos. Seu conteúdo de hemoglobina é espalhado na corrente sanguínea e eliminado na forma de um composto amarelo chamado *bilirrubina*, que o lactente lentamente excreta pela urina ou pelas fezes. Entretanto, enquanto esse processo está acontecendo, algumas das bilirrubinas passam da corrente sanguínea para os tecidos da pele, inclusive o branco do olho.

Em alguns recém-nascidos, a enfermidade é mais pronunciada. Determinados fatores podem exacerbar o processo. Por exemplo, quando uma mãe e seu bebê têm diferentes tipos sanguíneos, a destruição pós-parto de glóbulos vermelhos poderia ser maior, resultando em maiores quantidades de bilirrubina e, portanto, em um bebê com cor amarelada. Além disso, um grande hematoma no couro cabeludo causado durante o parto pode predispor à icterícia, pois, à medida que ocorre a cura, o sangue contido é processado na corrente sanguínea como bilirrubina [**Ver:** Formato da cabeça].

Esse acúmulo temporário de níveis moderados de bilirrubina geralmente é inofensivo. A maioria das preocupações sobre a icterícia resulta do fato de que níveis extremamente altos de bilirrubina podem ser tóxicos, particularmente para o cérebro. Essa enfermidade, no entanto, é demasiado rara e bem diferente da maioria dos casos de icterícia em lactentes [**Ver** o parágrafo "Não pare de amamentar", na p. 224]. Bebês com icterícia moderada podem ser tratados nas primeiras semanas de vida com lâmpadas ultravioleta. Iguais àquelas usadas no bronzeamento artificial, elas convertem o excesso de bilirrubina em um composto menos tóxico. O tratamento não tem efeitos colaterais a não ser a separação maternal temporária.

Falando de forma prática, eu diria que pelo menos um terço de todos os recém-nascidos demonstra algum tipo de coloração amarela. A icterícia moderada tende a aparecer no segundo dia, chega ao ponto máximo no quinto dia e depois diminui lentamente com o tempo. Ainda pode ser detectada por volta da sexta semana.

QUANDO SE PREOCUPAR >

> **Na sua forma mais grave, a icterícia se desenvolve intensamente muito cedo,** apenas algumas horas após o nascimento, e chega ao ponto máximo por volta de três a cinco dias com uma coloração amarela notável na pele.

> **Em casos raros, a icterícia pronunciada também pode indicar infecção.** Os bebês que sofrem desses casos apresentam sonolência profunda e têm preguiça de se alimentar, ao contrário dos recém-nascidos saudáveis, que acordam ativos e esfomeados após longos períodos de sono.

Se uma dessas situações descrever o estado do seu filho, peça para o médico avaliar o estado dele; ele pode recomendar um tratamento com luz ultravioleta.

QUANDO NÃO SE PREOCUPAR >

> **Se Lucy estiver se alimentando como um recém-nascido normal,** de forma irregular: às vezes acordada e às vezes sonolenta.

> **Se ela for ativa como um recém-nascido normal**, ou seja, dorme muito, mas fica alerta quando acorda.

> **Quando a icterícia não aumenta de forma considerável nos primeiros cinco dias.**

Uma vez determinado que Lucy apresenta apenas icterícia moderada:

O que fazer

- **Continue alimentando-a da mesma forma que antes.**
- **Monitore a sua coloração,** sua capacidade de se alimentar e seu nível de atividade.

O que **não** fazer

- **Não acorde Lucy para alimentá-la em intervalos fixos.** Ela não vai comer muito. Seguir seu horário habitual será mais eficiente.
- **Não há a necessidade de fazê-la tomar sol no parapeito da janela.** A quantidade de UV na luz do sol é pequena e Lucy

vai gostar muito mais de estar envolvida confortavelmente em algo do que de ficar descoberta.

- **Não pare de amamentar.** Muitas mães são aconselhadas erroneamente a parar de amamentar a fim de reduzir os níveis de bilirrubina e, consequentemente, passam para a alimentação líquida. Embora seja verdade que o leite materno possa aumentar ligeiramente os níveis de bilirrubina, a icterícia durante o aleitamento nunca foi considerada nociva para o recém-nascido e a enfermidade desaparecerá por conta própria. Casos de icterícia mais intensa pelo leite materno precisam de avaliação médica, mas são raros. Além disso, o que você achar que possa ser apenas uma pequena interrupção na amamentação pode tornar-se o fim definitivo dela, já que retomar a amamentação no peito depois da mamadeira é difícil para os bebês que têm de aprender a agarrar o peito novamente.

- **Não deixe que os comentários inevitáveis a afetem.** As pessoas provavelmente vão comentar que a pele do seu bebê está um pouco amarelada. Provavelmente isso acontece porque elas não sabem que os níveis moderados desse tom não são nocivos.

Há pouco tempo, os médicos normalmente monitoravam e tratavam os recém-nascidos com níveis moderados de bilirrubina como uma precaução contra os raros efeitos tóxicos. Embora não haja dúvida de que os níveis ameaçadores devam ser monitorados e tratados de forma agressiva, recentes indícios científicos mostram que os níveis moderados são seguros. Infelizmente, a ansiedade de muitos médicos os leva ao tratamento inadequado, motivando-os atualmente ao exagero no tratamento da icterícia, uma situação que levou ao isolamento desnecessário de recém-nascidos em incubadoras durante alguns dias com alimentação líquida dada por enfermeiras e à ansiedade dos pais.

Impetigo

Toda vez que a pele fica aberta por machucados e coceiras, ela pode ser infectada. Quando a infecção é especificamente causada pelos germes estafilococos, resulta em uma doença chamada *impetigo*. Consiste em lesões avermelhadas, evoluindo para crostas agrupadas. Com isso, vem a coceira e o ato de coçar alastra o impetigo de um local para outro.

Um exemplo clássico de impetigo pode ocorrer quando Lucy tiver um resfriado: se ela assoar o nariz com muita frequência, a erosão devido à fricção pode ficar infectada e causar impetigo. Essa enfermidade tem uma péssima reputação, mas não tem nada a ver com a lepra. Embora seja um pouco contagiosa entre crianças, não há motivo para manter seu filho longe da escola.

O impetigo pode ser tratado com a aplicação frequente de antibióticos tópicos vendidos sem receita médica e mantendo as unhas curtas para restringir a propagação. Se a infecção for intensa e piorar consideravelmente, leve seu filho ao médico, que vai decidir se será necessário administrar antibióticos orais.

Imunização

Com base em qualquer critério, a imunização é uma bênção. Há uma geração, doenças na infância, tais como a tosse comprida, causavam graves enfermidades respiratórias em bebês e, inclusive, a morte. Hoje, muitas dessas doenças fatais apenas fazem parte da história.

Entretanto, as vacinas são vítimas do próprio sucesso. Elas são tão eficientes que praticamente eliminaram as doenças perigosas que são impedidas por elas. Portanto, o foco mudou dos benefícios provocados por elas para seus efeitos colaterais, que variam de moderados a graves. Isso tem levado algumas pessoas a questionar o senso comum sobre as vacinas em geral. Para começar, posso afirmar que as vacinas são seguras. Para serem aprovadas, elas devem satisfazer os rigorosos critérios da Anvisa de segurança e eficiência. Esse processo requer anos e anos de pesquisa e testes antes de serem liberadas e, mesmo depois disso, a segurança e a eficácia são constantemente monitoradas em milhões de crianças que são vacinadas anualmente. Nós, médicos, somos obrigados por lei a relatar qualquer efeito colateral incomum. Em resumo, o processo de teste e monitoramento da segurança das vacinas é totalmente abrangente.

Efeitos colaterais moderados

De longe, o efeito colateral mais comum das vacinas são alguns minutos de choro após a injeção. Entretanto, há outros.

Dor

As injeções doem. Qualquer médico ou enfermeira que disser a Lucy que só vai sentir uma picadinha está mentindo. Essas injeções ardem, não por causa da agulha furando a pele, mas devido ao líquido entrando no músculo. Alguns líquidos doem mais que outros, apesar de que a primeira picada não dura muito. Após alguns segundos, Lucy vai esquecer o motivo pelo qual está chorando, especialmente se estiver distraída ou alimentada. Antes da injeção, medicamentos orais para a dor são ineficazes (embora posteriormente possam ser úteis) e pomadas anestésicas locais são inúteis, já que entorpecem a pele, mas não o músculo, que é onde o líquido mais dói.

Em crianças mais novas, o aleitamento materno durante a vacinação não diminuirá a dor e poderá até aumentar a sua se Lucy morder o bico dos seios. Para as crianças maiores, a expectativa é pior que a própria dor. Não perca dias preparando Jimmy para a vacina. Durante a injeção, segure-o docilmente contra você em vez de segurá-lo com força. Uma sensação agradável pode compensar as sensações dolorosas. Você pode lhe oferecer um pirulito mais tarde. Se ele a vir com humor calmo e tranquilo, vai se sentir melhor.

Inflamação

Durante horas e dias após a injeção, o braço de Lucy pode ficar dolorido e vermelho, especialmente depois de determinadas vacinas. Nesses casos, os medicamentos para a dor funcionam maravilhosamente bem: repita conforme seja necessário. Essa irritação deve passar em alguns dias, mas pode se transformar em uma pequena protuberância indolor do tamanho de uma noz sob a pele durante alguns meses. Em casos raros, a vermelhidão pode persistir ou piorar, o que pode indicar uma infecção e requerer cuidados médicos.

Febre

A febre, apesar do que você possa ter ouvido falar, é um efeito colateral raro causado pelas vacinações. Se isso ocorrer, geralmente começará à noite após a vacina ou no dia seguinte. É o indício da reação imunológica que a vacina causou. Em vacinas como a MMR (sarampo, caxumba e rubéola), a febre tem início dez dias após a injeção com erupções na pele do tronco. A febre provocada pelas vacinas dura 24 horas ou menos. Acetaminofen e ibuprofeno devem ser usados mais pelo desconforto do que pela própria febre.

Efeitos colaterais graves

Com relação aos efeitos colaterais graves, se você ler a bula de um remédio como o paracetamol, nunca vai tomá-lo de novo. O mesmo ocorre com as vacinas. As informações completas sobre todas as possíveis consequências incluem muitas coisas horríveis – entre elas, graves reações alérgicas e morte –, mas elas são altamente improváveis.

Perguntas Reais de Pais Reais

É uma conduta segura dar todas essas drogas a uma criança tão pequena de uma só vez?

Isso é uma válida preocupação emocional indesejável, mas não uma preocupação científica. Essas vacinas foram totalmente estudadas e elaboradas para serem seguras em crianças muito pequenas. O tamanho físico do seu bebê não é a questão.

Quatro vacinas não são demais?

Da mesma forma que os pais têm uma grande preocupação em relação a essa questão, a administração dessa vasta quantidade de vacinas foi estudada cuidadosamente e considerada perfeita.

Qual é a sua opinião sobre a combinação das vacinas?

Foi provado que a combinação das vacinas é segura e eficiente. As pesquisas agora estão focadas nas maneiras de promover a combinação das vacinas, diminuindo, portanto, o número de injeções.

Qual é a sua opinião sobre o timerosal?

O timerosal, um derivado de mercúrio, não é mais usado em vacinas de crianças. Alguns anos atrás, quantidades muito pequenas de timerosal eram usadas em vacinas para prevenir a contaminação em frascos com múltiplas doses. Durante algum tempo e apesar de todos os indícios tangíveis, algumas pessoas temiam que mesmo essas pequenas quantidades poderiam contribuir para doenças mentais como o autismo. Desde essa época, o uso de timerosal em vacinas foi suspenso, não devido a quaisquer descobertas de toxicidade, mas porque hoje as vacinas são estocadas em doses individuais e a contaminação não é mais um problema.

Meu filho está muito resfriado. Ele pode ser vacinado nesse estado?

Os resfriados não interferem na eficácia das vacinas e elas não pioram o estado da criança. Se o resfriado estiver causando algum desconforto, a

➜

➜

injeção pode provocar um pouco mais de incômodo, mas medicamentos para a dor resolvem o problema.

Existem outros tipos de imunização mais naturais?
Imunizações "naturais" simplesmente não existem.

Estou amamentando meu bebê e ele ainda não teve muito contato com o mundo externo. Por que ele precisa dessas imunizações?
O aleitamento materno é uma boa maneira de aumentar a imunidade, mas, de forma alguma, é uma alternativa eficiente para a imunização. A não ser que você mantenha Lucy em uma redoma de vidro, o contato com o mundo exterior não pode ser evitado.

A controvérsia sobre as vacinas

Na mídia e na internet, você encontrará centenas de especialistas exagerando ou inventando sobre os efeitos colaterais, além de argumentarem que a imunização faz parte da conspiração farmacêutica mundial. Pouquíssimas dessas alegações têm um fundamento científico, mas certamente têm deixado as pessoas com medo de injetar substâncias nas quais não depositam total confiança nos seus filhos. Minha teoria simplista é que qualquer teoria antivacinação, não importa quão irracional seja, apela ao fato de que a criança que odeia as vacinas reflete sobre todos nós, já que quando éramos crianças todos nós tentávamos nos esconder embaixo da mesa, porém acabávamos tendo de ser vacinados.

Depois de ter dito isso, se optar por adiar ou evitar todas as vacinas para a imunização, você não está colocando seu bebê em um enorme risco, simplesmente porque a maioria dessas doenças tem sido praticamente erradicada e a maior parte das outras pessoas vacina seus filhos. Entretanto, praticamente erradicada não significa totalmente erradicada. Ainda existem pequenos perigos médicos. Além disso, existe a pressão social e da comunidade, visto que a maioria das escolas exige a imunização. Além do mais, a ideia de postergar a vacinação até a criança ficar maior e, portanto, mais dócil, é falsa; vacinar crianças maiores é mais difícil.

No final das contas, uma imunização coletiva é a única maneira de vencer as doenças e recomendo uma bateria completa dessas vacinas. Entretanto, acho que muitos pais, apesar de todas as minhas explicações, ainda se sentem apreensivos sobre as imunizações e querem adiá-las ou evitá-las. Minha abordagem é discutir sobre o assunto e respeitar a sua decisão mesmo que eu não compartilhe o mesmo ponto de vista. Também tento dar a eles uma ideia realística dos riscos envolvidos ao retardar as vacinações. A seguir, você encontrará explicações com uma breve discussão de cada vacina específica, bem como a sua importância a fim de satisfazer as exigências para a admissão em escolas.

Imunizações

No Brasil, quase todas as imunizações são gratuitas e estão disponíveis na rede pública. Algumas ainda não disponíveis, como a da varicela, são exceções.

Hepatite B

Já que Lucy não corre o risco de usar drogas que transmitem o HIV ou não tem um comportamento sexual promíscuo, a possibilidade de ela contrair a hepatite B no momento é bem pequena. Mesmo assim, há uma boa razão para administrar essa vacina. A hepatite B é uma enfermidade terrível. Provoca icterícia, causa doenças que debilitam o fígado e pode matar de forma rápida ou lentamente. A vacina é eficiente e gera imunidade vitalícia; portanto, se cada recém-nascido for vacinado contra a hepatite B durante os próximos vinte anos, poderemos eliminar a doença completamente (e, com isso, qualquer necessidade de imunização). Outro motivo para administrá-la cedo é que a hepatite B requer três reforços à parte durante alguns meses para que a imunidade se desenvolva. Quando as pessoas vão ao médico com tanta frequência? Quando são bebês, é claro. No Brasil, a vacina é administrada logo após o nascimento, ainda no berçário. Aqui, a vacina BCG (Bacilo Calmette-Guérin), que protege contra a tuberculose, também é obrigatória.

Se aplicar: Essa imunização inclui três doses, todas administradas durante o primeiro ano. É obrigatória para a admissão em escolas na maioria dos estados e as crianças maiores, das quais não foram exigidas as vacinas quando bebês, têm de ser vacinadas antes de iniciarem as aulas.

Se não aplicar: Se decidir adiar a vacina contra a hepatite B, você não estará criando nenhum risco considerável de que Jimmy contraia hepatite B até que ele fique muito mais velho. Entretanto, não será necessariamente mais fácil imunizá-lo; arrastar um adolescente esperto ao médico três vezes – para dar injeções – pode se tornar uma tarefa desanimadora.

Tríplice bacteriana (difteria-tétano-coqueluche)

A vacina DPT, mais conhecida no Brasil como tríplice bacteriana, é um coquetel que protege contra três doenças diferentes. Uma é a difteria, cujos sintomas incluem uma forte dor de garganta e problemas no coração. Essa doença está quase extinta. O tétano é mais conhecido como trismo; diferente da maioria das outras doenças, não é contagiosa, mas permanece latente no solo e em pregos enferrujados. A coqueluche ou pertússis causa uma terrível tosse e, às vezes, pneumonia, o que é perigoso para bebês e crianças pequenas. Está quase extinta, mas ainda existem alguns surtos em pequenas regiões no mundo.

Há alguns anos, essa vacina em combinação era menos eficiente e provocava efeitos colaterais significativos. Atualmente, melhorou muito e é mais tolerada. De fato, no futuro mais doenças serão incluídas nessa vacina, por exemplo, contra poliomielite e hepatite B (já existe na Europa).

Se aplicar: No Brasil, a vacina DPT é realizada aos 2, 4 e 6 meses, com reforço aos 15 meses e aos 5 anos e depois a cada dez anos. É obrigatória para a admissão nas escolas. Os efeitos colaterais variam com a idade. Os lactentes podem sofrer um pequeno desconforto e possivelmente febre durante as primeiras 24 horas. Em crianças entre 1 e 3 anos, pode provocar uma reação local, como inchaço e vermelhidão no braço que pode causar certa impressão, mas diminui em poucos dias. Em crianças maiores, causa dor temporária no ombro e no braço e às vezes inchaço.

Se não aplicar: A difteria foi quase totalmente erradicada. Há sempre risco de contrair tétano quando ocorrerem cortes profundos, mas, já que bebês e lactentes raramente sofrem tais feridas, o risco é pequeno (e, mesmo com um corte, o tétano pode ser tratado com o soro antitetânico, que tem seus riscos, mas vai restringir o desenvolvimento da doença). A coqueluche ainda oferece um risco considerável porque às vezes ocorrem surtos dessa doença.

Tríplice viral (sarampo-caxumba-rubéola)

Também chamada de MMR, essa é outra vacina em combinação que protege contra três doenças diferentes. O sarampo é uma enfermidade desagradável parecida com a gripe. Placas ásperas avermelhadas surgem na pele e o sarampo causa raras complicações sérias. Ele foi quase totalmente erradicado graças à imunização. A caxumba e a rubéola são enfermidades brandas com complicações potencialmente sérias: a caxumba pode causar esterilidade nos meninos e a rubéola pode causar má-formação no nascituro em fetos de mães infectadas. Essas consequências mencionadas por último constituem as principais razões para a imunização.

A vacina MMR é muito segura, mas, de todas as imunizações, é a que recebe as piores críticas. Diferentemente da maioria das outras, é uma vacina viva atenuada, o que significa que o componente viral foi modificado, sendo, portanto, não virulento. A ideia de um vírus vivo ainda faz muitas pessoas se sentirem mal. Além disso, um estudo completamente equivocado, mas bem divulgado há alguns anos, propôs uma associação polêmica entre o vírus MMR e o autismo. O mais correto é dizer que é uma simples coincidência: se uma criança for autista, a enfermidade torna-se óbvia no segundo ano, que é também quando a vacina MMR é administrada. A mídia mostrou-se ávida para repercutir esse estudo falho – cujo autor, o Dr. Wakefield, foi condenado pelo Conselho Médico do Reino Unido como pesquisador desonesto –, mas não quis publicar os numerosos estudos sérios que invalidaram essa ligação. Por fim, a combinação das três vacinas é erroneamente considerada tóxica pelos pais que se preocupam em sobrecarregar seus filhos com drogas e agentes biológicos. Lamentavelmente, muitas pessoas têm-se recusado a administrar a vacina MMR por medo, dando assim chance para que essas doenças voltem a surgir.

Se aplicar: A vacina MMR é aplicada na criança com 1 ano de idade. Provavelmente, não haverá nenhum efeito colateral. Se houver, consistirá em erupções no corpo e febre moderada que, diferentemente dos efeitos colaterais das outras vacinas, ocorrem por volta de dez dias após a administração e duram um ou dois dias. Isso ocorre devido a uma manifestação muito pequena de sarampo induzido pelo vírus atenuado.

Se não aplicar: O sarampo, a caxumba e a rubéola são atualmente possibilidades remotas, embora isso possa mudar se a tendência atual contra a imunização contra a MMR persistir. Administrar as vacinas separadamente não é mais uma opção em alguns países, visto que fabricantes suspenderam as vacinas isoladas devido à diminuição na demanda.

Pólio

A pólio representa um dos sucessos mais impressionantes na questão da imunização. Antigamente, era uma enfermidade comum que aterrorizava muitas gerações de pais. Hoje, ela está quase erradicada mundialmente. Quando a vacina contra a pólio foi introduzida por Jonas Salk há cinquenta anos, foi uma forma atenuada do vírus da pólio administrada oralmente em uma pequena quantidade de açúcar. O vírus atenuado podia vacinar a família inteira; aqueles que estavam em contato com a criança imunizada estavam, na verdade, sendo vacinados, em vez de contrair o vírus. Entretanto, há aproximadamente uma década, os médicos ficaram preocupados com o risco extremamente raro de que as pessoas pudessem contrair a doença a partir do vírus atenuado. Por volta do final dos anos 1990, o processo de imunização foi revisto e uma vacina com o vírus morto tem sido usada desde essa época. Se os esforços em todo o mundo para erradicar a doença continuarem com êxito, a vacinação contra a pólio será suspensa completamente, à medida que a enfermidade desaparecer definitivamente.

Se aplicar: A vacina contra o pólio é administrada oralmente em lactentes e crianças entre 1 e 5 anos. Não provoca maiores efeitos colaterais.

Se não aplicar: A enfermidade está erradicada no Brasil há muitos anos, mas ainda existe um pequeno risco em outros países em desenvolvimento. Alguns casos no Caribe foram relatados.

Haemophilus influenza tipo B

Essa bactéria terrível já causou infecções no cérebro de crianças, bem como infecções graves em gargantas inchadas que podem resultar em sufocação. Foi quase erradicada por meio da vacina. A vacina de infância Hib é uma das imunizações menos polêmicas: não é uma vacina viva e provoca pouquíssimos efeitos colaterais. Pode ser administrada conjuntamente com a vacina contra a hepatite B e é obrigatória para a admissão em escolas.

Se aplicar: No Brasil, a vacina é dada aos 2, 4 e 6 meses, com reforço aos 15 meses. Vermelhidão na área aplicada é o efeito colateral mais frequente.

Se não aplicar: Atualmente, o risco é bastante pequeno por causa da grande eficiência da vacina em manter essas bactérias encurraladas, mas mesmo assim existe uma possibilidade remota.

Catapora (varicela) [Ver: Catapora]

Desde que essa vacina relativamente nova foi introduzida, temos notado uma diminuição acentuada no número de casos. Entretanto, alguns pais ainda não têm o bom senso de vacinar seus filhos contra a doença, que é relativamente inofensiva na maioria das crianças. A varicela não é tão inofensiva quanto parece. As pequenas pápulas são desconfortáveis, especialmente no globo ocular e nos órgãos genitais ou dentro deles. As pápulas também podem ser infectadas e, em casos extremamente raros, podem levar à infecção bacteriana secundária. Em casos extremos, podem provocar complicações como a pneumonia, problemas neurológicos e até a morte. A vacina contra a catapora logo cedo diminui as chances de Lucy contrair a doença, desagradável na idade inicial, mais séria em crianças maiores e potencialmente debilitante em adultos.

A vacina contra a catapora é um vírus vivo atenuado que é seguro e eficiente, embora não tão eficaz quanto as outras vacinas; uma pessoa vacinada pode contrair a doença, mas, quando isso acontece, quase sempre os casos são moderados. A imunidade diminui com o tempo (diferentemente da real imunidade após a enfermidade, que é permanente). Portanto, reforços futuros poderão ser acrescentados à vacina. A imunização contra a catapora está se tornando cada vez mais obrigatória nas admissões em escolas.

Se aplicar: Até o momento, a vacina é administrada uma vez em crianças entre 1 e 3 anos. Os efeitos colaterais, que são raros e mínimos, podem incluir algumas pápulas no corpo.

Se não aplicar: No geral, a catapora significa, pelo menos para lactentes e crianças entre 1 e 3 anos, uma doença moderada. Entretanto, já que a vacina se tornou mais comum, o vírus tornou-se mais raro e, consequentemente, é mais difícil estar em contato com ele, mesmo que você queira. Se Lucy não contrair a doença quando criancinha, no fim ela terá de ser vacinada porque a gravidade da doença aumenta com a idade.

Vacina pneumocócica

Essa é a mais recente aquisição no programa de imunizações. Conhecida como "a vacina contra a infecção de orelha", previne, em teoria, a meningite pneumocócica e, em menor escala, também diminui a ocorrência de alguns casos de pneumonia e infecções na orelha interna. Até hoje, não tem havido nenhuma controvérsia com relação a essa vacina; é muito segura e fácil de ser tolerada. Ainda não é obrigatória nas admissões em escolas.

Se aplicar: No Brasil, é administrada em três doses em menores de 1 ano e uma dose acima dessa idade. O efeito colateral mais comum é vermelhidão temporária no local.

Se não aplicar: A enfermidade é rara e está se tornando cada vez mais rara agora com a vacina, mas ainda não está totalmente erradicada.

Outras vacinas

Hepatite A

Cada vez mais, os médicos recomendam essa vacina. A hepatite A é uma enfermidade bastante branda em crianças, que apresentam sintomas parecidos aos da gripe ou não têm nenhum sintoma. Em adultos, a enfermidade requer mais cuidados, levando à icterícia ou à fadiga, que podem durar semanas. A hepatite A prevalece em países com higiene precária e alimentos contaminados. É bom lembrar que a doença nem sempre é benigna: 0,5% dos casos evoluem para hepatite fulminante e requerem transplante de fígado.

Vacina contra a gripe

Definitivamente, é a imunização mais problemática. A vacina contra a gripe tem sido administrada anualmente e, mesmo assim, não tem sido muito eficiente. O índice de proteção contra a doença oscila, dependendo do vírus naquele ano (a vacina precisa ser reformulada a cada ano para a imunização contra a mais nova cepa do vírus). Em virtude de sua eficácia relativamente restrita, a vacina deve ser destinada a crianças que não podem adquirir a doença, tais como os asmáticos ou crianças com outras enfermidades crônicas. Ressalte-se, porém, que a vacina deve ser usada em épocas de epidemia de gripe, de acordo com as orientações das autoridades sanitárias, como aconteceu no recente surto da gripe H1N1. Uma nova vacina com *spray* nasal acabou de ser aprovada; é cedo demais para poder dizer se ela é mais eficiente.

Infecção de garganta por estreptococos

Ver também: Escarlatina; Mononucleose

O inverno é uma estação na qual essa infecção é muito comum. Os sintomas incluem febre (alta ou baixa), dor de garganta, dificuldade em engolir, tonsilas (amídalas) inchadas e avermelhadas, dor de cabeça, sensação geral de fadiga e dor de barriga. Também podem surgir erupções avermelhadas e ásperas no rosto e torso chamadas *escarlatina* (não deve ser confundida com febre reumática, uma complicação da infecção por estreptococos). Isso ocorre quando a linhagem da bactéria estreptococo também produz uma toxina que causa a erupção [**Ver:** Escarlatina].

Os estreptococos afetam crianças acima de 5 anos, mas crianças menores não ficam imunes. Em lactentes, os sintomas limitam-se à febre e, como resultado, os estreptococos são comumente confundidos com gripe. As infecções de estreptococos podem ser confirmadas em minutos com um teste rápido e confiável. Esse procedimento é particularmente útil porque nem tudo o que se parece com estreptococo é estreptococo. Diversos vírus podem produzir sintomas semelhantes, inclusive o vírus comum da mononucleose, que não requer tratamento à base de antibióticos [**Ver:** Mononucleose].

Esse tipo de infecção passa despercebida. Muitas pessoas têm as gargantas irritadas e nem percebem que têm estreptococos. Essas bactérias podem ser assintomáticas, mas são contagiosas. Por isso são tão comuns. Em casos simples, esse tipo de infecção quase sempre é curado sozinho.

Tratamento

O médico tratará o caso confirmado de infecção de garganta por estreptococos com antibiótico oral, não apenas para aliviar os principais sintomas, mas também para evitar poderosas complicações, como a febre reumática, que ocorre quando anticorpos produzidos no doente contra essas bactérias podem lesar o coração e as válvulas. A febre reumática afeta principalmente crianças entre 5 e 10 anos. Lactentes nunca sofrem dessa complicação rara e crianças entre 1 e 3 anos quase nunca contraem essa infecção. Portanto, o tratamento antes dos 5 anos para evitar complicações não é tão crucial. A partir dos 5 anos, o padrão da prática é tratar todos os casos confirmados. A infecção de garganta por estreptococos também pode causar problemas nos rins.

O tratamento dos estreptococos é simplesmente a administração de penicilina. Não há a necessidade de antibióticos mais modernos e complexos, já que é uma bactéria que ainda tem de desenvolver resistência ao antibiótico. Também não há pressa para tratar da infecção se a criança não apresentar tanto desconforto.

Perguntas Reais de Pais Reais

Quando meu filho pode retomar as aulas?

Um dia depois do início do tratamento por antibióticos, se Jimmy se sentir melhor. Provavelmente, a essa altura, metade da classe já tem a doença; imagine quão contagiosa ela é.

➜

→

Por que meu filho sempre contrai a infecção de garganta por estreptococos? Parece que ele sofre dessa doença todos os meses durante o inverno.

Algumas crianças têm mais predisposição a estreptococos, especialmente aquelas com tonsilas aumentadas. Se ocorrer mais de cinco vezes ao ano, você e o médico do seu filho podem pensar na possibilidade da remoção das tonsilas.

Meu filho acabou de se recuperar da infecção e agora ele a está contraindo novamente. Por quê?

Isso é uma ocorrência comum que não tem nada a ver com o sistema imunológico do seu filho ou com o tratamento inadequado com antibióticos. A infecção se repete porque as crianças estão constantemente expostas a outras crianças infectadas durante um surto; portanto, no momento em que elas pararem o tratamento, estarão novamente vulneráveis. Às vezes, as crianças requerem um ou mais tratamentos com antibióticos algumas vezes seguidas antes que a infecção desapareça.

Por que o exame do meu filho dá positivo mesmo não estando doente?

Se seu filho já teve estreptococos algumas vezes e o resultado ainda der positivo sem apresentar nenhum outro sintoma, ele provavelmente pode ser um "portador da infecção", o que significa que ele está alojando a bactéria de estreptococos mesmo que não esteja manifestando os sintomas. A boa notícia é que os portadores de estreptococos não transmitem a doença, não correm grande risco de contrair a febre reumática e não são mais propensos à doença do que as outras crianças. Se for confirmado que ele é portador de estreptococos, ele não precisa de tratamento adicional a não ser que surjam novos sintomas. Por fim, as defesas naturais do corpo vão eliminar as bactérias na garganta.

Infecção nas orelhas

Ver também: Infecção nas orelhas ao nadar; Infecções recorrentes nas orelhas; Lacrimejamento

Se você olhar para dentro da orelha de Jimmy com um otoscópio, verá o tímpano, ou membrana timpânica, que fica no fundo do canal auditivo. Essa membrana tanto fecha e protege a cavidade da orelha média quanto envia sons para o cérebro. Atrás dela, encontra-se a cavidade da orelha média, que está ligada à garganta através das tubas auditivas, as quais controlam a pressão na orelha média. Elas também são passagens fáceis para que as bactérias originadas na garganta passem para a orelha média, onde podem causar infecções.

Toda criança tem, pelo menos, uma infecção na orelha média, ou otite. Algumas têm várias. Sendo rara antes dos 6 meses, a otite aflige primeiro os bebês e sua frequência diminui conforme as crianças crescem. Ela geralmente surge depois de resfriados ou gripes, pois tais doenças criam um ambiente propício para as bactérias. As infecções nas orelhas não são contagiosas, embora o resfriado associado que pode desencadear as infecções possa ser contagioso.

O aumento de pressão na orelha média é responsável pelo desconforto. O grau da dor varia: algumas infecções nas orelhas podem passar despercebidas, enquanto outras podem ser um tormento. A dor atinge seu pico nas primeiras 24 horas e raramente dura mais que poucos dias, mas a sensação de sonoridade, de som de sino ou de campainha pode perdurar por até uma semana após a infecção ter sido eliminada.

As febres também são comuns nas infecções nas orelhas e podem alcançar temperaturas de até 40°C. Como qualquer outra enfermidade causadora de febre, as infecções nas orelhas podem provocar convulsões febris em crianças com predisposição [**Ver:** **Convulsões febris**]. A criança pode apresentar vômitos, diarreia e perda de apetite em vários graus de intensidade.

A perda temporária da audição é a complicação mais comum nas otites. O episódio mais provável que você vivenciará é Jimmy repetir "o quê?" várias vezes até que o líquido remanescente na orelha média seja drenado e ele recupere a sua audição total.

Em casos extremamente raros, sérias complicações podem surgir quando a infecção se alastra para o osso circundante ou para o cérebro. Essa enfermidade é caracterizada por febre muito alta e persistente na criança muito doente.

Tratamento

Os médicos acreditavam que os antibióticos eram a única forma de aliviar os sintomas e prevenir complicações causadas pelas otites. Já que essas infecções são tão comuns em crianças, o uso difundido de antibióticos para esse propósito contribuiu muito para a resistência a esses medicamentos. Uma pesquisa recente demonstrou, entretanto, que, sendo a infecção causada por vírus ou bactérias, a maioria das infecções é tratada sem nenhum antibiótico e sem nenhuma complicação.

Cada vez mais, o padrão de cura para crianças com mais de 6 meses é aliviar a dor com acetominofen ou ibuprofeno e observar os sinais de uma infecção persistente. Medicamentos para a dor parecem mágicos: Jimmy vai parar de chorar e começar a cantar assim que eles surtirem efeito. Você pode usar a maior dosagem recomendada para crianças e repetir esses medicamentos conforme sua necessidade (a cada quatro horas, se administrar acetominofen, e a cada seis horas, se administrar ibuprofeno).

Se a infecção não diminuir sozinha em alguns dias e for seguida de febre e dor persistentes, um antibiótico oral prescrito pelo médico do seu filho assegurará certa tranquilidade. Quando o tratamento chega a esse ponto, limpa-se a infecção na orelha média rapidamente, embora seja difícil saber se o que você está vendo é um efeito lento do próprio sistema imunológico ou se o antibiótico está fazendo efeito. Para bebês menores de 6 meses, sempre usamos antibióticos ao tratar das infecções nas orelhas por medo de alguma complicação.

A abordagem *laissez-faire* – tratar somente aquelas poucas infecções nas orelhas que não melhoram em vez de tratar todas elas – é muito mais lógica. Essa abordagem poupa seu filho dos poderosos efeitos colaterais dos medicamentos e o ajuda a manter sua resistência aos antibióticos. Mesmo quando a infecção parece não desaparecer, esperar e observar por alguns dias tem o benefício de deixar que o tempo necessário para que as defesas naturais do corpo entrem em ação. Infelizmente, apesar das evidências científicas, os médicos continuam prescrevendo antibióticos com facilidade quando surgem otites, provavelmente por medo da acusação de falta de responsabilidade, pelo hábito arraigado de administrar grandes quantidades de medicamentos e por sua própria aversão ao sentimento de parecer inúteis.

Perfuração do tímpano

A pressão na orelha média às vezes faz que o tímpano estoure espontaneamente, assim como uma espinha na pele, e um líquido sangrento escorre do canal auditivo por alguns dias. Isso parece muito pior do que realmente é: essa perfuração alivia a pressão dolorosa quase imediatamente e a drenagem promove uma cura mais rápida. Você pode ficar surpreso em saber que, antes da existência dos antibióticos, os médicos geralmente perfuravam os tímpanos para tratar as infecções de orelha. Após a perfuração, o tímpano costuma melhorar completamente em apenas algumas semanas e a audição é totalmente recuperada. Enquanto a orelha não parar de drenar o líquido, Jimmy não pode tomar banho nem nadar, uma vez que a água pode penetrar na orelha média e causar sérias complicações. Observação: se a drenagem persistir por mais de três ou quatro dias, pode ser necessária a administração de um antibiótico.

Infecção nas orelhas ao nadar

Ver também: Infecção nas orelhas

A infecção que ocorre ao nadar é uma infecção da orelha externa, diferente da infecção na orelha média. Se não existissem o cloro nas piscinas e as hastes flexíveis de algodão que cutucam as orelhas úmidas, dificilmente teríamos casos de infecções nas orelhas dos nadadores. Essas infecções se desenvolvem da seguinte maneira: o cloro na água das piscinas resseca as orelhas, dando uma sensação de coceira; a haste flexível de algodão irrita a pele do canal auditivo, que posteriormente é infectado e fica dolorido. Você pode prevenir a infecção evitando qualquer objeto nas orelhas antes de nadar, exceto os tampões de orelha, que podem realmente ajudar na prevenção da infecção ao nadar, mantendo o canal auditivo seco. Se Jimmy apresentar infecção nas orelhas ao nadar, apesar de todos os seus esforços, o médico prescreverá gotas antibióticas na orelha, que vão eliminar a infecção.

Infecção nos olhos

Conjuntivite viral

A conjuntivite geralmente se refere a uma infecção viral autolimitante e comum que afeta a superfície do globo ocular e causa lacrimejamento e olhos vermelhos durante alguns dias. Também pode produzir uma secreção grossa amarela ou esverdeada que ao secar se transforma em uma crosta e tem uma aparência particularmente dramática de manhã, quando as secreções se acumularam e aderiram ao manter os olhos fechados. A conjuntivite viral pode surgir sozinha ou com resfriados.

Ao contrário da crença comum, não há tratamento para a conjuntivite, pois as infecções virais não respondem às gotas antibióticas, o que apenas vai fazer arder o olho de Jimmy e aumentar a irritação. Sua melhor aposta para aliviar o desconforto é medicamento oral para a dor e atenuar a dor com compressas. A enfermidade geralmente desaparece sozinha após alguns dias.

A conjuntivite viral é bastante contagiosa e pode causar uma devastação em creches. Uma vez que uma criança apresentar conjuntivite, outras quinze vão contraí-la depois de alguns dias. Lavar as mãos não tem efeito preventivo, a não ser que você faça Jimmy lavar as mãos cada vez que ele tocar o próprio rosto. Mantê-lo fora da escola realmente não vai ajudar, pois a doença é muito contagiosa mesmo antes de os sintomas se tornarem evidentes, o que significa que as crianças espalham o vírus antes de ficarem doentes.

As escolas normalmente exigem que as crianças sejam "tratadas" antes de voltarem às aulas, mas a ironia é que não há tratamento eficiente para a conjuntivite.

Conjuntivite bacteriana

Se os sintomas do seu filho forem muito fortes, ele pode ter conjuntivite bacteriana, para a qual será necessário tratamento. A conjuntivite bacteriana é muito mais rara que a viral, mas produz mais sintomas impressionantes. O globo ocular torna-se extremamente vermelho, as pálpebras ficam visivelmente inchadas e a secreção é abundante durante todo o dia. Essa enfermidade requer avaliação de um médico e, diferentemente da conjuntivite viral, gotas antibióticas são necessárias.

Infecções recorrentes nas orelhas

Uma das coisas mais frustrantes para os pais (e filhos!) é uma infecção recorrente na orelha que pode começar desde bebê e continuar durante a infância. A principal causadora, em tais casos, é uma disposição anatômica e não um sistema imunológico fraco: a orelha afetada está configurada de tal forma que as bactérias sobem facilmente pelas tubas auditivas e causam infecção na orelha média. Outro fator de predisposição são as adenoides aumentadas [**Ver:** Adenoides]. Essas glândulas, que estão localizadas atrás do nariz e deveriam eliminar as bactérias na garganta, às vezes são infectadas.

As infecções recorrentes de orelha afligem crianças menores, começando desde bebê, e vão diminuindo até os 6 anos. Minha abordagem é tratar os casos mais graves – aqueles que incluem dor e febre proeminentes –, mas não tratar com mais recursos os casos moderados, deixando que as defesas naturais da criança combatam as bactérias. Ao contrário do que você possa pensar, o fato de não tratar uma infecção recorrente não aumentará as chances de uma recaída. Crianças com predisposição vão desenvolver futuras infecções ou líquido persistente nas orelhas independentemente de a ocorrência ter sido tratada ou não. As crianças não medicadas pelo menos têm a vantagem de não desenvolver resistência a antibióticos. Como resultado das infecções recorrentes, o líquido pode acumular na orelha média e comprometer a audição, que é um fator crítico para o desenvolvimento da fala. Se Jimmy tiver predisposição para infecções recorrentes nas orelhas, nenhum remédio, dieta ou tratamento alternativo diminuirá as ocorrências de otite até ele superar esse estágio. Infecções repetidas nas orelhas de forma anormal com acúmulo de líquido podem ser evitadas com uma inserção cirúrgica dos tubos nas orelhas [**Ver:** Tubos nas orelhas].

Líquido persistente nas orelhas

Após uma infecção nas orelhas, o líquido que é acumulado atrás do tímpano normalmente diminui lentamente através das tubas auditivas. Se, por qualquer motivo, essas tubas ficarem bloqueadas, o líquido permanecerá na orelha média e afetará a audição, o que, por sua vez, poderá impedir a aquisição da fala. Essa cadeia de eventos desafortunados pode ocorrer sem você ficar sabendo, já que as infecções de orelha e seus efeitos secundários geralmente não são detectados.

Se o exame médico mostrar que a orelha média do seu filho está retendo líquido, o primeiro passo é avaliar sua audição [**Ver:** Testes de audição]. Se estiver levemente comprometida, não há urgência, e a melhor abordagem é esperar e reavaliar o progresso depois de alguns meses. Em geral, o líquido drena sozinho. Caso isso não ocorra e a audição estiver afetada de forma significativa, o médico provavelmente vai sugerir um simples procedimento cirúrgico, que implica a inserção de tubos no tímpano para drenar o líquido e ajuda a evitar infecções subsequentes nas orelhas.

Longas administrações de antibióticos surtem pouco ou nenhum efeito na eliminação do líquido, embora os médicos às vezes prescrevam esse tipo de medicamento a fim de evitar uma cirurgia. O mesmo acontece ao encher um balão por dia a fim de desentupir as tubas auditivas; mesmo que Jimmy ache isso divertido, não é muito eficiente. Os descongestionantes, que são igualmente ineficientes, têm mais efeitos colaterais do que benefícios [**Ver:** Descongestionantes].

Colocando um fim nos mitos sobre infecções nas orelhas

Ao contrário da crença popular:

- A entrada de água nas orelhas durante o banho ou na piscina não causará uma infecção na orelha média. A infecção nas orelhas ao nadar é uma doença completamente diferente, que afeta a parte exterior do canal auditivo.
- Nadar com uma infecção na orelha não é problema a não ser que o tímpano esteja perfurado [**Ver:** **Infecção nas orelhas ao nadar**].
- Não há motivo para cancelar viagens de avião se seu filho tiver uma infecção nas orelhas, a não ser que a dor seja intensa [**Ver:** **Viagem aérea**].
- Alergias não causam nem aumentam as chances de contrair infecções nas orelhas.
- Eliminar leite, trigo ou qualquer outro alimento na dieta do seu filho não minimizará as chances de infecções nas orelhas.
- Você não deve tratar ou evitar simples infecções nas orelhas com nenhum tipo de gotas medicinais, inclusive óleo de alho. As gotas não passam pelo tímpano, que fecha e protege a orelha média do ambiente externo.

Infecções urinárias

Em crianças de colo

< 1 ano

Infecções urinárias são raras. Em bebês, elas são causadas principalmente por uma má-formação, que possibilita que o refluxo da urina contaminada na bexiga volte para o rim e o contamine. Infecções no rim geralmente causam febre alta, falta de apetite e vômitos. Como esses mesmos sintomas se aplicam a várias outras doenças (por exemplo, gripe e infecção de estômago), diagnosticar uma infecção de rim pode ser um desafio. Se houver suspeita, seu médico vai solicitar uma amostra da urina, que deve ser coletada da maneira mais limpa possível, já que os germes na pele podem distorcer os resultados. Talvez o médico evite a contaminação pela pele introduzindo um pequeno tubo na bexiga do bebê. Pode ser difícil acreditar, mas esse procedimento desconfortável não machuca Lucy ou Jimmy.

Infecções urinárias respondem muito bem ao uso de antibióticos. Depois de preparar toda a documentação, outros exames ainda serão necessários para determinar se o sistema urinário apresenta alguma má-formação. Se o refluxo for a questão, dependendo do grau, às vezes recomenda-se a cirurgia para prevenir que o estrago permanente do rim cause infecções repetidamente.

Em crianças mais velhas

Infecções na bexiga

> 1 ano

Crianças mais velhas estão mais propensas que as crianças de colo a infecções na bexiga, que causam dores durante o ato de urinar e podem apresentar ou não febre. Nesse caso, a urina fica manchada e com mau cheiro. Uma amostra facilita o diagnóstico e, nessa idade, uma amostra "limpa" é mais fácil de conseguir: Jimmy simplesmente tem de urinar no copinho.

Em meninas, simples irritações vaginais são frequentemente confundidas com infecções na bexiga, uma vez que urinar se torna doloroso quando o líquido escorre na vagina irritada [**Ver:** Vagina]. Duas anotações: não está provado que a "limpeza errada" da área cause infecções urinárias, e meninos não circuncidados não correm maior risco de terem infecções urinárias.

Infecções nos rins

Infecções nos rins em crianças mais velhas são raras, mas não impossíveis. A criança vai apresentar febre alta (por volta dos 39°C) e dores na parte de baixo das costas, porém pode não sentir dor ao urinar. Em ambos os casos, o médico vai tratar a condição com antibióticos e recomendar acetaminofen ou ibuprofeno para a dor e a febre. Em crianças um pouco mais velhas, infecções nos rins têm menos chances de serem associadas à má-formação do que quando elas são de colo.

Integração sensorial

Ver também: Aquisição da fala e aquisição tardia da fala; Autismo

Esse termo tem sido usado para descrever crianças com um conjunto específico de características psicológicas. Em geral, são extremamente inteligentes ou hiperperceptivas. Sua inteligência é focada em assuntos específicos, tais como números. Por exemplo, aos 4 anos, elas já conseguem reconhecer qualquer tipo diferente de caminhão. Enquanto a sua retenção efetiva é excelente, elas ficam um pouco desligadas do seu ambiente e dificilmente interagem com outras crianças. Além disso, têm uma sensibilidade elevada aos estímulos sensoriais; por exemplo, costumam tampar as orelhas quando ouvem um barulho alto e a sua dificuldade em lidar com a frustração é manifestada de forma mal-humorada em períodos frequentes e com um acesso de raiva. Por fim, os sintomas físicos podem incluir falta de jeito, coordenação motora fina debilitada e tônus muscular elevado, o que pode resultar no modo de andar nas pontas dos pés.

A integração sensorial se torna evidente na pré-escola, quando essas crianças não brincam normalmente com as outras e ficam perambulando, enquanto as outras estão sentadas em um círculo. Esse desejo de isolamento pode se dar por causa da hiperpercepção; uma criança sensitiva pode não estar disposta a passar pela perturbação de ter de dividir um brinquedo. Na extremidade do âmbito da integração sensorial está uma doença rara chamada síndrome de Asperger, na qual a criança demonstra extrema inteligência em áreas específicas e desenvolve a fala, mas lhe faltam habilidades sociais de tal maneira que faz lembrar o autismo [**Ver:** Autismo].

Até esta data, a integração sensorial não tem sido estudada a fundo e, como resultado, é um termo geralmente usado para descrever crianças que são um pouco diferentes. Os terapeutas ocupacionais elaboraram a descrição principal dessa síndrome por meio de observações de casos, já que essas crianças normalmente são encaminhadas para tratamento na tentativa de introduzir e reforçar as habilidades motoras finas e grossas.

Se suspeitar que seu filho tenha algumas dessas características na integração sensorial, seja cautelosa ao rotular e intervir. A maioria dos tratamentos não foi totalmente estudada e pode ser bastante dispendiosa. Sugiro que estimule as habilidades sociais em interações uma a uma em vez de em um grupo de crianças. Amplie os limites e promova a aquisição das habilidades que têm a ver com a conduta ligada às frustrações. Dedique seu tempo para responder a todas as perguntas dele pacientemente e estimule-o a desempenhar atividades físicas, embora não seja preciso que sejam realizadas em grupo. Em minha opinião, essas crianças sutilmente incomuns trilham um caminho diferente, mas amadurecem e se tornam indivíduos inteligentes e equilibrados, com habilidades sociais apropriadas.

Intumescência mamária

Bebês recém-nascidos de ambos os sexos têm mamas que produzem pequenas quantidades de leite. Essa lactação infantil é causada pelos hormônios maternos adquiridos através da placenta que estimula as glândulas mamárias do bebê. A lactação, notavelmente, diminuirá ou desaparecerá algumas semanas após o nascimento. Mais tarde, meninas podem apresentar um leve inchaço no broto mamário anos antes da puberdade. Desde que esses brotos mamários sejam pequenos e isolados de outros sinais de desenvolvimento sexual, como pelos púbicos, não são preocupantes.

Irmãos e irmãs

Ver também: Disciplina e limites

Após o terceiro mês de gestação, você decide contar a Jimmy que está grávida. No início, ele parece não ligar, embora ache engraçado quando você e seu marido apontam para a sua barriga e dizem "bebê". Ele fica bastante intrigado com os livros que você lê para ele que retratam pessoas grandes com barrigas grandes, pessoas da idade dele muito felizes e até novas pessoas estranhas menores que ele e sem cabelos. Alguns meses depois, você e seu marido de repente desaparecem por alguns dias. Jimmy fica com a vovó, uma grande satisfação para ele, já que ganha muitos docinhos. Quando você reaparece, surge com duas coisas novas: uma criaturinha barulhenta que parece estar permanentemente grudada no seu peito e um trenzinho para Jimmy. Ele olha um pouco para o trem e depois fica rondando a nova criatura. Em alguns dias ele percebe que toda a atenção está voltada para a nova criatura quando ela grita ou chora e ele fica imaginando se isso também vai funcionar com ele.

Levar seu novo bebê para casa é um momento de grande felicidade, pelo menos até o momento em que seu filho maior começar a puxar o braço do bebê e torcer o seu. As crianças de qualquer idade parecem um pouco perturbadas após o nascimento de um novo irmão ou irmã. Não é tanto devido ao ciúme, mas sim à mudança de rotina. Prever suas reações ajudará a família inteira a lidar com a transição de forma mais pacífica e tranquila.

No começo, Jimmy não se importa, e até mesmo gosta de ter o novo irmão por perto. Entretanto, em pouco tempo a mudança de rotina começa a perturbá-lo. Às vezes, ele se sente mais entusiasmado que o normal. Outras, ele sente dificuldade em controlar as suas emoções. Isso também afeta a forma como ele trata Lucy e oscila entre indiferença, afabilidade e um excesso de gentileza que é difícil de diferenciar da agressão. Em outras palavras, enquanto Jimmy nota que você fica feliz quando ele mima a irmãzinha, também percebe a sua reação quando ele bate nela.

Muitas vezes, o segundo filho nasce aproximadamente dois anos após o primeiro. Coincidentemente, é o período no qual a criança maior está em um estágio turbulento e precisa dos pais para estabelecer limites rígidos. Por causa do seu cansaço, culpa e distração, Jimmy se aproveita da nova situação para desobedecer e levá-la à loucura. Esse é o cenário perfeito para futuros problemas de comportamento e revolta da criança maior, se você perder o foco de que a sua principal responsabilidade em relação ao filho mais velho é oferecer uma mistura de amor e disciplina. Pode parecer difícil, mas você precisa ser ainda mais severa e coerente como mãe durante essa fase.

O que fazer

- **Seja bastante sensata em relação ao nascimento do novo bebê.** Passe a mensagem de que a chegada de um novo irmão ou irmã beneficiará a todos, inclusive a Jimmy.

- **Tente não mudar a rotina anterior.** A coerência apaziguará grande parte dos problemas.

- **Deixe Jimmy tocar Lucy, mesmo que ele seja um pouco bruto.** Às vezes, não fica claro se ele está fazendo um carinho ou batendo nela. Porém, Lucy é mais resistente do que parece. Quando ele for bruto demais, não chame a atenção dele, apenas separe os dois sem mostrar muito aborrecimento.

- **Passe algum tempo com Jimmy,** mas não para repreender o seu mau comportamento.

- **Proporcione algumas atividades com Lucy,** sem isolá-lo do bebê.

- **Assim que puder, coloque as duas crianças dormindo juntas no mesmo quarto,** mesmo que você tenha espaço suficiente para mantê-las separadas. A coabitação alimenta o sentimento de elo; o irmão mais velho adquire o sentimento de proteção em relação ao irmão menor e/ou o irmão mais novo gosta de ver que o irmão mais velho está por perto. Dessa forma, você não terá de dividir o seu tempo entre os dois quartos e criar sentimentos de ciúme e competitividade.

- **Implemente a disciplina, se for necessário.** Não hesite em castigar Jimmy; se ele chorar um pouco, vai ajudar a diminuir o sentimento de frustração.

O que não fazer

- **Não exagere ao preparar Jimmy para o nascimento do irmão ou da irmã.** Antes dos 2 anos e meio, ele é novo demais para entender e, mesmo que capte e entenda a situação intelectualmente, isso não vai ajudá-lo a se preparar emocionalmente.

- **Não sinta pena de Jimmy;** na realidade, não há nenhum motivo para ter pena dele.

- **Não force nenhum vínculo** nem pergunte incessantemente se ele ama a sua irmãzinha. Deixe que ele desenvolva o próprio elo afetivo.

- **Evite chegar do hospital com uma grande quantidade de brinquedos.** Pode ser uma atitude carinhosa da sua parte, mas talvez você traia sua própria ansiedade e coloque uma importância desnecessária na aceitação de Jimmy.

- **Não dê atenção a Jimmy em resposta ao seu mau comportamento.** Ao contrário, tente dar a máxima atenção que conseguir.

Ter um irmão ou uma irmã é uma bênção para toda a família. E para Jimmy é um entretenimento embutido e outra fonte de carinho. O fato de o tempo não ser mais exclusivo para Jimmy estimula a sua independência e o seu desenvolvimento.

Perguntas Reais de Pais Reais

Quando é a melhor hora de dar um irmãozinho ao meu filho?

Não existe regra para isso. Muitos especialistas na criação de crianças falam sobre a importância de espaçar a idade dos irmãos. Isso não é particularmente correto. Crianças cujos irmãos têm idades próximas são tão felizes quanto aquelas cujos irmãos têm idades espaçadas.

Já faz alguns meses que meu bebê nasceu e meu filho mais velho às vezes ainda bate nele. O que devo fazer?

Se Jimmy ainda estiver batendo em Lucy é porque você inicialmente deu atenção demais a esses episódios. Sei que é difícil não reagir a uma agressão contra seu bebê, mas quanto mais perturbada você ficar mais alimentará esse comportamento. Tente lidar com essa situação como se fosse um simples comportamento inapropriado, como se ele estivesse jogando comida no chão ou quebrando um vaso. Apenas chame a atenção dele e, se ele ainda desobedecer, coloque-o no seu quarto e deixe-o por alguns minutos. Depois, retire-o do quarto sem fazer mais nenhum comentário. Dando menor importância a esses acontecimentos, você diminuirá a frequência deles.

Posso amamentar meu bebê na frente do meu filho mais velho?

Com certeza. Deixe que Jimmy descubra a realidade da vida. Uma delas é que um bebê pequeno precisa se alimentar.

Irritação na pele do pescoço

Ver também: Doenças na pele em bebês

Já que a área do pescoço dos bebês é muito pequena, o local entre o torso e o rosto pode ficar cheio de suor e irritado. Essa irritação na pele devido à umidade também pode afetar outras dobras ou pregas, tais como as axilas ou a área atrás das orelhas. Esse tipo de erupção não causa dor. Algumas pessoas aconselham a aplicação de amido de milho para secar as áreas afetadas, mas eu não concordo, pois não é particularmente eficiente. Em formas mais impressionantes (nas quais se podem notar vermelhidão e umidade extensivas), a área úmida pode ser dominada por um fungo propício a locais úmidos. Nesse caso, aplique uma pomada antifúngica duas vezes ao dia até as erupções desaparecerem. Entretanto, o tratamento definitivo para Lucy é que o pescoço cresça, mas isso leva alguns meses.

JOELHOS EM "X"

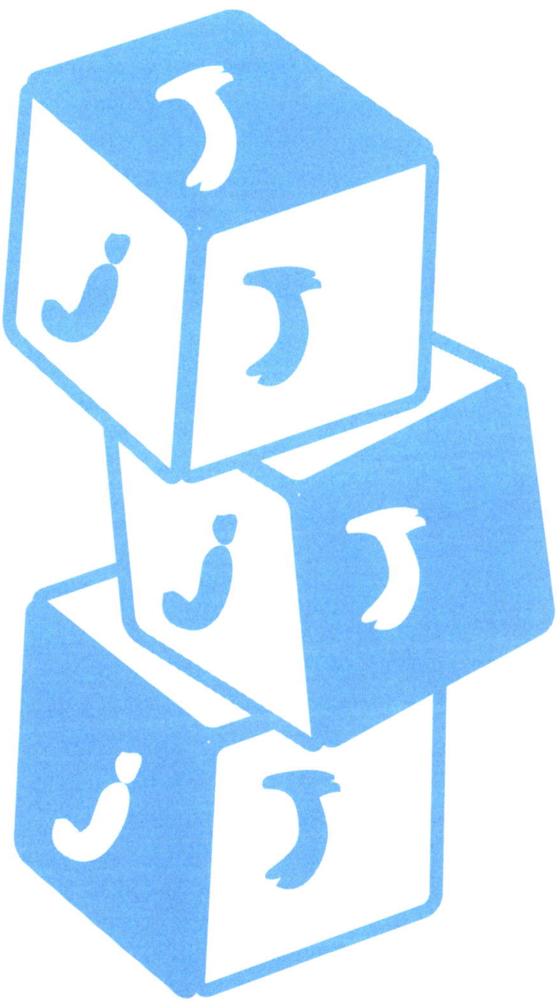

Joelhos em “X”

Os joelhos em "X", uma deformidade caracterizada pela rotação dos joelhos para dentro, são relativamente comuns em crianças, especialmente entre 1 e 3 anos, pois elas possuem ligamentos extremamente flexíveis. Essa característica geralmente desaparece conforme a criança cresce, embora às vezes persista na infância e até mesmo na fase adulta como uma variante normal. Estar acima do peso pode acentuar a deformidade, aumentando a carga nas pernas e piorando as articulações. Portanto, essa é outra boa razão para manter seu filho dentro dos parâmetros normais de peso.

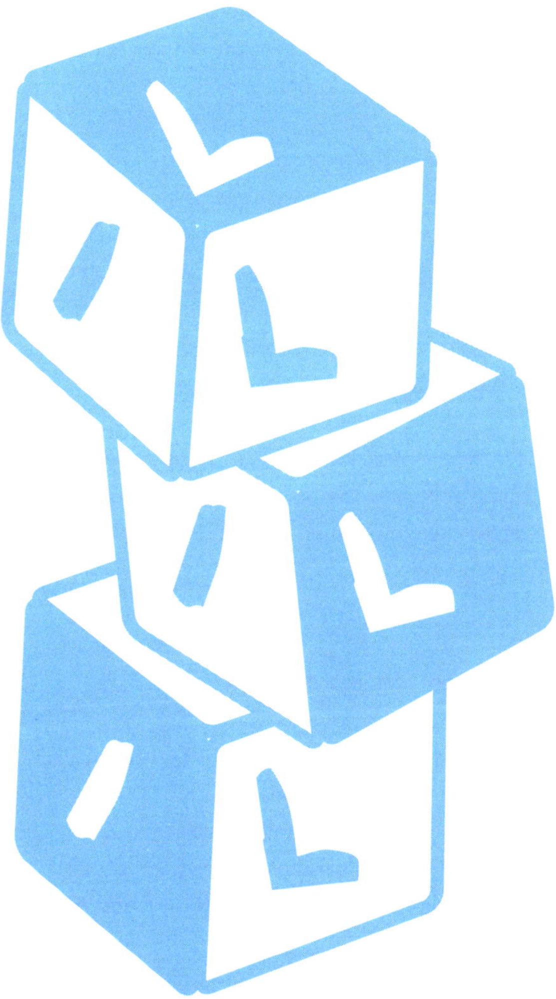

Lacrimejamento

Ver também: Infecção nos olhos

< 1 ano

Se as secreções nos olhos persistirem por algumas semanas, elas podem ser um indício de dutos lacrimais obstruídos. Os bebês são muito pequenos e seus dutos lacrimais também. Essas pequenas passagens localizadas no canto interno inferior dos olhos têm a função de reabsorver e reciclar as lágrimas, mas seu tamanho pequeno tem a predisposição para obstruir os dutos. Tal bloqueio resulta em excesso de lágrimas nos olhos e na formação intermitente de córtex originada pela inflamação. Os dutos lacrimais obstruídos não são sérios, porém seus sintomas podem se parecer com os de uma infecção ocular. A principal diferença é a gravidade: a infecção produz muito mais vermelhidão proeminente, secreção e inchaço do que os dutos obstruídos.

Você pode tratar os dutos obstruídos limpando as crostas com compressas de água quente quando houver muito acúmulo. Tenha em mente que as crostas não incomodam Lucy. Massagear os dutos lacrimais esfregando os cantos dos olhos não vai abri-los e Lucy vai odiar. O lacrimejamento e a secreção às vezes podem tornar-se intensos, mas trata-se apenas de uma inflamação, não uma infecção. Consequentemente, gotas antibióticas raramente são eficazes e podem irritar os olhos ainda mais. Algumas pessoas sugerem aplicar leite materno nos olhos, mas acho que não é o mais indicado.

A maioria dos casos de dutos lacrimais obstruídos surge e desaparece durante os primeiros meses de vida e não volta mais. Se essa enfermidade persistir até o final do primeiro ano, uma simples cirurgia pode ser necessária para dilatar os dutos.

Lacrimejamento persistente

> 1 ano

O lacrimejamento persistente pode ser tanto uma irritação alérgica do olho quanto a obstrução persistente dos dutos do nascimento em diante. A conjuntivite alérgica afeta crianças maiores e geralmente é uma reação sazonal aos alérgenos como o pólen. Os olhos lacrimejam constantemente e a criança pode também ter córtex associado, congestão nasal e inclusive erupções na pele. Coçar o olho com prurido pode causar vermelhidão e inchaço. Infelizmente, as opções para o tratamento são limitadas. As gotas anti-inflamatórias não esteroidais não são tão eficientes. As gotas esteroidais devem ser usadas somente em casos graves e persistentes. Como ocorre na maioria das alergias, é preferível aprender a conviver com os sintomas moderados do que arriscar o uso de medicamentos com seus efeitos colaterais.

Dutos lacrimais obstruídos

Segundo livros médicos, os dutos lacrimais obstruídos que persistem após o primeiro ano de vida com secreção e lacrimejamento proeminentes podem precisar de um simples procedimento cirúrgico para abrir a passagem. Entretanto, com base na minha experiência, mesmo casos mais tardios ainda têm uma boa chance de serem automaticamente solucionados no segundo ano de vida.

Leite de cabra

Ver também: Leite de vaca

O leite de cabra sempre teve uma reputação em círculos alternativos de ser mais saudável que o de vaca. É um leite mais magro, o que pode ser uma vantagem para os adultos, mas não para as crianças, que conseguem tolerar a gordura e precisam das calorias. Além disso, sua composição é basicamente a mesma, porém o leite de cabra é mais difícil ser encontrado e é mais caro. Pensa-se que os recém-nascidos possam ser alimentados com o leite de cabra devido à sua similaridade química com o leite materno, mas ele não é recomendado, pelo menos para as crianças muito pequenas. E lembre-se: nunca se deve dar leite de nenhum tipo que não seja pasteurizado à criança, mesmo o obtido diretamente da vaca e da cabra, naquele momento.

Com relação às alergias, o leite de cabra não é apropriado se a criança tiver alergia ao leite de vaca por causa da reatividade cruzada.

Leite de vaca

Por que uma criança entre 1 e 3 anos tem que beber leite? A resposta é simples: por que não? É gostoso e tem calorias, gordura, proteína, vitaminas e cálcio.

Uma vez que as crianças estão acostumadas a ser amamentadas no peito ou a beber leite na mamadeira, elas têm a tendência a continuar gostando de leite na infância tardia e até mesmo na vida adulta.

Entretanto, o leite não é uma necessidade. Ao contrário do que os pediatras costumavam dizer, não há uma quantidade mínima de leite que uma criança pequena deva tomar. Uma dieta balanceada, especialmente se incluir outros laticínios, contém todos os nutrientes presentes no leite. Portanto, se Jimmy não for louco por leite, não o force a tomá-lo. Como alternativa, você pode tentar leite de cabra, leite de soja fortificado ou leite de arroz. Todos eles têm um bom valor nutritivo.

Dessa forma, a questão sobre o problema do leite está solucionada. Mas quanto de leite é considerado exagero? Algumas crianças engolem o leite rapidamente como se ele fosse acabar logo. A regra prática é simples: se Jimmy ainda tiver apetite para alimentos sólidos, sua alta ingestão de leite não é um problema. Entretanto, se as crianças que têm dificuldade em comer tomarem leite para substituir os alimentos sólidos, você precisa reduzir a sua ingestão de leite para ajudá-las a desenvolver o apetite.

Mitos sobre o leite

- "O leite aumenta a produção de muco." Esse mito popular enraizado não faz muito sentido, já que o leite – como todos os nutrientes – é digerido e decomposto pelo intestino no fluxo sanguíneo, não no nariz. Essa concepção errônea pode se basear no fato de que o leite e o muco têm quase a mesma textura. A única razão para evitar o leite durante as enfermidades virais é que pode pesar um pouco na barriga da criança e induzir o vômito, especialmente em crianças pequenas.

- "O leite predispõe as crianças a infecções." Não existe nenhuma correlação entre a ingestão de leite e infecções.

- "Se a mãe tomar leite enquanto estiver amamentando, o bebê pode ficar irritável." Algumas mães juram que isso é verdade, mas não tem nenhuma base específica. O leite materno é manufaturado nas glândulas mamárias a partir do sangue da mãe. Quando ingerido pelo bebê, o leite que a mãe consumiu já foi processado; portanto, mesmo que Lucy não tenha tolerância ao leite, ela não será afetada.

Intolerância ao leite

A intolerância ao leite é a incapacidade de digerir lactose – açúcar encontrado no leite da vaca [**Ver:** **Reações aos alimentos**]. O problema, que é relativamente comum, é causado pela carência de lactase, uma enzima que desdobra a lactose em glicose e galactose. Na maioria das pessoas, a intolerância é parcial: o corpo pode digerir pequenas quantidades de leite, mas maiores quantidades produzem alguns sintomas, como gases, diarreia e cãibras. A intolerância ao leite é mais comum em afro-americanos e asiáticos. Os sintomas geralmente começam em crianças entre 1 e 3 anos e duram por toda a vida, mas a pessoa que não tolera o leite aprende a evitar grandes quantidades dele e não apresenta nenhum sintoma. Atualmente não existe nenhum tratamento, além de tomar suplementos de lactase ou beber produtos com leite enriquecidos de lactase.

Ao contrário do que você possa ter ouvido, a intolerância à lactose é extremamente rara em lactentes. O diagnóstico pode ser confuso em lactentes que consomem alimentos líquidos. Se Lucy tiver diarreia ou sangue nas fezes que desaparecem após mudar para o alimento líquido sem leite, a intolerância ao leite ainda pode não ser o responsável; o problema pode ser causado pela imaturidade temporária dos intestinos dela. A intolerância é até mesmo mais improvável se Lucy chorar e tiver gases. Os bebês choram. Eles têm gases com ou sem lactose [**Ver:** **Gases**].

Os bebês amamentados no peito têm até menos probabilidade de mostrar sinais de intolerância ao leite. O leite materno não contém lactose e seus nutrientes permanecem os mesmos, independentemente de a mãe beber leite ou não.

Perguntas Reais de Pais Reais

Todas as vezes que meu filho bebe leite, ele tem diarreia. O que devo fazer?

Como eu disse antes, pode ser devido à intolerância ou não. As crianças geralmente apresentam fezes aquosas tanto por causa de infecções virais brandas como, às vezes, por nenhum motivo discernível. Suspenda o leite, veja se as fezes endurecem e depois reintroduza o leite e veja se elas amolecem novamente. Se detectar uma correlação, terá de diminuir ou suspender o leite.

➜

➜

Quando o leite de vaca deve ser introduzido?

Embora a maioria dos livros recomende a idade de 12 meses, acho que, se as crianças consomem fórmula infantil, a idade de 10 meses é ideal. A essa altura, o estômago delas será capaz de lidar com o leite de vaca, que é mais barato que fórmula infantil. Em relação aos bebês que são amamentados no peito, não há motivo para introduzir o leite de vaca até o desmame.

Como deve ser feita a transição?

Simplesmente escolha um dia e ofereça o leite de vaca à criança. Você pode misturá-lo com a fórmula infantil por um ou dois dias, mas, como o leite é mais gostoso, geralmente não vai precisar fazer a mistura.

E se meu bebê não estiver interessado?

Você pode oferecer um substituto do leite (leite de soja, leite de arroz, leite de cabra) se quiser ou pode até mesmo não dar leite. Como já disse, o leite não é obrigatório.

Leite integral, com pouca gordura ou desnatado?

Como se sabe, as crianças devem começar a tomar leite com pouca gordura aos 2 anos. Essa regra era muito mais relevante anteriormente, quando as crianças bebiam grandes quantidades de leite. Já que as crianças ingerem quantidades mais razoáveis atualmente, o alto teor de gordura do leite integral não é mais uma preocupação. Na verdade, é uma boa fonte de calorias para as crianças (embora não para os adultos). Se estiver preocupado com a gordura, não deixe de considerar os inimigos verdadeiros: pizza, cachorro-quente, batata frita e *fast-food*.

O leite adquiriu uma péssima repercussão ultimamente. Durante algumas gerações, o eminente Dr. Benjamin Spock promoveu os benefícios do cálcio como um grande gerador de ossos fortes, mas, na edição mais recente de seu livro, ele considerou o leite como um alimento não saudável, impuro e causador de muitas doenças. A indústria de laticínios está lutando para estabelecer novamente o leite como parte vital de qualquer dieta, não somente para as crianças como também para os adultos. A realidade, é claro, está entre as duas posições. O leite nem salva vidas nem é um demônio disfarçado, mas é uma fonte de nutrição razoável, que pode não ser boa para todos.

Leite materno *versus* alimentação líquida

Vou repetir o que todos sabem sobre amamentação: faz bem, tanto psicológica quanto emocionalmente. Fortalece o sistema imunológico do bebê, permite que a mãe descanse mais à noite e é muito mais prática e econômica do que as fórmulas infantis de alimentação líquida. Esses benefícios são maiores no começo. Então, se você amamentar somente por dois ou três meses, também vai valer a pena.

A pergunta que muitos pais fazem é: "Em que proporção a amamentação é superior à mamadeira no ponto de vista da saúde?". É difícil dizer. Se for misturada de forma adequada, a fórmula de alimentação líquida na mamadeira possui a mesma quantidade de água, proteína, açúcar e gordura que o leite materno, mas não contém imunoglobulinas e enzimas que o leite materno produz. Por outro lado, a alimentação líquida na mamadeira é reforçada com vitaminas e ferro em quantidades superiores às do leite materno, mesmo que essas quantidades não sejam cruciais. Porém, se estiver comendo e amamentando de maneira adequada, de qualquer forma você estará proporcionando as mesmas quantidades desses nutrientes [**Ver:** Alimentação com mamadeiras].

Embora o aleitamento materno seja muito bom para a imunidade do bebê, obviamente não previne todas as enfermidades. Alguns registros médicos, por exemplo, apontam para uma diminuição nas infecções respiratórias em bebês que mamam, mas na minha prática médica, em que a grande maioria dos bebês mama, constatei alguns bebês com tosse e resfriado raros no inverno. Há alguns anos, outro estudo chamou a atenção da mídia ao relatar que a amamentação diminui a frequência de infecções nas orelhas. Como consequência, recebo muitas ligações de pais (geralmente tarde da noite) querendo uma explicação sobre o repentino começo de dor na orelha média nos seus filhos. "Como sua orelha pode estar com infecção? Ele foi amamentado durante um ano inteiro!"

Outra concepção comum e equivocada de que a amamentação garante a aceitação da criança em uma escola de elite ou, mais tarde, em uma boa universidade pública resulta de um estudo não conclusivo, porém altamente divulgado, segundo o qual o QI em crianças que foram amamentadas é levemente mais elevado. Não posso garantir isso, visto que poucos dos meus pacientes já prestaram exames para ingressar na faculdade. De qualquer forma, quase todas as crianças que vejo são talentosas; suas mães podem garantir.

Em resumo, se achar que amamentar não é para você, recomendo que tente. Você pode gostar mais do que imagina. Mas, se já tentou e não gostou (ou não tentou mesmo), seu bebê ainda assim tem uma grande chance de ser saudável.

Leitura

Nos primeiros anos da vida de Jimmy, leia para ele o máximo que puder. É o segundo presente na vida que os pais podem dar aos seus filhos e você ficará surpreso em ver como uma história de dez páginas pode provocar uma riqueza de pensamentos e sonhos dentro da sua cabecinha. Além disso, a leitura proporciona a ele maior contato com você, bem como uma divertida interação e atenção completa.

Por outro lado, não se preocupe muito com quanto tempo Jimmy leva para aprender a ler. É claro que a leitura é um importante marco cognitivo, mas a estrutura temporal varia tremendamente de criança para criança. Sim, a leitura desde muito cedo pode ser um sinal de inteligência, mas o contrário dificilmente indica falta dela. Infelizmente, muitos sistemas escolares se baseiam em escalas de leituras padronizadas que causam um estresse excessivo, tanto nos pais quanto nas crianças. Embora algumas crianças aprendam a ler muito cedo e outras até aprendam a ler sozinhas, como pais vocês devem focar exclusivamente em instilar o amor pelo aprendizado e num sentimento de prazer e entusiasmo em relação aos livros.

Lenços umedecidos

Ver também: Assaduras; Banho

Dependendo de onde você mora, encontrará uma considerável variedade de lenços de limpeza umedecidos. O que você pode não saber é que os lenços são basicamente guardanapos de mesa comuns, mantidos úmidos em uma caixa plástica com adição de um agente alcoólico ou fragrância suave. Para os recém-nascidos, é melhor evitar qualquer tipo de lenços empacotados; eles tendem a secar a pele e provocar irritações na área da fralda ao dissolver e eliminar por atrito a camada natural de óleo protetor. Para a limpeza do bumbum em casa, recomendo o uso da água pura [**Ver:** Banho]. Alguns meses depois, quando a pele de Lucy estiver um pouco mais resistente, os lenços podem ser usados pela conveniência, quando você estiver fora de casa. Você pode até levar a versão caseira: umedeça vários guardanapos na água, coloque-os em um saco plástico e você acaba de fazer seu próprio lenço de limpeza umedecido e economizar um bom dinheiro.

Língua

Freio lingual curto

No passado, pediatras constantemente recomendavam remover o freio lingual, a fina membrana que conecta a língua com o palato inferior, se ele fosse menor que o comum no nascimento. Eles acreditavam que essa condição, conhecida como "freio curto", pudesse complicar a amamentação e até desenvolver problemas de fala mais tarde. Por que correr o risco?, pensavam eles.

Aqui está a razão. Vá até o espelho mais próximo. Coloque sua língua para fora, levante-a e olhe embaixo dela. Percebe como essa membrana é fina e alongada? Você vai ver que, mesmo se a sua fosse um pouco mais curta, dificilmente restringiria os movimentos de sua língua. O chamado "freio curto" é um nome errado: a não ser por uma condição rara em que a língua fica presa ao palato por uma membrana grossa que realmente restringe os movimentos, uma membrana fina e curta é meramente uma variante anatômica normal.

Você pode ocasionalmente encontrar um médico ou especialista em lactação que ainda vai recomendar cortar o freio lingual para resolver qualquer problema de amamentação ou para prevenir problemas na fala [**Ver:** Amamentação]. Nenhuma pesquisa médica ou minha experiência pessoal provam algum benefício nesse procedimento. Simplesmente admire a mobilidade da língua de seu filho, mesmo que a membrana seja relativamente pequena. Você vai economizar dinheiro e vai poupar Lucy da dor de um procedimento desnecessário.

"Língua geográfica"

Essa é outra variante normal da língua. Em algumas crianças mais velhas, áreas da superfície da língua parecem um pouco mais brancas que outras, formando um desenho que lembra um mapa. O paladar não é afetado e a língua geralmente volta à sua uniformidade com o tempo.

Linguagem de sinais

Os cientistas estão sempre tentando desenvolver linguagens especiais para se comunicar com golfinhos e gorilas, para fazê-los entender a conversa humana por meio de uma série de estalidos, assobios e pictogramas. Hoje algumas pessoas estão tentando fazer o mesmo com os bebês, traçando uma técnica de linguagem de sinais especificamente para se comunicar com lactentes. Qual seria a lógica por trás disso? É que, se os lactentes forem bebês resmungões, o único motivo é porque não estão sendo adequadamente entendidos. Isso me parece cômico. Deve existir alguma razão evolutiva do porquê de os bebês não falarem. Talvez seja porque eles se sentem frustrados com as limitadas habilidades comunicativas e, portanto, um dia aprendem a falar. De qualquer forma, mesmo quando os bebês aprendem realmente essa nova linguagem de sinais, parece que eles falam de uma forma primária uma única coisa: "Dê-me comida!". Nossa, quem poderia adivinhar?

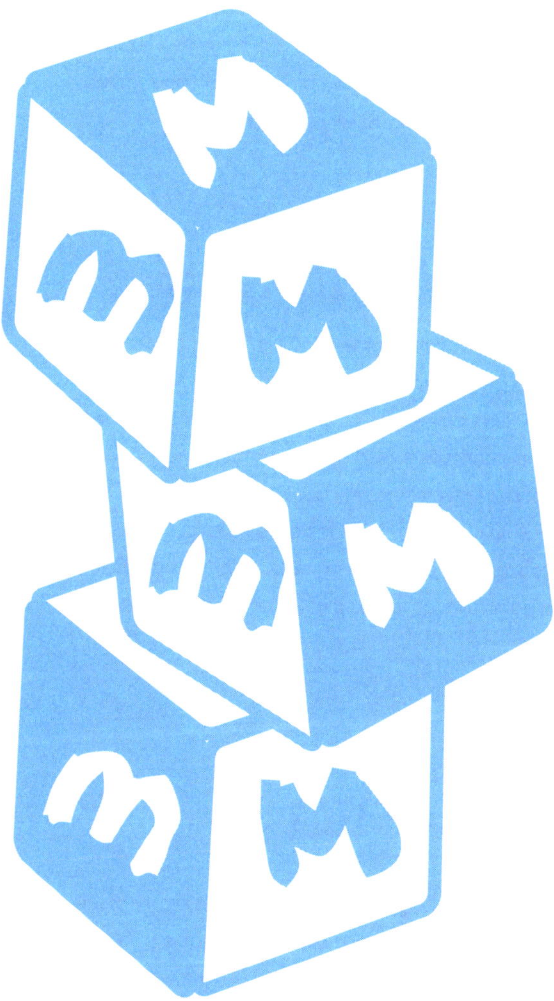

Mancar

Ver também: Dores nas juntas

É evidente que Jimmy possa estar mancando devido a uma lesão em um dos membros. Se estiver inchado, você deve levá-lo ao médico para fazer um raio X. Entretanto, o ato de mancar também pode ocorrer sem nenhuma lesão óbvia. Uma causa comum em crianças entre 1 e 3 anos é uma doença chamada *sinovite tóxica*. Nesse caso, Jimmy vai acordar um dia e se recusar a colocar o peso do corpo em um dos pés, apesar de não haver nenhum inchaço óbvio e não sentir nenhuma dor se você pressionar qualquer local da perna. A sinovite tóxica pode parecer assustadora, mas é apenas uma inflamação temporária na junta do quadril que surge com frequência antes de resfriados ou outras doenças virais. Geralmente não há febre e desaparece rapidamente. Depois de um ou dois dias, Jimmy vai andar normalmente de novo. Se a dor persistir ou se a febre e o inchaço ocorrerem em uma das juntas das pernas, leve-o ao médico.

Manchas na pele

Tire alguns minutos para se autoexaminar. Provavelmente, você tem centenas de pequenas manchas na pele que adquiriu no decorrer de sua vida. Você começará a notá-las na pele do seu filho já aos 2 anos. Elas aumentam conforme a exposição ao sol e protetores solares normais podem aparentemente restringir sua proliferação. Pequenas manchas na pele raramente passam por transformações cancerosas potenciais e, caso isso ocorra, em geral acontece em idade mais avançada. Por outro lado, manchas muito grandes, especialmente aquelas com pelos, têm um risco muito mais considerável de transformação cancerosa e devem ser avaliadas regularmente por um dermatologista.

Marcos do desenvolvimento

Estimular as crianças ao desenvolvimento de acordo com um planejamento seria admirável se elas fossem partes da sua imaginação. Entretanto, elas são reais e tendem a progredir no próprio ritmo. O processo de desenvolvimento é extremamente complexo, é claro, mas é suficiente dizer que os bebês fazem progresso de acordo com o próprio relógio natural. As crianças não são robôs perfeitamente projetados que mudam e alcançam seus marcos com velocidade regulada. Uma reação dos pais ao ritmo de maturação do seu filho é, no final, uma questão de filosofia. Será que realmente importa se uma criança for uma tagarela aos 18 meses, enquanto outra dificilmente consegue dizer "papai" ou "mamãe"? Quando alcançarem a idade de 3 anos, as duas serão capazes de conversar. Por esse motivo, diretrizes não são totalmente úteis.

Eu entendo quanta importância meus pacientes e muitos outros pais dão aos emocionantes marcos na vida dos seus filhos e quando eles ocorrem. Logo, aqui você tem um pequeno esboço do que pode acontecer em períodos específicos durante o primeiro ano de vida. Já que cada criança é diferente, lembre-se de aguardar com paciência antes de tirar qualquer conclusão sobre seu filho.

Do nascimento às primeiras semanas

É difícil saber o que esperar dos recém-nascidos, já que eles não querem fazer quase nada. As primeiras semanas são chamadas estágios de supressão. Dominada por todo o estímulo e excessivamente cansada pelo nascimento, Lucy dorme a maior parte do tempo. Quando acorda, ou ela olha um pouco ao redor e volta a dormir, ou chora porque está com fome ou quer conforto. A essa altura, ela já consegue reagir ao ouvir ruídos e olhar em volta, demonstrando um interesse especial pelo rosto da pessoa que a está amamentando. Em termos de força, ela tem mais tônus muscular do que você possa imaginar. Ela consegue sustentar sua cabeça e até mesmo manter seu corpo parcialmente na posição vertical, mas não por tanto tempo; ela está ocupada demais em dormir.

Das primeiras semanas aos 3 meses

Essa fase é chamada estágio de adaptação e é quando os bebês pequenos e perfeitos tendem a se tornar criaturas choronas ao encontrar estímulos estranhos de todos os tipos. Como consequência, Lucy ficará mais tempo acordada, mas não necessariamente mais feliz. Barulhos, luzes, toques, barriga cheia (para mencionar somente algumas situações) – todas as novas sensações que ela estiver vivenciando a agitam. Como parte do processo, contudo, ela percebe que o barulho vai parar, as luzes vão se apagar e sua barriga cheia vai esvaziar e logo encher novamente. Seu pescoço é até mais rígido e ela é capaz de se expressar facialmente com mais facilidade. Ela tem uma coordenação melhor, responde a estímulos visuais e auditivos e adora olhar os rostos que a ajudam a aprender a sorrir. Esse aumento no controle muscular também pode ter implicações negativas: significa que Lucy aprendeu a chorar mais alto e por mais tempo.

A essa altura, seu objetivo significa superar esse estágio dia após dia e passar para a próxima fase. Leia a seguir.

Dos 3 aos 6 meses

A fase de adaptação dura por alguns meses e depois, da noite para o dia, Lucy se torna um tipo de bebê que você vê nos comerciais: alegre, doce, sorridente, brincalhona. Ela cresceu acostumada à noção de estar viva, especialmente porque toda a poderosa atenção dos pais está voltada para ela. Como os pais estão cuidando de todas as necessidades básicas de Lucy (alimentação, limpeza e conforto), ela pode começar a explorar o mundo, não só responder aos estímulos, mas também produzir novas reações. Essa fase se chama *estágio de exploração*. Sua primeira ferramenta para a exploração é a boca e a primeira coisa que ela explora são as mãos, já que elas estão bem ali, nas extremidades dos seus braços (ainda muito curtos). Em relação ao seu desenvolvimento físico, seu pescoço é maior e o tronco mais forte, além de ela ter mais destreza manual.

Dos 6 aos 8 meses

Nessa fase, grande parte do desenvolvimento está nas mãos. Por volta dos 6 meses Lucy consegue agarrar objetos e olhar para eles antes de colocá-los na boca e, por fim, jogá-los ao chão. Visto que seu impulso para a exploração excede o seu entendimento do mundo, talvez ela se torne extremamente estimulada e frustrada, o que pode despertar certa raiva.

Fisicamente, ela pode ficar sentada se você a ajudar a se equilibrar e pode ou não rolar sozinha. Ela está começando a murmurar (embora alguns bebês sejam mais calados que outros) e a sustentar interesse por objetos. Com sua ajuda, ela é até mesmo capaz de se levantar com as próprias pernas cada vez mais fortes.

Dos 8 aos 10 meses

Por volta dos 8 meses, os momentos com um bebê feliz e quieto estão chegando ao fim, já que o interesse de Lucy pela exploração se intensifica. Agora ela explora a própria voz, balbuciando e observando os efeitos que isso causa em você. Ela agarra tudo o que está à sua frente e realiza uma análise visual completa antes de colocar o que puder na boca.

Ela consegue sentar-se firmemente e, quando estiver entediada, vai tentar engatinhar ou rolar no chão ao próprio estilo. Ao desejar ir a lugares desconhecidos, não vai querer necessariamente encontrar pessoas novas; na realidade, ela prefere não encontrar [**Ver:** Separação e ansiedade com estranhos].

Dos 10 aos 12 meses

Lucy se sente tentada a ficar de pé e está começando a pensar em andar. Algo parecido com o que está experimentando ao perambular pela casa segurando na mobília. Você pode reconhecer algumas palavras emergindo de seus balbucios, principalmente aquelas que o identificam. Sua coordenação motora está cada vez mais refinada e os polegares começam a entrar em ação. Ela talvez possa acrescentar alguns acenos ao seu repertório.

Aos 12 meses

Lucy fica firme de pé sobre as pernas, perambula e às vezes até mesmo anda sozinha. "Mamãe" e "papai" (ou outros dissílabos) estão no seu vocabulário crescente, embora essas palavras não se refiram necessariamente aos seus queridos pais. Ela pode até ser capaz de se alimentar sozinha, ou pelo menos tentar, e provavelmente vai demonstrar algum apreço por música ou, pelo menos, por bater palmas.

Massagem

Ver também: Cólicas

Autores de diversos livros modernos sobre bebês recomendam vários métodos diferentes de massagem em lactentes, alguns dos quais são ilustrados com diagramas esmerados e indicam o emprego de óleos mágicos e bálsamos. Sugiro simplificar isso. Todo mundo gosta de um pouco de massagem, mas Lucy pode querer saber o que está acontecendo quando você começa a cantar um mantra usando aromas exóticos. Além disso, sendo tão idílica, a massagem pode acarretar uma sobrecarga sensorial e mais reações em um recém-nascido já excessivamente estimulado.

A massagem em um recém-nascido significa tocar e acariciar Lucy com delicadeza. É uma atitude extremamente doce. Talvez você já possa estar fazendo isso sem ter se dado conta. Com relação às ilustrações dos livros, se você for igual a mim, vai preferir criar a própria técnica.

Masturbação

Ver também: Pênis; Vagina

Em público ou na frente da avó, a masturbação é embaraçosa para todo mundo, menos para Jimmy, que acha isso prazeroso. A exploração genital na infância é um estágio de desenvolvimento perfeitamente normal: não deve ser desestimulada, contanto que seja feita em local apropriado. Ela começa já no final do segundo ano. Entretanto, antes de Jimmy completar 3 ou 4 anos e adquirir o sentimento da pressão social, ele não vai entender por que não pode se masturbar quando sentir vontade. Caso ele faça isso em público, apenas distraia-o com outra atividade sem dar nenhuma bronca prolongada. Quando ficar mais velho, naturalmente, ele vai procurar privacidade para essa atividade. A masturbação pode causar irritação tanto em meninas quanto em meninos. Em relação a Jimmy, deixe-o explorar a pequena diferença entre a dor e o prazer, conforme ele descobrir que manusear demais seu órgão genital pode machucá-lo. Quanto à sua pequena menina, mantenha suas unhas curtas e aplique um pouco de vaselina na parte externa da vagina caso haja irritação.

Mau hálito

Em crianças, o mau hálito é acompanhado geralmente pelo advento dos dentes. As gengivas ficam um pouco irritadas e podem ter um cheiro horrível quando os primeiros dentes começam a surgir. Em crianças mais velhas, o mau hálito pode decorrer do aparecimento de dentes posteriores, bem como da respiração pela boca, que a deixa seca e permite que bactérias se proliferem. As adenoides aumentadas são a principal causa da respiração pela boca [**Ver:** Adenoides]. Por último, o mau odor persistente na boca de Jimmy pode indicar que ele inseriu alguma coisa no próprio nariz e que necessitará um médico para remover o objeto.

Medicamentos para a febre e para a dor

A diferença entre acetaminofen e ibuprofeno é a mesma que há entre *Coca-Cola* e *Pepsi*: bem pequena. Os dois medicamentos vão aliviar a dor moderada e diminuir quase toda a febre. Eles vêm em líquido e pílulas mastigáveis, mas somente o primeiro também é apresentado em forma de supositórios. Como acetaminofen e ibuprofeno são quimicamente diferentes, você pode alterná-los ou até mesmo usá-los simultaneamente. Os efeitos colaterais são quase inexistentes se administrados em doses adequadas. Os dois medicamentos podem ser dados com o estômago vazio, já que crianças não têm tendência à acidez. No Brasil, a dipirona é o medicamento mais usado nos casos de dor e febre. Nenhum medicamento solucionará a questão do nariz congestionado, a não ser que seja apresentado como um remédio para resfriado, tendo também alguns descongestionantes indesejáveis, os quais não recomendo. A aspirina é muito pouco utilizada – quase não se administram mais aspirinas em crianças por medo de um efeito colateral no cérebro muito raro, mas grave, chamado síndrome de Reye.

Se Jimmy estiver com dor ou desconforto devido à febre, certifique-se de administrar a dosagem apropriada à sua idade e peso (ou até mesmo um pouco mais), caso contrário você não verá os milagrosos efeitos colaterais do remédio. Acetaminofen pode ser administrado a cada quatro horas e ibuprofeno, a cada seis horas. Se necessário, você pode administrar os medicamentos durante diversos dias seguidos em doses recomendadas desde que a causa do desconforto e da febre de Jimmy tenha sido detectada.

Da mesma forma que esses medicamentos são maravilhosos, eles devem ser usados frugalmente, não porque sejam ineficientes ou provoquem efeitos colaterais, mas porque podem suprimir os sintomas que ajudam uma doença a seguir seu percurso ou dificultar o diagnóstico da enfermidade. A febre, por exemplo, ajuda a pessoa a se livrar dos vírus e também pode ser um indício de que a doença esteja piorando.

Medos

Ver também: Pesadelos e terrores noturnos

Uma vez vi uma criança que tinha muito medo do vento. Sua mãe achava que ela tinha desenvolvido esse medo porque havia assistido a um episódio do Ursinho Pooh em que todos os personagens eram carregados por uma forte tempestade de vento. Embora todos os personagens pareçam ter gostado da tempestade, seu filho se recusava a sair de casa quando ventava muito depois de ter assistido a esse episódio. Assim, tanto a mãe quanto o filho ficavam confinados em casa. Ele sentia tanto medo que nem olhava para fora da janela com receio de ver folhas esvoaçando ao vento. Na realidade, a maioria das suas conversas havia se limitado a questões meteorológicas.

Todas as crianças vivenciam medos já na fase inicial. Jimmy pode preocupar-se com os animais, as criaturas sobrenaturais, o escuro ou as coisas que não são assustadoras, como o vento. Apesar de suas melhores intenções, se você se empenhar em atenuar esses temores, pode confirmá-los inconscientemente. Por exemplo, se você for embaixo da cama e provar que não existem monstros, só irá enfatizar a realidade das emoções de Jimmy, que vai acabar falando sobre monstros o dia inteiro. Além disso, você não ficaria bem se encontrasse um monstro embaixo da cama, ficaria? Deixando a brincadeira de lado, os medos são perfeitamente normais em crianças pequenas. Trate-os de uma forma controlada e sem importância, oferecendo a seu filho segurança e espírito racional, assim os medos não assumem um grande papel na vida de Jimmy nem na sua. Não insista se Jimmy não ficar convencido com suas explicações. Ele vai perceber sozinho que o que lhe dá medo não é tão assustador.

Da melhor forma que puder, limite a exposição de Jimmy a qualquer coisa que lhe dê medo, mas provavelmente ele terá de encarar o objeto desse medo de algum jeito. Por exemplo, se ele tiver medo do vento como aquele meu paciente, um dia sairá de casa com vento e quando perceber que o vento não vai carregá-lo superará essa apreensão. Se ele não sair, apenas estará adiando esse momento de conscientização. Felizmente, esses medos naturais das crianças sempre diminuem e desaparecem, mesmo se o processo demorar muitos meses.

Mercúrio

Ver também: Imunização

O mercúrio é um elemento químico encontrado na natureza. Altas concentrações podem ser tóxicas para o cérebro, em especial para as crianças, pois seu sistema nervoso ainda está em desenvolvimento.

A maior parte do mercúrio foi eliminada da vida diária das crianças. Os termômetros quebrados costumavam ser uma fonte comum de envenenamento, mas eles não contêm mais mercúrio. Atualmente, nossa maior exposição ao mercúrio é o peixe que acumula esse produto químico como resultado da poluição do meio ambiente e dos resíduos industriais. Embora não se saiba ao certo quais os níveis seguros de toxicidade pelo mercúrio, a Anvisa aconselha mulheres grávidas a não comer grandes quantidades de peixes como atum e peixe-espada, que são mais propensos a conter mercúrio.

Muitos pais demonstram certa preocupação sobre a presença de mercúrio nas vacinas. Seu receio se baseia no fato de que o timerosal, um derivado do mercúrio, era usado há muitos anos para prevenir a contaminação em vacinas. Foi removido das vacinas há quatro ou cinco anos, não por ser prejudicial, mas porque não é mais necessário.

Mofo

Cada vez mais, o mofo dentro de casa está sendo considerado um fator desencadeante das reações alérgicas. O mofo cresce em ambientes úmidos: próximo a vazamentos de água em porões, em cantos úmidos de casas antigas, em banheiros sempre úmidos. Os umidificadores também podem causar mofo se não estiverem adequadamente limpos. Se Jimmy sofrer de inexplicáveis alergias nasais e tiver constantemente olhos lacrimejantes, secreções nasais e nariz irritado, ele pode sofrer de uma reação ao mofo dentro de sua casa. Isso também serve para inexplicáveis episódios recorrentes de urticária e asma.

Entretanto, não tire conclusões precipitadas. Esses sintomas respiratórios podem surgir devido a um resfriado recorrente [**Ver:** Resfriados]. Infelizmente, será difícil provar uma conexão alérgica, já que testes de pele para detectar a alergia ao mofo não são muito confiáveis. Se suspeitar de alergia ao mofo, procure lugares úmidos e mofados na sua residência e limpe-os da melhor forma possível.

Mononucleose

Ver também: Infecção de garganta por estreptococos

"Mono" (abreviação de mononucleose) é uma enfermidade viral que lembra a infecção de garganta por estreptococos e afeta crianças com mais de 2 anos, embora os sintomas sejam piores em crianças maiores. Seu contágio se dá através da saliva, por isso é apelidada de "a enfermidade do beijo". Algumas crianças, especialmente as pequenas, apresentam casos muito brandos e nenhum sintoma, enquanto em outras os sintomas são muito intensos e duram semanas. A maioria dos adultos é imunizada por um surto durante a infância. O período de incubação da mono pode durar várias semanas e os sintomas começam com dor de garganta, tonsilas (amídalas) inchadas e febre que chega a 40°C. Erupções generalizadas em todo o corpo podem surgir durante alguns dias. A suspeita da mono surge quando os sintomas sugerem uma infecção de garganta por estreptococos, mas o resultado do teste para essa doença, realizado pelo médico, é negativo. Os testes de sangue são um tanto quanto ineficazes e somente têm algum valor se o diagnóstico não for claro.

Não há tratamento para a mononucleose, exceto repouso, conforme necessário. A fadiga pode persistir durante semanas, especialmente em adolescentes. O baço pode aumentar de tamanho e até se romper se sofrer algum golpe. Por isso, a participação em esportes violentos deve ser evitada durante, no máximo, um mês depois de a doença ter sido diagnosticada.

Mordidas

Ver também: Animais de estimação

Se seu filho foi mordido, sua principal preocupação é a infecção vinda da boca de quem mordeu. Todas as bocas, humanas e de animais, são altamente contaminadas por bactérias. Para que uma mordida possa causar infecção, ela deve rasgar a pele; se os dentes apenas deixarem marcas, não há risco algum. Entretanto, uma mordida penetrante requer cuidados e deve ser avaliada pelo médico, que pode prescrever antibióticos preventivos. Se o local estiver infectado, ficará vermelho, doloroso e inchado e será necessário tomar antibióticos por via oral. A fim de reduzir a chance de infecção e evitar bactérias perigosas dentro da pele, os médicos raramente suturam feridas abertas causadas por mordidas, a menos que seja no rosto (por motivos estéticos).

Se for uma ferida penetrante de um animal, deve-se também considerar a hipótese da raiva, uma doença rara, mas potencialmente fatal. Já que animais raivosos se tornam inexplicavelmente agressivos, consulte o médico imediatamente caso seu filho tenha sido mordido por um cachorro ou um animal selvagem, como o morcego, sem tê-lo provocado. O único tratamento para a raiva é a vacina, que deve ser aplicada assim que possível após a mordida.

Mordidas de insetos

Em bebês

A mordida de um inseto é menos problemática que uma reação inflamatória causada no corpo e o potencial que essa inflamação tem de causar uma infecção. A coceira piora a inflamação, dando continuidade ao ciclo.

As mordidas de insetos raramente causam muita inflamação nessa idade, supostamente pelo fato de que os bebês, na realidade, não se coçam. Por consequência, qualquer inchaço significativo ou vermelhidão é um forte indicador de uma infecção potencial. Essa condição requer cuidados médicos e provavelmente antibióticos.

Em crianças

Crianças pequenas estão mais propensas à inflamação, que se manifesta como inchaço, vermelhidão e coceira. Isso é particularmente verdade quando as mordidas ocorrem no rosto e ao redor dos olhos; essas regiões têm muitos vasos sanguíneos e o inchaço pode se acentuar. Mordidas de aranhas em particular provocam inchaços visíveis. A inflamação reage aos anti-histamínicos orais, que controlam a coceira, mas, como efeito colateral, causam sonolência.

Se coçar, a inflamação pode se tornar uma infecção que se manifesta como uma grande vermelhidão, dor e, às vezes, até mesmo pus. As mordidas infectadas são tratadas com pomadas antibióticas tópicas e, se necessário, antibióticos orais prescritos pelo médico. Se seu filho foi mordido, remova o ferrão se for fácil. Caso contrário, deixe-o e o corpo vai se encarregar disso no momento certo. Se for uma mordida de carrapato, remova-o da melhor forma possível com a ajuda de uma pinça ou um cartão de crédito. Provavelmente não será possível remover tudo. Não mexa para não introduzi-lo mais, pois pode ocorrer infecção.

Afim de aliviar o desconforto, os anti-histamínicos são os mais eficientes no tratamento da coceira provocada por mordidas de insetos. Loções tópicas e pomadas não são eficientes, mas gelo pode proporcionar alívio temporário.

A alergia de mordidas de insetos, como de abelhas, é rara em crianças maiores e até mesmo em bebês, mas pode ser séria. É reconhecida devido a um intenso inchaço imediato que pode ser acompanhado pela dificuldade em respirar. A reação alérgica de Jimmy à primeira mordida ou ferroada geralmente não será tão intensa quanto às próximas. Logo, tome a primeira picada como uma boa lição para evitar os insetos agressores da melhor forma possível [**Ver "Prevenção", a seguir**] e carregue uma seringa com epinefrina quando sair.

Prevenção

Todos os repelentes químicos contêm o mesmo princípio ativo, o DEET, em diferentes potenciais. Eles ardem e podem ser tóxicos se usados em excesso, mas realmente funcionam. As fórmulas para crianças são levemente menos concentradas. Logo, são mais seguras, mas menos eficientes. Evite aplicar esses produtos, independentemente de sua potencialidade, em crianças com menos de 1 ano; os produtos químicos podem penetrar na pele jovem e fina de Lucy, aumentando os efeitos colaterais. Com relação a repelentes naturais contra insetos, eles têm nomes muito bonitos que evocam bosques e pureza, mas raramente não funcionam. Uma rede para mosquitos pode ser útil à noite, a não ser que o mosquito encontre uma maneira de penetrar pela rede e passar a noite inteira com seu filho.

Mais uma dica: pode-se minimizar o risco de infecção mantendo as unhas de Jimmy curtas: você vai limitar a capacidade dele de coçar a área inflamada e causar infecção.

Mordiscos

Ver também: Dentição; Disciplina e limites

< 1 ano

Os bebês praticam a exploração oral a partir de uma idade razoavelmente precoce, primeiro mastigando as mãos e outros objetos e, depois, até os 6 meses, mordiscando de tudo. Isso inclui todos os objetos encontrados, inclusive você. Os primeiros mordiscos (provavelmente) não são premeditados, mas Lucy logo descobre que mordiscar pode ser muito divertido. Quando ela enterrar os novos dentinhos dela em seu braço, o barulho que você fizer será muito mais agradável que qualquer som que os brinquedos possam fazer. Conforme desenvolver o hábito, ela vai, contra o seu agrado, aprender a distinguir as áreas mais sensíveis, tais como o seu mamilo.

Para que essa mania de mordiscar não continue, não reaja. Pode parecer difícil, mas é eficaz. Quando Lucy quiser morder, tire o braço da frente sem gritar.

Provavelmente ela encontrará outra maneira de fazer barulho ou voltará aos brinquedos dela.

Em crianças

1-3 anos

É claro que estou desconcertada! Olhe o que descobri. Quando fui pegar Jimmy no jardim de infância hoje, a senhora. Campbell – a diretora da escola – me deu uma olhada esquisita e disse que precisávamos conversar. Quando estávamos no seu escritório, ela me disse que Jimmy havia mordido outra criança – nosso Jimmy! Ela até me mostrou uma foto com as marcas dos dentes no braço da pobre menina. A senhora. Campbell ficou desconfiada. Ela me perguntou se estava tudo bem aqui em casa ou se tivemos algumas mudanças drásticas na família. E até sugeriu mandar Jimmy para o psicólogo da escola. O que devo fazer?

Para as crianças, o ato de morder garante uma reação dos pais, professores e outros adultos. É verdade que as primeiras mordidas vêm da frustração, mas Jimmy logo terá consciência da comoção que as mordidas causam. A fim de acabar com esse comportamento antissocial, a atenção que Jimmy recebe ao morder deve ser limitada, pois ele a interpreta como um reforço positivo.

O que fazer para que uma criança pare de morder?

- Tente evitar as circunstâncias desencadeantes. Se sentir que uma situação em particular pode ir de mal a pior, tire Jimmy dessa situação antes que ele coloque seus dentes em ação. Quanto menos oportunidades ele tiver para morder, menos ele o fará.
- Se ele morder dentro de casa, diga-lhe que isso não é uma atitude adequada e coloque-o em seu quarto por alguns minutos. Depois, deixe-o sair sem mais discussões.

- Faça o mesmo no parque se ele morder ou tentar morder: coloque-o no carrinho durante um tempo enquanto se acalma e passeia com ele em silêncio.
- Independentemente de quão envergonhado você possa se sentir perante outros pais, não dê bronca. Jimmy adora chamar a atenção, mesmo que não tenha a mínima ideia do que se trata.
- Não insista para que ele peça desculpas. Jimmy não lamenta, mas também não teve intenção de machucar. Ele só está um pouco frustrado e não sabe como lidar com isso.
- Não espere que ele use palavras em vez de morder. Ele vai usá-las quando crescer, e as palavras que saírem da boca dele podem deixá-lo mais infeliz do que quando ele mordia.

Morder e bater são comportamentos totalmente normais para uma criança. Se você der a esses eventos o mínimo de atenção e reforçar os limites de forma adequada, verá nada mais que algumas mordidas exploratórias. Antes de completar 3 anos, Jimmy terá abandonado suas inclinações caninas e passado para formas mais "aceitáveis" de lidar com a frustração.

NARIZ QUEBRADO

NATAÇÃO

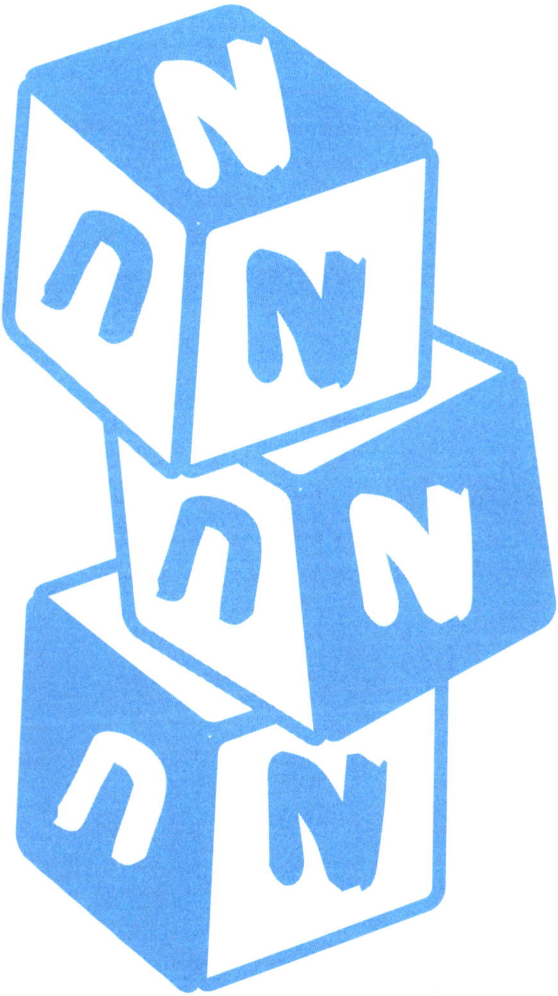

Nariz quebrado

Antes de as crianças se tornarem adolescentes, o nariz delas não quebra: a cartilagem que dá formato ao nariz é macia demais para qualquer tipo de dano. Não quero dizer que uma batida no nariz não possa causar um visível inchaço ou uma área roxa devido à ruptura dos vasos sanguíneos. A aplicação de gelo durante os primeiros minutos de certa forma restringirá o inchaço, que pode levar uma semana para passar.

Natação

As aulas de natação de mães com os filhos são divertidas, mas não são muito eficientes para ensinar Lucy a nadar. Apesar das suas melhores intenções, provavelmente ela não vai ficar na piscina por mais de alguns minutos, mesmo se estiver quente. Ela logo vai querer sair da água, e para ela a aula vai ser bem curta. (Caso esteja preocupada, o cloro não é prejudicial para bebês pequenos.)

As crianças podem aprender a nadar de verdade aos 5 ou 6 anos, dependendo da exposição delas à água. Quando as crianças perderem o medo de mergulhar e conseguirem prender a respiração, estarão prontas para nadar. O estilo vem depois.

Independentemente de quão talentoso você acha que seu filho seja, deve vigiá-lo como um falcão em volta de uma piscina, dentro ou fora da água, até que atinja a fase da adolescência. Crianças podem cair na piscina, apesar das mais sofisticadas cercas e grades, e uma catástrofe pode acontecer em uma fração de segundo. Isso vale para qualquer circunstância, da pia ao oceano.

OLHOS

OSSOS

OVOS

OXIÚROS (VERMES NO INTESTINO GROSSO)

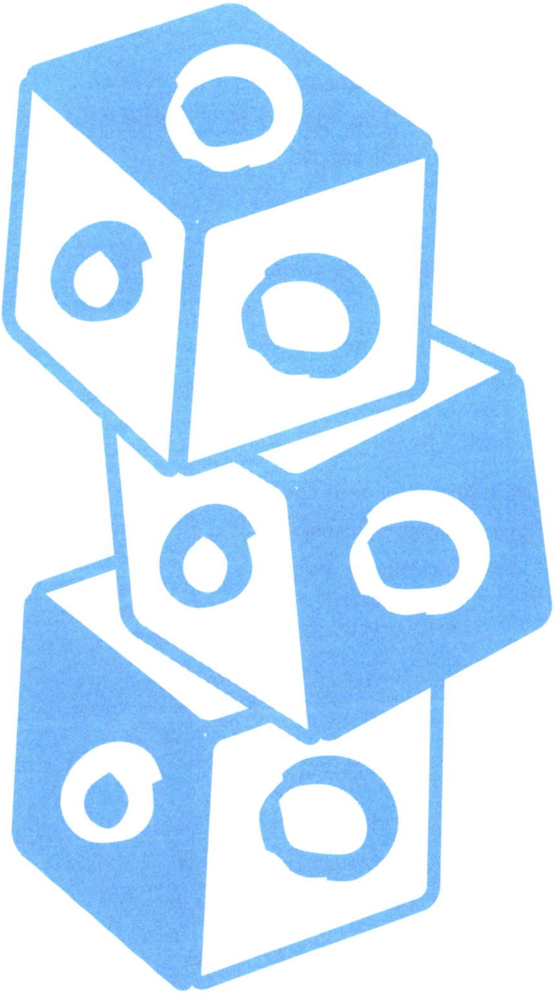

Olhos

Vista

< 1 ano

O que Lucy consegue ver ao nascer? Quase nada, mas o suficiente para encontrar o bico do seio materno. Já que ela passa a maior parte do dia olhando para dentro das suas pálpebras inchadas enquanto dorme, ela não precisa de mais poder óptico. Sua visão melhorará consideravelmente nas primeiras semanas, conforme o inchaço diminuir, e você notará que ela estará ainda mais animada olhando ao seu redor.

Cor dos olhos

Antes dos 6 meses, o pigmento dos olhos do recém-nascido ainda está instável. Olhos claros podem não ficar claros para sempre. No começo, a íris é de uma cor cinza indeterminada e até os 4 a 6 meses a cor não fica evidente. Nessa época, o globo ocular também perde sua cor acinzentada inicial e se torna mais branco.

Manchas vermelhas

Os recém-nascidos ocasionalmente demonstram pequenas manchas de sangue nos olhos, o que determina o rompimento de minúsculos vasos devido à grande pressão na cabeça durante o nascimento. Após um mês ou dois, essas manchas desaparecem.

Cílios presos

Se quiser observar o que é um cílio preso no olho de Lucy, provavelmente será uma ilusão. As lágrimas na superfície do olho formam uma película e o reflexo da borda dessa película geralmente se parece com um cílio preso.

Miopia

> 1 ano

É mais provável que Jimmy desenvolva miopia entre os 6 e 10 anos, se um dos pais ou os dois tiverem miopia, mas está longe de ser uma conclusão previamente determinada.

Fique atento a sinais como estrabismo, ou, mais simplesmente, a relatos do próprio filho ou filha que não enxerga bem. Mais uma vez, sinto-me impelido a colocar um fim em alguns mitos: queixas de dores de cabeça ao se concentrar nas lousas nas escolas ou em cartazes não são sinais confiáveis de visão diminuída. Ler no escuro não causa miopia, nem sentar-se muito perto da TV. A detecção precoce da miopia não mudará o progresso desse comprometimento, muito menos usar óculos. Por outro lado, ajudará Jimmy a enxergar bem o que está escrito na lousa e evitará que ele esbarre em objetos e pessoas.

Visão diminuída (ambliopia)

A visão diminuída (de perto e de longe) às vezes ocorre na infância, em especial se existirem condições associadas, tal como olho preguiçoso (desvio ocular). Testes oftalmológicos não oferecem resultados seguros antes dos 2 anos e o grau de ambliopia terá uma avaliação difícil até a criança se tornar grande o suficiente para proporcionar um relatório confiável.

Ossos

Em bebês

< 1 ano

Estalos e estalidos

Às vezes, quando pegar Lucy no colo, você poderá ouvir um estalo proveniente do ombro ou do cotovelo dela. Não se preocupe; não quebrou nada. É apenas a cartilagem e o osso estalando.

Danos aos ossos

Já que as crianças têm poucas oportunidades de se machucar, elas raramente sofrem rupturas nos ossos. Entretanto, essas rupturas podem ser provenientes de trauma ou torção. Um osso quebrado comumente produz choros contínuos e/ou deformações evidentes aos membros. Em ambos os casos, Lucy precisa receber tratamento médico imediato.

Em crianças

> 1 ano

Os ossos podem se quebrar de diferentes maneiras: trauma, queda ou tropeço. Após uma lesão nos membros, se não houver inchaço e a dor diminuir de forma que possa retomar as atividades, provavelmente não será osso quebrado. Qualquer deformidade ou inchaço, ou até mesmo uma imperfeição persistente no andar, exige cuidados médicos, principalmente se houver uma ferida aberta relacionada.

Se Jimmy sofreu fratura, seu médico colocará um gesso no membro afetado por três a seis semanas, dependendo da natureza e gravidade da lesão. Quando o médico colocar o gesso, a dor diminuirá consideravelmente. Antes disso, pode-se administrar acetaminofen ou ibuprofeno para aliviar o desconforto até a dor diminuir. Nos dedos dos pés e das mãos quebrados são colocadas talas para restringir o movimento, enquanto o nariz e a clavícula raramente são imobilizados devido à sua limitada mobilidade natural.

Ovos

Ver também: Comida; Reações aos alimentos

Para as crianças, os ovos são fascinantes e gostosos. Entretanto, alguns adultos não dividem esse mesmo gosto ou fascínio: eles são precavidos em relação às reações alérgicas ou à intolerância a ovos. É claro que os ovos, como qualquer outro alimento, podem causar alergia em situações raras. Entretanto, se seu filho for alérgico a ovos, a reação será imediata e intensa na primeira ingestão, o que servirá de aviso para evitá-los futuramente. A sensibilidade a ovos é mais comum, mas os efeitos (tais como urticária) são relativamente brandos e provavelmente não ocorrerão de novo quando seu filho for comê-los da próxima vez.

Quando os ovos podem ser introduzidos na dieta? As opiniões divergem: algumas pessoas aconselham evitar os ovos antes do primeiro ano de vida, enquanto outras são contra o consumo de gemas. As duas ideias são mitos infundados. Aprendi por meio da experiência que os ovos – inteiros – são perfeitamente saudáveis e podem ser servidos assim que os alimentos sólidos forem introduzidos, por volta dos 6 meses. Se Lucy for alérgica a ovos, a escolha da época mais adequada para introduzi-los não vai fazer diferença, e adiar a exposição não vai prevenir a alergia. A sensibilidade a ovos é suficientemente rara e moderada para desencorajá-la a comê-los.

Os ovos também são excelentes para as crianças maiores. Se dados regularmente, mesmo que uma vez ao dia, são uma boa fonte de proteínas e calorias. Têm alto teor de colesterol, mas as crianças, diferentemente dos adultos, são suficientemente ativas para consumir esse tipo de gordura como fonte de calorias sem obstruir as artérias. No entanto, mesmo as crianças não deveriam comer ovos com tanta frequência. Qualquer dieta que confiar demais em um tipo de alimento sacrifica a variedade e o equilíbrio.

Oxiúros (vermes no intestino grosso)

Esses vermes minúsculos se movimentam lentamente na margem anal e produzem muita coceira, especialmente à noite. É mais comum em crianças com idade escolar e são transmitidos pelo contato direto, geralmente pelas unhas dos dedos das mãos. A coceira pode deixar seu filho muito inquieto e, em meninas, pode causar irritação dentro da vagina.

O diagnóstico é feito examinando-se a margem anal que se encontra extremamente irritada. Essas minúsculas criaturas brancas sinuosas podem ser vistas e talvez encontradas nas fezes.

Seu médico tratará esses vermes com duas pílulas administradas no período de uma semana. Antes de a pílula fazer efeito, a coceira pode ser aliviada com um anti-histamínico. Não fique obcecado em querer desinfetar todas as peças de roupas e lençóis em casa; os oxiúros não sobrevivem fora do corpo humano.

Se a coceira reaparecer após o tratamento, a família inteira provavelmente terá de ser submetida ao tratamento para evitar a reincidência de oxiúros; mesmo que os adultos raramente manifestem os sintomas, eles podem ser portadores dos vermes.

PÁLPEBRAS

PANCADAS NA CABEÇA

PÊNIS

PERNAS

PÉS

PESADELOS E TERRORES NOTURNOS

PESTANEJO

PIOLHO

PNEUMONIA

POSIÇÕES PARA DORMIR

PREMATURIDADE

PROBLEMAS DE PESO

PROBLEMAS NA AMAMENTAÇÃO

PROTETOR SOLAR

PUXANDO AS ORELHAS

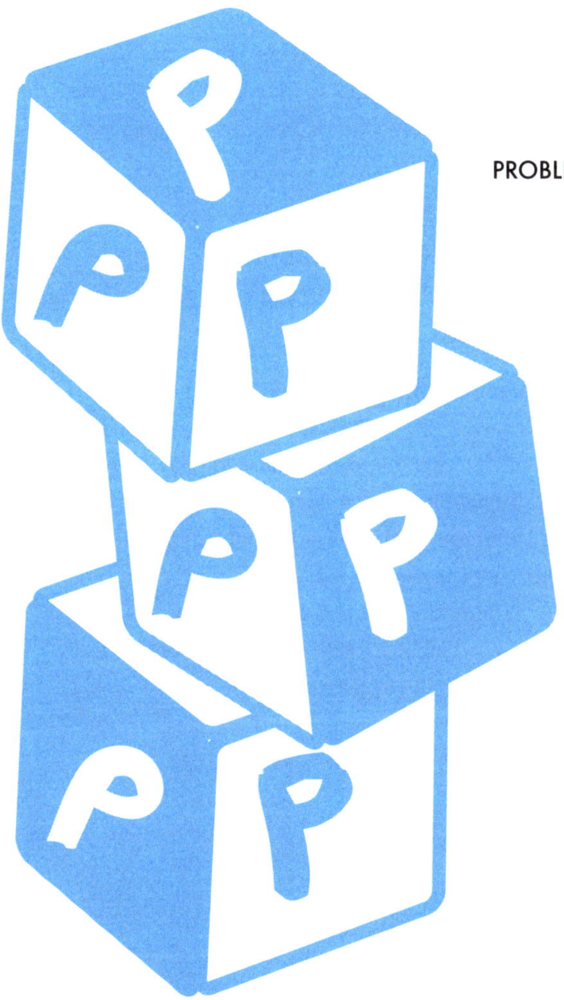

Pálpebras

Terçol

Quando a base do cílio está infectada, ocorre inchaço localizado, vermelhidão e desconforto. O inchaço pode deixar o olho quase totalmente fechado. O terçol em geral dura alguns dias e depois acaba espontaneamente ou diminui de tamanho. Coloque compressas quentes na área para reduzir o desconforto e acelerar a cura. Não recomendo cremes antibióticos, pois surtem pouco efeito.

Protuberâncias brancas

Em casos raros, algumas crianças apresentam pequenas protuberâncias na margem da pálpebra. Elas podem surgir em qualquer idade, duram por alguns meses ou anos e não precisam de tratamento, a não ser que estejam dentro da pálpebra e causem irritação ao pestanejar. Quando ocorra esse episódio raro, devem ser removidas.

Pancadas na cabeça

Crianças pequenas às vezes batem a cabeça em paredes, portas ou móveis, aterrorizando seus pais com esse procedimento. Enquanto as pancadas forem acidentais, tomamos as devidas atitudes a respeito, mas quando o comportamento evolui até se tornar uma tática para chamar a atenção, aí é preciso dar outro tipo de tratamento. Há duas estratégias para lidar com isso: ou você reveste todas as paredes da sua casa e ignora, ou simplesmente ignora. Recomendo a segunda. Depois de duas ou três vezes, Jimmy vai perceber que esse procedimento machuca e não tem graça. Além disso, quando ele não provocar nenhuma reação, vai achar isso até menos tentador. Se, por outro lado, você tentar dissuadi-lo, ele vai bater cada vez mais a própria cabeça.

Pênis

Ver também: Banho; Circuncisão; Masturbação

Tratamento do pênis

O pênis não precisa de nenhum tratamento, seja com ou sem circuncisão. Os médicos costumavam aconselhar os pais a puxar e retrair o prepúcio para limpar o pênis e separar a pele. Isso é doloroso e desnecessário: a parte branca que fica acumulada sob o prepúcio não é sujeira, mas sim uma camada com o nome adorável de esmegma. Como o esmegma é uma secreção natural da pele do pênis, não há motivo para removê-lo. Mesmo que seja removido, ele vai aparecer novamente. Limpe simplesmente o pênis de Jimmy como se estivesse lavando os pés ou as mãos dele. Use muita água. A lavagem ou retração agressiva vai, logicamente, provocar vermelhidão e irritação.

Pênis vermelho

Além do inchaço natural que os meninos presenciam em seu pênis, eles também podem observar uma vermelhidão eventual e um inchaço adicional devido à irritação. Em lactentes, o provável culpado é a assadura amoniacal, mas em crianças maiores, que já abandonaram as fraldas, a masturbação geralmente é a principal responsável. Em ambos os casos, o problema se resolve depois de poucos dias. Quando a masturbação for a culpada, a dor da irritação desestimula futuras repetições do ato em si... por determinado tempo. Caso o inchaço e a vermelhidão persistam por mais de alguns dias ou piorem, peça que o médico examine o local.

Prepúcio apertado

Em algumas crianças sem circuncisão, o prepúcio é muito apertado e parece que nunca vai retrair. Essa anormalidade, chamada fimose, é uma variante anatômica normal. Há anos, os médicos sempre aconselhavam aos pais puxar a pele para baixo a fim de exteriorizar a glande ou até mesmo recomendavam a realização de uma circuncisão na criança. Ainda se efetua uma retração forçada apesar dos indícios médicos de que isso não é apenas inútil, como também nocivo. Se puxada, a pele ao redor da cabeça do pênis pode inflamar e ficar inchada e o prepúcio apertado pode inclusive estrangular a cabeça do pênis. Se Jimmy tiver o prepúcio apertado, não faça nada. Ele por fim vai soltá-lo por conta própria e do seu modo com a masturbação.

Pênis escondido

Em lactentes e crianças gordinhas, o pênis, às vezes, pode ficar escondido sob a gordura do púbis. Se pressionar a gordura, o pênis vai aparecer. Essa gordura do bebê finalmente vai desaparecer, revelando os valiosos atributos que estavam ocultos sob a gordura farta demais de Jimmy.

Pernas

Nós, homens, como pais, temos o papel varonil de enrijecer o bebê. Para isso, você balança Lucy, a joga para cima e realiza outros esforços de fortalecimento, todos para o seu prazer. Um dos artifícios é fazê-la andar movimentando suas pernas para a frente, divertindo a família inteira. Entretanto, a brincadeira logo perde a graça e, quando Lucy e a mãe dela estiverem gritando com você, poderá sentir-se um pouco menos orgulhoso dos seus esforços...

Pernas grossas

As pernas dos bebês são mais fortes do que você possa pensar. Mesmo na primeira semana, suportar o peso não vai prejudicar as pernas de Lucy a não ser que o faça por horas. Todos os tipos de balanços e similares são ótimos, tanto para você quanto para o bebê, uma vez que Lucy tenha desenvolvido força suficiente na parte superior do corpo para manter a própria cabeça sustentada (por volta dos 6 meses). Também são ótimos para as pernas. Os bebês adoram pular e você pode aproveitar alguns momentos com seu filho até surgir a próxima atividade a ser realizada com ele.

Pernas arcadas

Não conheço nenhum bebê com pernas retas. Todos eles têm as pernas um pouco arcadas, e alguns um pouco mais que outros. Entretanto, as pernas sempre se endireitam com a idade, embora alguns adultos mantenham uma ligeira arcada residual que não é preocupante, especialmente se for um caubói. Muitos anos atrás, quando os bebês eram colocados em andadores durante horas seguidas já aos 6 meses, as pernas arcadas eram acentuadas e, às vezes, até persistiam [**Ver:** Andadores].

Pés

Ver também: Integração sensorial; Sapatos

Pés tortos

< 1 ano

No útero, os pés do bebê são espremidos em forma de C com as solas voltadas para dentro. Às vezes, esse formato persiste depois do nascimento. Para aqueles que se interessam por latim, essa anormalidade se chama *metatarsus adductus* ou, mais comumente, "pés tortos". Antigamente, especialistas em pés retesavam sistematicamente os pezinhos dos bebês com um suporte. Essa não é mais uma prática comum, exceto em ocorrências raras nas quais a deformação é muito pronunciada. Para a maioria das crianças, uma massagem diária nos tornozelos ajuda os pés a adquirir a sua posição normal, embora a normalização possa levar muitos meses.

Pés chatos

> 1 ano

Existem continentes inteiros – África e Ásia, para citar dois deles – onde os pés chatos são a norma, e eles não parecem comprometer a mobilidade daqueles bilhões de pessoas. A África tem produzido de forma constante alguns dos melhores atletas de corrida de longa distância do mundo e parece bobagem sugerir que eles poderiam ser mais velozes se tivessem os arcos dos pés bem articulados. Mas esse é o tipo de propaganda a favor dos pés arcados que proliferava há trinta anos, quando os especialistas prescreviam rotineiramente suplementos e sapatos especiais.

No fim das contas, todos os bebês têm pés chatos. Depois, ao longo da infância, o arco do pé toma forma. Porém algumas crianças podem ainda não ter o pé arcado. Mas é assim que funciona: é uma questão de gosto, talvez, e não tem nenhuma importância em termos médicos.

Andando na ponta dos pés

Quando algumas crianças começam a dar os primeiros passos, de vez em quando elas andam na ponta dos pés. Na grande maioria, essa forma de andar desaparece depois de alguns meses, mas, às vezes, dura alguns anos. Elas esticam os pés ao andar. A maioria dos casos é devido ao hábito, resultado de um tônus muscular excepcionalmente alto na panturrilha. No entanto, se você pedir que coloquem os pés inteiros no chão, elas conseguem. Se essa anormalidade persistir após alguns meses, consulte seu médico para avaliar se o músculo do calcanhar está corretamente firme. Ironicamente, crianças que andam na ponta dos pés geralmente são as que possuem "integração sensorial", crianças com QI alto que são especialmente sensíveis ao próprio ambiente [**Ver:** Integração sensorial].

Uma vez que seu médico tenha constatado que não há nada de errado com a anatomia dos pés, torna-se uma questão de redirecionamento sutil do comportamento do seu filho. Como em todos os hábitos, a abordagem *laissez-faire* é a melhor (ignore ou pelo menos finja). Quanto mais atenção você der, mais reforçará esse tipo de comportamento. Às vezes, os médicos sugerem o uso de um reforço, mas não o recomendo; não faz efeito, e estigmatiza.

A maioria dessas crianças vai acabar andando normalmente com as solas dos pés no chão, embora possa demorar alguns anos. Geralmente, a socialização normal é um incentivo: na escola primária, a criança vai adquirir autoconsciência e se esforçará bastante para perder esse hábito. Em casos raros, em que a deformidade persistir além da fase de adolescência, pode-se realizar uma cirurgia para alongar o tendão de Aquiles.

Pesadelos e terrores noturnos

Ver também: Tremores; Sono

Se Jimmy acorda chorando depois de dormir profundamente e conta o que acabou de acontecer no sonho, isso é um pesadelo. Quando Lucy repentinamente fica de pé no berço chorando ao máximo com os olhos escancarados, mas ainda está dormindo e não tem consciência da sua presença, isso é um terror noturno.

No primeiro caso, você pode tranquilizar Jimmy dizendo que a Branca de Neve não estava em perigo, mas, no segundo caso, a Rainha Malvada continua perseguindo a futura princesa, mesmo que você esteja bem do lado do berço tentando consolar Lucy. Tanto os pesadelos quanto os terrores noturnos são normais entre as idades de 3 a 6 anos. Essas fantasias noturnas podem ser exacerbadas por qualquer coisa que estimule a imaginação da criança: aquele vídeo que pareceu tão bonitinho para você pode ter criado raízes na mente de Jimmy e desencadeado um cenário assustador.

Nas primeiras vezes que Jimmy tiver um pesadelo, tanto você quanto ele vão ficar apavorados. Tranquilize-o, mas coloque-o imediatamente na cama. Procure não conversar muito sobre o sonho naquele instante e mesmo na manhã seguinte: focar no sonho apenas vai validar seus temores e fazer que se repita. Se Jimmy insistir em falar sobre o sonho, explique em poucas palavras que foi apenas um sonho e não tem nada a ver com a realidade.

Quando Lucy tiver terrores noturnos, segure-a se ela deixar, mas não a acorde. Você só criará maiores dramas. Quando parar de sonhar, Lucy se deitará imediatamente e entrará no seu próximo ciclo do sono, feliz como nunca.

Saiba que uma criança que não apresenta esse tipo de distúrbio pode tornar-se problemática se você fizer uma tempestade em copo d'água com relação a pesadelos. Se acender a luz, trouxer leite e bolachas, fizer seu filho escutar música calma, ele terá pesadelos todas as noites. Se você sistematicamente levar Jimmy para a sua cama, ficará surpreso em ver quão rapidamente ele vai se acostumar à nova rotina.

Pestanejo

Os bebês podem desenvolver o hábito de pestanejar já aos 8 meses. Os primeiros pestanejos são simplesmente um teste do movimento das pálpebras, mas, uma vez que Lucy parece irresistivelmente bonitinha quando está olhando para você, sua atenção em relação a ela pode gerar muitos pestanejos mais. Por ela ser tão querida, quando a novidade tiver acabado, deixe de reparar nisso e ela também vai parar de achar graça em pestanejar depois de algum tempo.

O pestanejar repetitivo também pode ocorrer em crianças maiores, especialmente naquelas com personalidade altamente nervosa (geralmente crianças empreendedoras). Trata-se de uma espécie de tique e, como todos os tiques, sua atenção em relação a ele vai reforçá-lo. Apenas ignore e estimule a prática de atividades físicas não competitivas a fim de reduzir a tensão do seu filho e o pestanejo desaparecerá [**Ver:** Tiques].

Piolho

Acabaram de ligar da enfermaria da escola para o seu escritório pedindo que você busque Jimmy imediatamente. Com uma voz melancólica, você é informada de que ele tem piolho. Há um silêncio nos dois lados da linha. Você conclui que não está mantendo a casa limpa. Quando chega à escola, a enfermeira aparece com aquele traje branco impecável, a leva até Jimmy e lhe mostra os pequenos ovos brancos de piolho no cabelo dele com as minúsculas criaturas de seis pernas pulando para fora da cabeça.

Não é exatamente a décima primeira praga da Bíblia

A peste específica com a qual você está lidando é o piolho, um inseto que suga o sangue e se desenvolve somente no couro cabeludo humano, podendo pular, mas não voar. Aqui estão os fatores essenciais que você precisa conhecer:

- As infestações de piolhos são incidências comuns entre crianças em *qualquer espécie de comunidade*, desde o jardim de infância elitizado até a escola pública superlotada.
- Os piolhos não aparecem ou proliferam por causa da falta de higiene nem preferem um tipo de cabelo a outro. Se seu filho tiver piolho, você não fez nada de errado! Qualquer pessoa que tiver cabelo pode ter piolho.
- Os piolhos não fazem barulho: a coceira é mínima.
- Os piolhos não sobrevivem por mais de 48 horas se ficarem sem se alimentar do sangue na cabeça humana. Isso significa que não precisa lavar todo e qualquer tecido que tiver, desde cortinas com fundos rendados a roupas para festas guardadas no fundo do seu *closet*.
- A presença de piolhos só pode ser diagnosticada ao encontrar os pequenos insetos com seis pernas no couro cabeludo. Os ovos colocados (chamados *lêndeas*) são apenas indicativos de infecção. Minúsculas, brancas como o leite e com o formato de uva, elas aderem ao fio do cabelo e ao couro. (As mortas ficam livremente aderidas ao cabelo, não no couro cabeludo.) No início, será difícil diferenciá-las da caspa, mas, depois de extrair algumas delas e examiná-las, garanto que você se tornará uma especialista em detectar piolhos. A pior notícia? Praticamente toda criança terá piolhos em algum momento, mas você vai se ver livre deles. Veja como.

Busca e destruição

Vamos falar sobre esses pequenos insetos asquerosos e grudentos. Antes, uma simples aplicação de xampu contra piolhos era tudo de que você precisava para se livrar desses sanguessugas, mas ultimamente os piolhos têm-se tornado cada vez mais resistentes aos medicamentos tópicos.

Em minha opinião, hoje a melhor maneira de ter uma cabeça sem piolhos é matar as lêndeas com as mãos – da mesma forma que nossos semelhantes macacos fazem – em combinação com um xampu antipiolhos. Remover as lêndeas manualmente, uma a uma, é um processo entediante e demorado, mas eficiente.

O que fazer

- **Coloque Jimmy sentado na frente do seu vídeo preferido.** Umedeça o cabelo e divida-o em diversas partes pequenas.
- **Parte por parte,** retire as lêndeas com os dedos ou um pente fino especificamente para isso. Uma lupa pode ser útil.
- **Coloque todas as lêndeas e piolhos na pia.**
- **No final da primeira parte,** use uma loção antipiolhos vendida sem receita médica.
- **Repita o processo uma semana depois.** Entretanto, é importante saber que esses xampus e loções ressecam o couro cabeludo, podendo provocar coceira moderada, um sintoma que pode fazer você achar que os piolhos ainda estão proliferando. A escamosidade causada pelo ressecamento pode facilitar a sobrevida das lêndeas.
- **Lave somente as roupas e os lençóis** que foram usados nos últimos dias.

Outras opções no tratamento

- Se você e Jimmy não se importarem com uma aparência militar, um corte usado no exército pode acelerar o fim dessa praga, já que o cabelo mais curto facilita a identificação e a remoção dessas lêndeas difíceis de ser localizadas.

- Algumas pessoas (inclusive minha esposa) juram que passar vaselina ou óleo da árvore do chá (*neem tree*, considerada muito útil na Índia e nos EUA, mas bem menos no Brasil) no couro cabeludo, cobrindo a cabeça com um saco plástico durante a noite e lavando-a na manhã seguinte, funciona. O princípio operacional é que você está cobrindo os piolhos com graxa. Não há nenhum dado que apoia essa estratégia e a graxa é difícil de ser removida do cabelo e do couro cabeludo.
- Os xampus e loções contra piolhos, fora aqueles vendidos sem receita médica, podem ser adquiridos com a prescrição do médico, mas não são muito mais eficientes e apresentam maiores incômodos. Recomendo o uso de loções prescritas somente quando a infecção de piolhos for persistente e você já esgotou os métodos de tratamento descritos anteriormente.

Piolhos persistentes

Fique preparado para lutar diversas batalhas na guerra contra os piolhos. Os piolhos na cabeça de Jimmy podem fazer parte de um partido resistente ou a cabeça dele pode ficar infestada novamente, já que, de qualquer forma, metade da escola tem piolhos. Ao ter declarada a presença de uma epidemia de piolhos, ela durará alguns meses, a não ser que o diretor da escola declare estado de emergência e a feche por duas semanas e se certifique de que a cabeça de cada criança tenha sido inspecionada e tratada.

Além disso, saiba que o que parece ser persistente pode não ser. As lêndeas na cabeça não indicam necessariamente uma infestação, especialmente se estiverem mortas. Também se pode confundir caspa com lêndeas. Infecções recorrentes e persistentes só podem ser diagnosticadas com uma observação eficaz. De qualquer forma, se Jimmy tiver piolhos novamente ou apresentar uma tendência resistente a tê-los, não vire um elefante com medo do ratinho. Você tem de combatê-los. Em nome da vitória, volte para o início deste tópico.

Pneumonia

Ver também: Gripe; Tosse

A pneumonia é uma infecção dos pulmões causada por um vírus ou bactéria. O tipo viral é mais brando e geralmente não é detectado. O tipo bacteriano, que pode decorrer de uma complicação da gripe, é mais grave, mas menos comum. Os sintomas têm uma variação muito ampla. A febre alta está quase sempre presente e persiste por muitos dias. Quando a gripe é seguida pela pneumonia, a febre pode diminuir inicialmente ou até mesmo desaparecer e reaparecer mais tarde. Dificuldades respiratórias além de uma simples congestão nasal também são características da doença, bem como baixa energia e palidez. Se seu filho apresentar esses sintomas, leve-o ao médico e ele provavelmente solicitará um raio X do tórax para confirmar o diagnóstico. Ao contrário da crença popular, a pneumonia nem sempre provoca tosse; em muitos casos, a criança se sente fraca demais para tossir. Uma tosse desagradável sem quaisquer outros sintomas raramente é um sinal de pneumonia.

A pneumonia bacteriana é tratada com antibióticos, às vezes no hospital. A melhora geralmente ocorre em alguns dias após o início do tratamento. O tipo viral também é solucionado no mesmo espaço de tempo.

Chlamydophila pneumoniae

Esse termo se refere a um específico tipo de pneumonia bacteriana que age mais precisamente como uma pneumonia viral. Em geral afeta crianças acima de 5 anos e alcança o ponto mais alto na adolescência. Os sintomas relativamente brandos são parecidos com os da gripe e consistem em dores de garganta, tosse e febre. Se a doença persistir e o diagnóstico da gripe for colocado em questão, um raio X pode demonstrar uma pneumonia muito mais impressionante que o desconforto real causado.

A *chlamydophila* pode apresentar um quadro de falta de ar e maior gravidade, mas não é esse o padrão. Normalmente não afeta a respiração e não restringe de forma abrangente as atividades. Os médicos tratam a doença com antibióticos e a enfermidade é levemente contagiosa. Esse tipo de pneumonia costuma ser diagnosticado de forma errada: pessoas que têm tosse muito forte e que perdura durante muito tempo ou uma gripe difícil de ser curada geralmente são tratadas de forma desnecessária como se tivessem *chlamydophila*, quando, de fato, devem sofrer de uma doença viral.

Posições para dormir

Ver também: Compartilhamento de cama; Hora da barriga; Revirando-se no berço; SMSI; Sono

A posição de barriga para cima é a mais segura. Diminuiu a taxa de SMSI em pelo menos 50 por cento. Depois desses dados reais, os médicos deveriam sentir vergonha de ter recomendado durante anos que os bebês se deitassem de barriga para baixo; o fato de os médicos não terem feito a recomendação certa mais cedo custou a vida de muitos lactentes. O assunto sobre colocar o bebê para dormir de lado ainda não foi apropriadamente estudado, mas os poucos trabalhos científicos que li indicam não ser tão seguro quanto colocar o bebê deitado de barriga para cima.

Perguntas Reais de Pais Reais

E se meu bebê se sentir mais confortável deitado de barriga para baixo?

Essa é uma percepção errada muito comum. Lucy se sentirá mais confortável na posição em que ela ficar mais tempo. Deitar de barriga para cima não só é a posição mais segura, como lhe dará mais estímulo visual.

Posso colocar o meu bebê deitado de barriga para baixo de vez em quando se eu ficar supervisionando?

Você pode, mas não há nenhum motivo para tal. Ela vai preferir olhar para você e, ao contrário do que às vezes já tenha lido, "deitar de barriga para baixo" é desnecessário para o desenvolvimento.

Quando posso colocar meu bebê deitado de barriga para baixo sem nenhum perigo?

Lucy vai aprender a se virar por volta dos 5 a 6 meses. Uma vez que isso acontecer, preocupar-se em virá-la de barriga para cima é inútil. Está fora do seu controle.

Prematuridade

Lucy nasceu prematura e ficou no hospital dentro de uma incubadora, presa a todos os tipos de máquinas. Tem sido uma longa e dura jornada, mas, graças às maravilhas da medicina, ela acabou de chegar a casa.

Tratamento de bebês prematuros

No momento em que Lucy chegou a casa, é bem provável que ela esteja saudável e deve ser tratada como tal. Você pode querer dar um tratamento de primeira, mas não precisa exagerar nos cuidados. Como os recém-nascidos normais, você pode sair com ela, receber visitas e deixá-la brincar com seus irmãos. Dê de mamar normalmente, não a pese de forma obcecada e não conte ou meça temperaturas, fezes e quantas vezes mamou. Apenas a aprecie como um bebê normal, que é o que ela é realmente. Com relação ao tratamento de rotina, as primeiras visitas ao médico podem ser mais frequentes a fim de monitorar o ganho de peso. As imunizações geralmente começam aos dois meses após o nascimento e seguem a mesma tabela dos bebês com a tabela cheia.

Amamentação em bebês prematuros

Os bebês moderadamente prematuros conseguem mamar no peito. Indícios científicos mostram que o aleitamento materno oferece benefícios claros aos bebês prematuros, por isso os médicos e as enfermeiras estimulam a amamentação, nem que seja por sonda. Em casa, você terá de escolher uma das três opções:

Continue com o leite em pó

Essa é a opção mais fácil, mas não a melhor. O leite materno tem benefícios nutricionais consideráveis e ajuda a aumentar a imunidade. Por outro lado, reintroduzir a amamentação pode exigir muito trabalho e você talvez não esteja apta para encarar esse desafio [**Ver:** **Leite materno *versus* alimentação líquida**].

Use a mamadeira com o leite materno extraído

Para as mães que extraíram o leite enquanto o bebê estava no hospital, pode ser uma opção difícil, mas possível. Tenha em mente que a maioria dos benefícios fisiológicos do leite materno em termos de proteção imunogênica é adquirida nos primeiros meses. Já que esse método não possui a vantagem principal do elo com o peito materno, o estresse na extração pode superar seus benefícios [**Ver:** **Extração de leite**].

Volte à amamentação

Existe uma possibilidade de Lucy voltar a mamar no peito. Vai depender de quanto ela ficou dependente da mamadeira, do tempo em que ficou na UTI e se teve ou não a oportunidade de mamar no peito no hospital. Se você escolheu essa opção, tente colocar Lucy no peito a cada horário de mamar. No início, ela pode não saber o que fazer com o bico do peito e parecer um pouco contrariada. Caso isso aconteça, dê um tempo e tente novamente alguns minutos depois. Após vinte minutos sem sucesso, ofereça um suplemento na mamadeira com leite materno ou em pó. Depois, nos próximos dias, diminua o oferecimento do suplemento de leite em pó. Ela vai ficar com mais fome e mais interessada em mamar no peito. Em sete a dez dias (provavelmente frustrantes), você será capaz de reintroduzir totalmente a amamentação no peito. Se resultar em um fiasco, você sempre terá as duas opções anteriores [**Ver:** Problemas na amamentação].

Bebês prematuros e desenvolvimento

A diferença no desenvolvimento físico entre um bebê prematuro e um recém-nascido normal da mesma idade varia conforme o nível de prematuridade. Até os 6 a 8 meses, a maioria dos bebês prematuros nascidos após 32 semanas de gestação alcançam os marcos de desenvolvimento normais à sua idade. Em termos de altura e peso, eles podem levar algum tempo para se igualarem, mas até os 2 anos a maioria dos bebês prematuros já terá alcançado seus amiguinhos.

Problemas de peso

Ver também: Amamentação; Alimentação líquida

Nos primeiros dias

Não sei por que ainda temos o hábito de pesar o bebê todos os dias no hospital. Nos primeiros dias de vida, recém-nascidos perderão, em geral, até 10% do seu peso de nascença (isso significa cerca de pouco menos de 500 gramas para um bebê normal de 3,5 quilos). Se você estiver amamentando no peito, anotar essa perda de peso pode ser desanimadora e incentivá-la a encher Lucy de leite de vaca, o que talvez interfira no processo da amamentação no peito [**Ver:** Amamentação].

Fique tranquila, o peso que Lucy está perdendo representa, na maior parte, água e não músculo ou gordura. No útero, a quantidade de água no corpo do bebê é consideravelmente maior, e ele a elimina quase imediatamente após o nascimento. Nesse primeiro momento, a porcentagem de perda de peso não reflete a capacidade de alimentação do bebê, portanto não há razão para anotá-lo.

No primeiro mês

Entre os dez e quinze dias de vida, o peso se torna uma boa maneira de avaliar a capacidade alimentar, uma vez que a maioria dos recém-nascidos já voltou ao seu peso de nascimento. Existem variações: alguns recém-nascidos estarão muitos gramas acima de seu peso de nascença, o que é confortante e nunca indica alimentação em excesso. Alguns podem ainda pesar significantemente menos que o peso de nascença e, apesar de isso não ser causa de alarme, a questão é se a alimentação está adequada.

Para os bebês que se alimentam na mamadeira, não há truque: você apenas conta os mililitros que estão entrando. Depois de alguns dias sonolentos, um recém-nascido ingere por volta de 560 a 850 mililitros por dia. Se Lucy estiver consumindo tudo isso e mantendo o peso, ela está bem.

Avaliar a quantidade de alimento de um bebê que mama no peito é um pouco mais complicado. Se Lucy mamar espontaneamente por volta de oito vezes em um período de 24 horas, e se você estiver trocando algumas fraldas molhadas por dia, esses são bons sinais de que a amamentação está indo bem. O aparecimento de algumas fezes líquidas ou com aparência de sementes também é um bom sinal, mas não é essencial; recém-nascidos conseguem absorver quase todos os nutrientes do leite e produzir poucas fezes. De maneira geral, o melhor indicativo de que Lucy está comendo o suficiente é se você sente seus peitos se encherem antes da amamentação e, às vezes, acontecer o vazamento, e se ela está mamando feliz e dormindo entre as mamadas.

Alguns bebês podem levar até três semanas para atingir seu peso de nascença, mesmo quando estão se alimentando o suficiente. No entanto, se Lucy fica irritada entre as mamadas, chupa com força suas mãos, urina pequenas quantidades e se você não sente seus peitos se enchendo, isso pode indicar que você não está produzindo o suficiente. Se tiver alguma dúvida, aqui está uma boa maneira para determinar se ela está com fome ou não. Ofereça a ela mamadeira depois da mamada no peito e veja o que acontece. Se ela estiver faminta e mamar vorazmente todos os gramas do líquido na mamadeira, você vai saber que provavelmente não está produzindo leite suficiente. Por outro lado, se ela ingere só um pouco ou nada e adormece na mamadeira, sua produção de leite de peito é provavelmente normal.

Vários fatores causam produção insuficiente: você está cansada, a tarefa de ter de manter um ser humano vivo à base de seu leite é assustadora, seus hormônios estão desregulados... e tudo o mais. Em qualquer um dos casos, a ansiedade e o estresse causados impedem a produção adequada. Uma vez que você perceber que sua produção pode ser insuficiente, a primeira coisa a fazer é suplementar a alimentação do seu bebê com alimentação líquida na mamadeira. Muitas mães não gostam de dar mamadeiras suplementares, pois associam o fato a uma ideia de fracasso e acham que isso significa o fim da amamentação no peito. Felizmente, isso não é verdade. A suplementação temporária ajuda a aliviar os seus estresses e possibilita que você retome a confiança para relaxar e começar a produzir leite suficiente. Recomendo o seguinte método, exclusivo para suplementação e retorno à amamentação no peito, se você determinar que não está produzindo leite que baste.

- Primeiro, suplemente toda mamada com o tanto de fórmula infantil que for preciso, mas apenas depois de ter oferecido o peito a Lucy por uns bons vinte minutos, mesmo que seja um sacrifício. Qualquer fórmula de alimentação líquida funciona [**Ver:** **Alimentação líquida**].
- A cada dia, depois de uma boa mamada, pule uma mamadeira suplementar.
- Faça isso diariamente até que você não esteja mais oferecendo nenhuma mamadeira. Com o passar dos dias, Lucy vai depender mais e mais do peito e menos da mamadeira. Em dez dias, você terá ótimas chances de retornar ao peito exclusivamente.

Eu estaria mentindo se dissesse que isso sempre funciona como planejado. Algumas vezes, Lucy vai preferir a mamadeira ao peito. Mas você não tem escolha; se ela não estiver recebendo o suficiente do peito, terá de ser alimentada de outra forma. Bombear seu peito para estimular a produção pode ter o efeito contrário. Por um lado, pode estimular a lactação, mas por outro é tão enfadonho que pode aumentar seu nível de estresse. Veja o que funciona para você.

Observação: se os sinais indicam que você não está produzindo leite suficiente, o peso de Lucy deve ser monitorado pelo médico a cada duas semanas até que ela esteja ganhando peso adequadamente.

Nos primeiros 6 meses

Existem bebês de todas as formas e tamanhos. É errado dizer que um bebê gordinho come mais que um magro. Assim como os adultos, bebês têm metabolismos e curvas de crescimento diferentes.

Nos primeiros seis meses de vida, peso os bebês mensalmente. Em média, Lucy vai ganhar de dois a quatro quilos todo mês. Mas sempre existe variação (já vi casos em que um bebê ganha até oito quilos por mês) e isso não é necessariamente uma indicação de que Lucy está comendo demais. Bebês são maravilhosas máquinas regulares de alimentação; se você os alimenta demais, recebe de volta imediatamente na forma de regurgitação. Bebês que tomam alimentação líquida na mamadeira tendem a ser um pouco mais rechonchudos que os bebês amamentados no peito, portanto regule suas expectativas de acordo.

Se ela estiver ganhando menos de dois quilos por mês, esse pode ser um sinal de alerta de que Lucy não está se alimentando direito. Baixo ganho de peso é bem menos comum em bebês que tomam fórmula líquida, porque é mais fácil se alimentar mais com a mamadeira – o alimento é mais controlado – e porque a fórmula engorda mais. Como guia geral, a média de ingestão de fórmula está em 85 a 110 mililitros para um bebê de 1 mês e aumenta gradativamente para 170 a 220 mililitros para um bebê de 6 meses.

Se você está amamentando, obviamente não pode determinar quanto ela está comendo. Os sinais que indicam se Lucy está recebendo o que precisa são os mesmos descritos anteriormente. Se ela se alimenta a cada duas horas, se seus peitos estão cheios antes de amamentar e vazios depois, se ela não está se lamentando de fome o dia todo e se ela dorme em paz entre as mamadas, esses são indicadores razoáveis de que você a está satisfazendo. O que ela põe para fora também é indicativo: se você vê bastante urina e algumas fezes (o número destas pode variar muito), ela está recebendo o suficiente. Nesses casos, não há necessidade de suplementação com alimentação líquida. Alguns bebês ganham peso vagarosamente, mesmo que estejam recebendo nutrientes suficientes. Se você tem alguma dúvida sobre se está produzindo o suficiente, uma suplementação com alimentação líquida (como descrito antes) pode ser necessária. Seu médico vai monitorar o peso de seu bebê até que ele alcance o nível desejado.

Depois dos 6 meses

Entre 6 e 12 meses, bebês vão ganhar por volta de 2,5 quilos por mês. Se você olhar um gráfico de curva de crescimento, verá que, durante essa fase, a curva fica plana, que é o desejado. Se o peso e a altura de Lucy continuassem dobrando a cada dois meses, em breve você teria uma criatura gigantesca em sua casa. Essa planície da curva é ainda mais pronunciada em bebês que estão a caminho de se tornar magros. Nessa idade, esses bebês saudáveis se revelam futuras crianças magras, ganhando um pouco menos de peso que seus companheiros.

Nesse momento, se o ganho de peso for insuficiente, é muito improvável que a produção do leite do peito seja a causa. Se Lucy estivesse com fome, ela poderia praticamente pedir por comida, pelo menos em sua própria língua. Portanto, na rara possibilidade de um desenvolvimento anormal de peso, seu médico procuraria outras causas digestivas.

A introdução da alimentação sólida ao redor dos 6 meses, em um primeiro momento, tem pouco efeito no ganho de peso. Até os 8 ou 10 meses, boa parte das calorias continua vindo da dieta líquida. Como antes, pais de bebês mais gordos não devem se preocupar com excesso de alimentação nessa idade. Apenas ofereça comida e Lucy vai se regular sozinha. A mesma estratégia serve para as crianças magras.

Problemas na amamentação

Conforme descrito no tópico **Amamentação**, o aleitamento geralmente não apresenta nenhum problema; você supera pequenos problemas iniciais e o processo acaba sendo um prazer tanto para a mãe quanto para o bebê. Caso surjam complicações, eis um guia rápido para questões típicas da amamentação.

Inchaço

Pode ocorrer no quarto dia, quando seus seios parecem balões e ficam endurecidos como pedras porque a produção supera a demanda. É um problema que se perpetua, pois, quando a aréola se distende, fica mais difícil para Lucy pegar os seios; logo, ela suga menos, causando o inchaço.

Essa situação pode ser causada pelo fato de acordar Lucy para amamentar em intervalos fixos, o que interfere no seu relógio biológico. Também pode ser causada em virtude do estresse ou fadiga, interrompendo assim a produção do seu leite.

Se tiver inchaço, massageie os seios com água morna no chuveiro ou aplique compressas quentes antes de amamentar. Comprima manualmente o leite de forma suficiente para que os seios voltem à textura normal. (Não bombeie os seios, isso só vai aumentar a produção.) Tente relaxar. Sei que é mais fácil dizer que fazer, mas a tensão só vai diminuir o fluxo do leite e causar inchaço. Quando isso ocorrer, o inchaço geralmente não durará mais que poucos dias.

Dificuldade em pegar os seios

Quando Lucy tiver dificuldade em pegar os seios, mãe e filha vão sentir certa frustração e, quanto mais tensa a mãe ficar, menos o bebê vai pegar os seios. A introdução precoce da mamadeira é geralmente considerada a causadora, já que Lucy não vê o porquê de ela voltar ao bico humano relativamente difícil, uma vez que ela já experimentou o de borracha mais adequado.

Não importa como a dificuldade começou, voltar à amamentação, se Lucy estiver presa à mamadeira ou simplesmente tiver problemas em pegar os seios, é fácil. Deixe que Lucy tenha um pouco de trabalho para se alimentar. Cada vez que ela estiver com fome, ofereça o seio pelo menos por 15 a 20 minutos, mesmo sendo difícil. Se ela se atrapalhar, acalme-a por alguns instantes e tente novamente. No início, você verá apenas alguns movimentos de sucção. Seja paciente e determinada. Uma vez que tenha conseguido, a segunda vez será mais fácil e essas poucas primeiras sucções vão se transformar em muitas outras. Depois que ela levou de 15 a 20 minutos em um ou em ambos os seios, ofereça uma mamadeira de leite materno ou, se bombear o leite for complicado demais, dê uma mamadeira com alimentação líquida. Deixe-a beber o quanto ela quiser depois da amamentação, desde nada até muitos gramas. Não faz sentido deixá-la com fome.

O aleitamento materno, nesse caso, tem duas funções: primeiro, você está saciando a sede e a fome do bebê. Segundo, está conquistando a confiança de Lucy, que basicamente lhe dá mais segurança para amamentar. Conforme a dependência dela aumentar, e vocês duas se tornarem cada vez mais confiantes, diminua o número de mamadeiras suplementares a cada dia. Em uma semana você conseguirá quase unicamente amamentar no peito.

Excesso de amamentação

Essa situação pode ocorrer após uma ou duas semanas. Lucy se alimenta constantemente em uma sequência de pequenas sessões. Ela mama por alguns minutos, depois dorme novamente, mama assim que acorda, depois dorme de novo. Enquanto alguns desses ciclos podem ocorrer normalmente, se ela mamar o dia inteiro, você logo vai ficar exausta. Esse ciclo pode ser interrompido fazendo que Lucy espere pelo menos duas horas entre as mamadas, mesmo que isso signifique passear de carrinho por duas horas. Talvez você tenha de tolerar algumas excentricidades, mas vale a pena. Da próxima vez, ela estará com mais fome, mamará por mais tempo e logo dormirá mais, o que vai fazer vocês duas mais felizes.

Fissuras e rachaduras

Se Lucy for gulosa demais, a mãe pode ter fissuras e rachaduras nos bicos. Se a dor for suportável, continue amamentando. As rachaduras vão cicatrizar logo e, se você parar de amamentar, o inchaço nas mamas vai retardar a cicatrização. Essas fissuras podem sangrar um pouco, criando o que parece ser um problema horroroso – o bebê que regurgita leite com sangue –, o que de fato não é de forma alguma um problema, pelo menos para ela.

Não há cura milagrosa para essas fissuras. A exposição ao ar livre juntamente com a aplicação de pomadas gordurosas, tais como a lanolina, vão aliviar a sua pele após a amamentação e as fissuras cicatrizarão automaticamente em uma semana.

Infecção mamária

A fissura, mesmo aquela pequena, que não é vista a olho nu ou que não dá para sentir, pode ser o início de uma infecção que surge com dores, inchaço, vermelhidão e eventuais febres. Seu médico deverá tratar essa infecção com antibióticos seguros durante a amamentação, que não deve ser interrompida a não ser que a dor seja insuportável.

Dor intensa

Nos primeiros dias, a dor nos bicos é normal. Em geral, dura uma semana, mas em algumas mulheres a dor é muito intensa e pode durar mais tempo. Independentemente do que tenha lido antes, isso não ocorre devido à técnica usada por você ou à incapacidade de Lucy sugar de forma adequada; simplesmente você pode ter bicos sensíveis. Isso também pode ocorrer porque vocês duas encontraram uma sincronicidade tão grande durante a amamentação que ela ocorre de forma contínua. Se a dor for intensa demais para amamentar de maneira eficiente, procure fazer intervalos parciais ou totais, mas bombeie leite para continuar produzindo. Durante os intervalos, dê a Lucy uma mamadeira com leite materno ou alimentação líquida, o que for mais conveniente. Assim que a amamentação se tornar novamente tolerável, introduza-a mesmo que requeira certo empenho (ver tópicos anteriores).

Às vezes, a dor persiste por mais de algumas semanas ou surge novamente depois de alguns meses. Aqui estão algumas das possíveis causas:

- Um duto mamário bloqueado pode causar uma dor localizada e aguda sem nenhuma inflamação óbvia. Depois de alguns dias, esse problema desaparece.
- Uma infecção mamária (ver tópicos anteriores).
- Uma infecção fúngica. Se o problema for um fungo, o bico ficará vermelho e extremamente irritado, mas sem inchaço, e a infecção não se estenderá além da aréola. Você também poderá encontrar evidências de uma infecção fúngica conhecida como afta na boca do seu bebê em forma de depósitos brancos no interior das bochechas e nas laterais da língua (ver tópicos anteriores).

Aplique uma pomada fungicida nos bicos após cada amamentação e, se Lucy apresentar qualquer infecção, peça ao médico para avaliá-la. Algumas pomadas para fissuras nos seios não são prejudiciais ao bebê se ingeridas. Se a infecção fúngica nos seios persistir e for resistente ao tratamento externo, seu médico prescreverá um medicamento antifúngico via oral que poderá ser tomado durante a amamentação sem nenhum receio de prejudicar Lucy.

A infecção fúngica nos seios é frequentemente diagnosticada como uma resposta do organismo a esse problema. Se a dor permanecer após um tratamento antifúngico desnecessário, você poderá se sentir ainda mais frustrada. Tenha em mente que, se não há vermelhidão ao redor do bico, provavelmente você não tem infecção fúngica.

Quando a dor persistir, geralmente é uma questão de predisposição; em outras palavras, a pessoa é mais sensível à dor e a sente de forma mais aguda. Vi muitas mães que sofreram durante meses, e o que realmente se deve levar em consideração é que elas me disseram ter melhorado quando decidiram parar de pensar na dor.

Protetor solar

Ver também: Queimaduras de sol

O sol nem sempre é prejudicial. Faz bem para a pele em quantidades razoáveis e tem vitamina D. Em anos recentes, já que nos tornamos extremamente sensíveis ao risco de câncer de pele, as pessoas começaram a bloquear o sol em doses excessivas.

Podemos ver pais andando pelas ruas em dias ensolarados com trouxas firmemente embrulhadas que nada mais são que bebês usando óculos de sol.

É verdade que, em grandes e prolongadas quantidades, os raios ultravioleta podem causar efeitos negativos em longo prazo, inclusive podem causar câncer ao longo da vida. Embora os protetores solares sejam muito eficientes na prevenção de queimaduras e sejam recomendados por todos os dermatologistas, ainda não foi comprovado que previnam o câncer de pele. Da mesma forma, acredita-se que a exposição ao sol possa afetar a visão em uma idade mais avançada, mas não foi comprovado que os óculos de sol diminuam as consequências nos olhos decorrentes da exposição aos raios ultravioleta em longo prazo.

Não é recomendada a aplicação de protetores solares em bebês menores de 6 meses, pois podem ser absorvidos através da pele muito fina e ninguém sabe se é ou não inócuo. Nessa idade, a melhor proteção solar é manter Lucy na sombra, vestida com roupas soltas e um chapéu. Com relação às crianças maiores, assim que elas começarem a se locomover, e já que você não pode amarrá-las no guarda-sol, elas devem usar roupas também. Aplique um protetor solar fator 30, uniformemente, meia hora antes da exposição ao sol, a fim de evitar queimaduras localizadas. Repita a aplicação a cada duas horas. Se as crianças estiverem brincando na água, aplique novamente o protetor solar a cada hora, porque ele sai com a água (mesmo que o protetor seja à prova de água). As fórmulas que combinam o protetor solar químico (que absorve os raios ultravioleta) com um bloqueador solar em forma de óxido de zinco ou dióxido de titânio (que bloqueia os raios ultravioleta) têm um fator de proteção solar mais eficiente, porém deixam uma película branca temporária na pele.

Com relação às proteções multicores no nariz de Lucy, elas podem parecer legais nela, mas não aderem e podem cair. Colocar um chapéu na cabeça dela e mantê-la totalmente na sombra proporcionarão a ela proteção integral. Os especialistas realmente recomendam que as crianças maiores que passam períodos prolongados sob o sol usem óculos de sol, porém, se descobrir uma maneira de conseguir usar os seus, por favor, me avise, assim posso aplicar a sua técnica nos meus filhos.

Puxando as orelhas

Ver também: Dentição; Infecção nas orelhas

Muitos pais interpretam o fato de seu bebê puxar as orelhas como um sinal de dor causada por uma infecção insidiosa nas orelhas quando, de fato, é simples exploração. Por volta dos 4 meses, todos os bebês começam a mexer as mãos a fim de testar seus movimentos e se explorar, o que acontece quando ficam facilmente visíveis e chamam a atenção. Para Lucy, esse processo inclui as orelhas; para Jimmy, o que fica visível são as orelhas e o pênis (quando estiver nu). Mas estou divagando. É verdade que puxar as orelhas pode ser um sinal de desconforto geral quando começam as dores nos dentes (por volta de 8 meses). Quando a gengiva de Lucy começar a latejar, ela vai chorar, tocar o próprio rosto, esfregar os olhos e puxar as orelhas. Essa pequena demonstração pode passar a falsa impressão de que ela está sofrendo por causa das orelhas e não devido ao seu dente que está rasgando a gengiva. Medicamentos para a dor a ajudarão a lidar com os piores acontecimentos com relação aos dentes. Para efeitos de registro, o fato de Jimmy puxar seu pênis raramente é um sinal de desconforto.

QUEIMADURAS

QUEIMADURAS DE SOL

QUEIXO

QUINTA DOENÇA

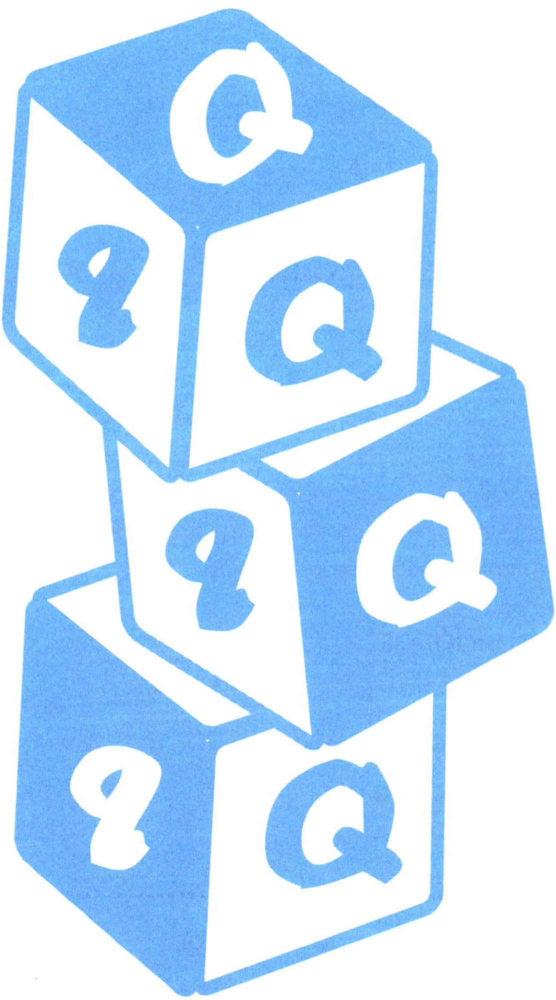

Queimaduras

A maioria das crianças se queima de forma acidental ao tocar alguma coisa quente, como ferro, radiador, ou no contato com água muito quente. A queimadura inicialmente se manifesta como uma área vermelha. Se não formar bolha em um dia, a queimadura é de primeiro grau. Medicamentos para a dor são o único procedimento a ser efetuado – não use pomadas nem gelo, nada mais.

Caso forme bolha, a queimadura é de segundo grau, mas não é considerado um grande problema (a não ser que seja nos dedos, rosto ou genitais). O médico não verá mais que uma simples vermelhidão. As queimaduras de segundo grau expõem a pele a infecções, formando bolhas. Portanto, pomadas contendo antibióticos também devem ser aplicadas. Se a queimadura for mais grave e os tecidos profundos foram afetados, então é caso de emergência.

Queimaduras de sol

Ver também: Protetor solar

Independentemente do cuidado que tiver, seu filho deve sofrer pelo menos algumas queimaduras leves de sol. Uma queimadura grave de sol pode ser dolorosa e, inclusive, vir acompanhada de alguns sintomas de febre. O sol pode ser traiçoeiro: por exemplo, em uma longa viagem de carro, o vidro da janela não previne queimaduras de sol e pode até intensificar o calor e a luz solar. Se a queimadura de sol estiver localizada em uma área extensa do corpo, com bolhas, pode ser queimadura de segundo grau. Esses casos talvez levem à infecção e tratamento médico.

Para queimaduras secundárias

O que fazer

- Dê a Jimmy medicamento para a dor.

O que **não** fazer

- Não aplique gelo. Será doloroso e não irá ajudar.

- **Não deixe que Jimmy se exponha ao sol antes de a queimadura cicatrizar,** ou seja, a pele precisa parar de descascar e a nova pele não pode adquirir uma coloração cor-de-rosa bem clara e brilhante. Se ele tiver de sair novamente, certifique-se de que esteja usando uma camiseta, mas tome cuidado porque o tecido é equivalente a um protetor solar com mais ou menos FPS 10; portanto, espalhe um protetor solar com FPS alto por baixo da camiseta.

Queixo

Quando nossa primeira filha Abeline nasceu, seu queixo era minúsculo. Eu ainda estava no meio da minha residência e lembro claramente que fiz algumas pesquisas em busca de mais informações sobre o desenvolvimento dos queixos dos bebês na expectativa de encontrar dicas que pudessem me ajudar a descobrir se ela tinha algum tipo de síndrome. Os bebês simplesmente têm queixo pequeno. Se tiver alguma preocupação parecida, relaxe. Minha Abeline acabou de completar 12 anos e seu queixo é lindo.

Quinta doença

A quinta doença, chamada assim porque costumava ser a quinta enfermidade mais comum em crianças (depois de sarampo, caxumba, rubéola e catapora), é uma doença viral moderada e contagiosa que atinge crianças e, às vezes, adultos. Seu nome médico é *eritema infeccioso*, e é causada por um vírus hoje conhecido como *erythrovirus*, antes chamado de *parvovirus*. Depois de cerca de duas semanas de incubação, a erupção irrompe nas bochechas. Na realidade, é comumente conhecida como "bochechas esbofeteadas", que data da época em que as crianças eram disciplinadas dessa maneira. As erupções podem avançar para o tronco e as extremidades e geralmente duram até uma semana ou duas antes de desaparecerem. Em alguns dias parecem estar piores que em outros. Como todas as erupções, elas ficam mais visíveis quando o fluxo do sangue na pele aumenta, durante o banho ou quando as crianças choram, por exemplo. Outros sintomas podem ser febre, dores de cabeça, dores na garganta e coceira. Em casos raros, a quinta doença pode causar inchaço temporário e vermelhidão nas juntas. Pode causar anemia grave em pessoas com anemia falciforme e talassemia. Já que é uma enfermidade viral por natureza, não há nenhum tratamento para a quinta doença a não ser o tempo e o alívio do desconforto. Se sua aparência o faz sentir-se à vontade, Jimmy não tem de ficar afastado da escola porque a doença demora muito para desaparecer e quase todas as crianças ao seu redor provavelmente têm a mesma enfermidade graças à natureza das doenças virais nas escolas.

A quinta doença é uma enorme preocupação para as mães grávidas. Seu vírus também pode provocar aborto ou grave anemia fetal se contraído nos estágios iniciais da gravidez. Felizmente, isso é raro, uma vez que a maioria dos adultos já adquiriu uma imunidade natural em exposições anteriores na infância. De qualquer forma, evitar o contato é quase impossível porque a doença está muito difundida e a contaminação ocorre antes de os sintomas se manifestarem.

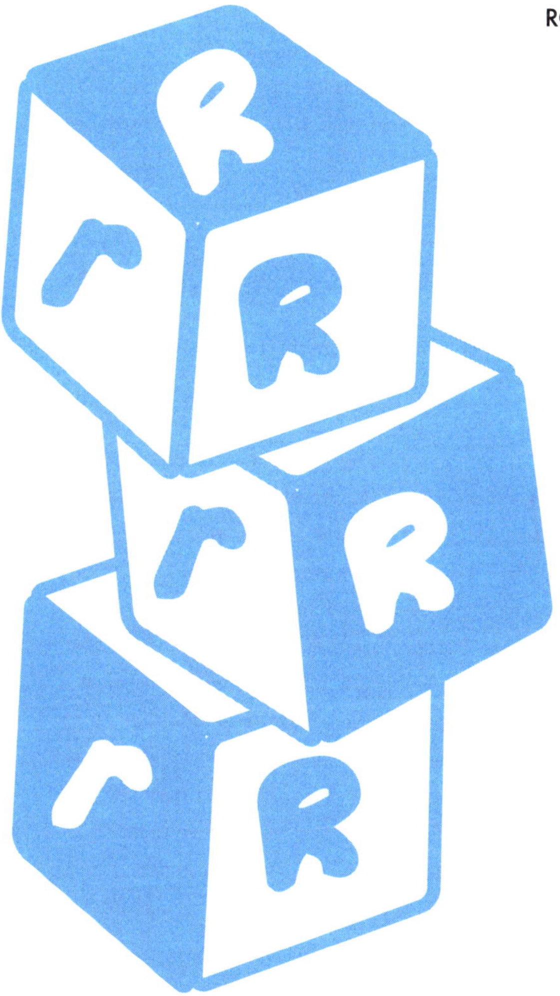

Raios X

Raios X são usados para diagnosticar fraturas e também ajudam a ver os pulmões da criança e outras membranas finas. Você pode hesitar um pouco para submeter seu filho à radiação produzida durante o procedimento. Usados esporadicamente, raios X são extremamente seguros e os benefícios adquiridos com a informação que eles passam são bem mais importantes que o possível risco de radiação. Se seu médico recomendar um raio X, não hesite. Logicamente, raios X repetidamente devem ser evitados, pois os efeitos acumulativos de várias irradiações podem ser danosos, mas até mesmo os métodos de escanear por tomografia computadorizada, que consistem em uma série de raios X, são considerados perfeitamente seguros. Imagens por ressonância magnética não expõem a criança a nenhuma radiação: elas usam campos magnéticos que são inofensivos. Ambos podem precisar de sedativos, uma vez que os procedimentos requerem que a criança fique parada por volta de vinte minutos [**Ver:** Anestesia].

Reações aos alimentos

Ver também: Comida; Leite de vaca; Trigo

Alergias à comida

As alergias e as sensibilidades a alimentos são diagnosticadas de forma excessiva. A maioria das crianças não tem nenhuma dessas alergias e nunca terão. Tentei agrupar as diferentes reações à comida a fim de esclarecer alguns mitos.

Em primeiro lugar, vamos determinar os termos. A verdadeira alergia à comida, ou a anafilaxia, não é um simples relato de uma criança com coceira ou indisposição estomacal. Nas reações anafiláticas a alimentos – as mais comuns são às nozes, aos amendoins e aos moluscos – Jimmy fica imediatamente vermelho e manifesta um inchaço na garganta que pode impedi-lo de respirar. Felizmente, essas alergias reais são raras. Elas geralmente surgem na primeira introdução do alimento nocivo e podem ser desenvolvidas devido a ingestões de quantidades mínimas. Na verdade, as reações anafiláticas podem ocorrer inclusive antes de a criança ter ingerido o alimento. Por exemplo, um adulto que comeu amendoim e ainda retém vestígios do alimento em suas mãos pode induzir a anafilaxia simplesmente ao tocar a boca de um bebê altamente alérgico. Enquanto essa primeira reação é geralmente uma vermelhidão moderada no rosto, cada reintrodução do alérgeno produzirá uma reação maior, desencadeando assim um comprometimento respiratório. As crianças podem ser alérgicas a diferentes nutrientes, como o leite, ou a medicamentos, como os antibióticos.

As reações anafiláticas são predeterminadas em um indivíduo e não podem ser evitadas. Se alguém na sua família tem uma forte alergia a alimentos não quer dizer que seu bebê também terá. Determinar a verdadeira alergia é complicado. Exames de sangue são relativamente ineficazes. Antes de ingerir um alimento nocivo, o sangue do bebê ainda não produziu nenhum dos marcadores específicos que indicam uma reação alérgica. Além disso, esses exames geralmente apresentam falhas e diagnosticam o paciente como falso positivo, fazendo que você rotule alimentos inócuos como os responsáveis anafiláticos potenciais. Vi muitos relatórios que indicavam altos níveis de alergia por um nutriente específico, apesar de a criança estar ingerindo há anos de forma feliz o alérgeno apontado. Esses exames ineficazes podem levar os pais a limitar a dieta dos seus filhos de forma extremamente drástica. Os exames de pele são um pouco mais eficientes, mas impraticáveis.

A melhor maneira de saber se Lucy é alérgica a determinado alimento, acredite se quiser, é supor que ela não seja alérgica. Se ela realmente tiver alergia, você verá erupções intensas, possivelmente acompanhadas por dificuldade em respirar, logo após a ingestão. Mesmo com uma forte alergia à comida, as reações graves raramente ocorrem depois da primeira ingestão, mas são desagradáveis o suficiente para você reconhecê-las e ficar de sobreaviso. Na primeira vez, as erupções vão diminuir rapidamente e a respiração ficará levemente comprometida; porém, se a reação parecer muito intensa – ou se Lucy tiver muita dificuldade em respirar –, leve-a imediatamente ao hospital. Por outro lado, se Lucy comer pasta de amendoim e parecer tranquila, há uma grande chance de que ela não seja alérgica ao amendoim.

Se Lucy realmente apresentar uma dessas raras reações graves, você (e logo depois ela) vão se tornar peritas em ler os rótulos dos alimentos a fim de evitar o alérgeno mesmo em pequenas quantidades. Você também terá de carregar sempre uma seringa com adrenalina. Qualquer pessoa envolvida no seu tratamento deve saber como administrar a medicação.

Sensibilidade à comida

A "sensibilidade à comida" é uma alergia moderada causada por determinado tipo de alimento. As sensibilidades também são extremamente raras. Suas reações geralmente demoram a se manifestar, podem surgir uma vez ou várias e ocorrer pela primeira vez em idades totalmente diferentes. Felizmente elas restringem-se a urticárias e vermelhidão ao redor da boca. Por exemplo, Lucy pode sofrer erupções durante um ou poucos dias na primeira vez que comer um morango. O que é complicado sobre a sensibilidade à comida é que os alimentos nocivos são menos evidentes e, portanto, mais difíceis de identificar do que os alérgenos perigosos. Por outro lado, a sensibilidade à comida tende a diminuir com o tempo, ao contrário das alergias e reações anafiláticas, que tendem a piorar. Essa categoria inclui as erupções moderadas comumente vistas com a ingestão das frutas (como as frutas vermelhas), chocolate e ovos antes dos 3 anos.

Não existe nenhum exame para testar a sensibilidade à comida; simplesmente evite o alimento que causou reação durante alguns meses e depois introduza-o de novo regularmente até que Lucy possa tolerá-lo.

Intolerância à comida

A intolerância à comida ocorre quando Jimmy não digere determinados alimentos de forma adequada em virtude de uma enfermidade enzimática digestiva. A alergia não é o causador do problema. Por exemplo, crianças que não têm lactase não digerem a lactose. Há crianças que têm intolerância a proteínas do leite e, nesses casos, o leite pode provocar sangramento intestinal. A intolerância ao trigo é outro exemplo [**Ver:** Trigo].

Os sintomas associados à intolerância à comida variam muito em termos de gravidade. Algumas crianças não manifestam nenhum sintoma, enquanto outras sofrem de diarreia crônica, flatulência e cãibras na barriga. O diagnóstico geralmente é difícil e o único tratamento é evitar a substância nociva, o que também pode ser uma grande chateação.

Refluxo

Ver também: Regurgitação; Vômitos

Você já se perguntou por que a comida no seu estômago não desce quando você está de ponta-cabeça? É porque o esfíncter localizado no estômago está fechado. Se isso não acontecer, você tem o que os médicos chamam *refluxo* e parte do conteúdo intestinal volta provocando azia mesmo não estando de ponta-cabeça. Nos últimos anos, em adultos o refluxo tem sido um diagnóstico na moda. Todos parecem ter refluxo, que virtualmente é o responsável por qualquer sintoma na parte superior do corpo humano. Agora o descontrole no refluxo se estende aos bebês. Há anos um bebê que chorava era apenas um bebê normal. Atualmente, um bebê que chora é um bebê com refluxo. Aqui, podemos encontrar alguns fatos:

Em lactentes

< 1 ano

O refluxo gastrintestinal é a volta do alimento através do esôfago e da boca. Em teoria, todos os bebês na face da terra têm refluxo gastrintestinal; é por isso que eles usam babadores. A essa altura da vida do bebê, o músculo que aperta a parte superior do estômago ainda está solto, portanto parte do leite volta resultando na regurgitação. Para que o verdadeiro refluxo aconteça, tem de ocorrer o vômito.

Refluxo e excesso de alimentação

Antes de você e seu médico diagnosticarem que Lucy tem refluxo, precisam ter a absoluta certeza de que você não a está alimentando demais. Por que você estaria agindo como tal? Bem, vamos ver. Talvez Lucy esteja irritada e você acha que ela está com fome. Não está, mas ela aceita a mamadeira ou o peito como chupeta. Conforme ela engole o que é extraído do bico, sua barriga fica dilatada, causando-lhe assim mais desconforto. Você continua amamentando porque ela continua mal-humorada até Lucy não conseguir mais suportar o leite e, portanto, vomitar.

Esse cenário, muito comum em bebês, pode acarretar um diagnóstico equivocado de refluxo. Se você se encaixar nessa condição, tente não responder a cada choro dando-lhe comida [**Ver:** Cólicas]. Por outro lado, se estiver segura de que ela não mamou demais, mas continua vomitando com frequência, ela pode realmente apresentar um quadro de refluxo.

O verdadeiro refluxo

O verdadeiro refluxo a que os médicos se referem quando estão falando de lactentes ocorre quando o músculo do esfíncter no estômago não se encontra em uma condição normalmente forte e a comida volta pela boca na forma de vômito quase sempre que Lucy mama. (O vômito é diferente da regurgitação.) Se Lucy tiver refluxo, não será um problema, desde que ela esteja ganhando peso regularmente; vai melhorar de forma natural quando alcançar a idade de 8 meses aproximadamente. No entanto, há algumas medidas a serem tomadas para restringir a regurgitação:

- Dê intervalos e faça-a arrotar durante a amamentação para permitir que o leite se assente no estômago.
- Mantenha-a na posição vertical e evite movimentações ou manejos demais com ela durante certo tempo após a amamentação.
- Medicamentos que servem para diminuir a acidez têm uma eficácia restrita e devem ser usados somente em casos pronunciados.

Refluxo e cólicas

Vi muitos bebês classificados como bebês com cólica sendo submetidos à administração de medicamentos antirrefluxo, mesmo não vomitando mais que a média (exceto se mamaram demais, conforme expliquei anteriormente). A base lógica para tratar bebês irrequietos que tomam medicamentos antirrefluxo é algo parecido com o seguinte: o leite regurgitado a partir do estômago gera acidez e esse desconforto faz o bebê chorar. Mas essa base lógica não faz sentido: se o leite fosse regurgitado, não faria sentido que a regurgitação parasse na metade do caminho, portanto você iria notá-la em forma de vômito. Por que a regurgitação causaria mais dor em alguns bebês que em outros? Em minha opinião, isso ainda é um daqueles breves entendimentos que erroneamente permite aos médicos (e pais) acharem que já encontraram a solução perfeita para o problema quando, na verdade, não há uma solução certa. Infelizmente, os pais se sentem cada vez mais frustrados e desiludidos quando as melhoras cheias de promessas não ocorrem por meio dos medicamentos.

Em crianças maiores

> 1 ano

Crianças maiores que não bebem café, chá, álcool, não fumam e não sofrem nenhum tipo de piora em casa ou na escola raramente sofrem de refluxo.

Regurgitação

Ver também: Refluxo; Vômitos

Esse é um processo muito normal para bebês muito pequenos. A regurgitação ocorre porque o músculo que mantém o alimento no estômago ainda não está totalmente desenvolvido. A regurgitação pode ser um sinal de excesso de comida no estômago se ocorrer com frequência ou em combinação com o vômito. Fazer o bebê arrotar não diminui a possibilidade de regurgitação e, se você insistir demais, pode até piorar o quadro aumentando a pressão na barriga de Lucy.

Alguns bebês regurgitam muito mais que outros e, no fim do espectro, há aqueles que têm o que chamamos refluxo, uma anormalidade na qual os músculos do estômago estão tão soltos que não conseguem manter a comida no órgão. Inicialmente, essa anormalidade causa regurgitação e evolui para o vômito. Mas lembre-se, os dois são muito diferentes. Como regra, a regurgitação não vai além do seu ombro e o vômito chega até o chão.

Rejeição à mamadeira

Se estiver planejando alimentar Lucy com uma ou mais mamadeiras suplementares diariamente, seria uma boa ideia introduzir essa prática assim que ela se sentir confortável com a amamentação no peito, que geralmente demora de sete a dez dias. Com essa exposição dupla desde cedo, ela pode se lembrar de como sugar das duas formas e passar de um para o outro facilmente, desde que pratique os dois rotineiramente.

Por outro lado, se não estiver usando a mamadeira regularmente, não faz sentido introduzi-la até quando precisar, mesmo sendo no período em que você estiver voltando ao trabalho ou diminuindo a amamentação no peito. Depois que ela estiver totalmente acostumada ao mamilo, se perceber que você a está obrigando a tomar mamadeira, ela vai recusar. Não se surpreenda. Seu peito é sua fonte preferida de alimento e ela não vai aceitar um substituto, especialmente vindo da mãe. Mas não desanime. Quando tiver de introduzir a mamadeira, você pode empregar minha estratégia simples e eficiente:

1. Encha uma mamadeira com alimentação líquida ou leite materno.
2. Deixe Lucy com alguém: seu marido, a babá, qualquer um, menos você.
3. Saia. Não fique na porta. Não olhe para trás. Não ligue para casa. Quando voltar, você verá que Lucy tomou a mamadeira de forma mágica, 100% garantido.

Resfriados

Ver também: Bronquiolite; Febre; Infecção nos olhos; Infecção nas orelhas

Acostume-se com a ideia de que seu queridinho terá muitos resfriados durante os primeiros anos de vida. O resfriado é uma infecção das vias nasais causada por diferentes tipos de vírus. Esses vírus induzem à inflamação das membranas mucosas que produzem secreções e vermelhidão nasais. Outros sintomas incluem febre moderada, diminuição no apetite, intestino solto e conjuntivite.

A congestão nasal é muito visível em bebês. Lucy fica deitada a maior parte do tempo e logo há um acúmulo de muco na parte posterior do nariz. Quando está acordada, ela não se incomoda em limpar seu nariz como um adulto costuma fazer, tossindo, espirrando ou engolindo. Por fim, a pequenez das suas vias nasais faz até uma pequena obstrução ser totalmente audível. Tudo isso torna o resfriado de Lucy bem dramático. No entanto, o que parece dramático para você não é necessariamente traumático para ela. Ela pode estar bem quando tiver um forte resfriado. Provavelmente ela terá um pequeno desconforto, mas vai comer e descansar normalmente.

Em bebês, o resfriado pode ser o começo de uma bronquiolite, uma enfermidade respiratória que imita os efeitos da asma e surge com uma dificuldade na respiração, muito pior que o desconforto nasal causado pelo resfriado normal [**Ver:** **Bronquiolite**]. Essa condição requer tratamento médico.

Em crianças maiores que 1 ano, depois que o perigo da bronquiolite passou, os resfriados causam uma tosse irritante com congestão nasal.

Os resfriados têm poucas complicações. A mais comum é a infecção nas orelhas, causando febres altas, dor na orelha média ou um desconforto geral em crianças menores.

Falsos tratamentos para os resfriados

Os resfriados são autolimitados; ou seja, o desconforto que eles causam dura apenas alguns dias, mesmo que o nariz fique escorrendo por mais tempo. O melhor tratamento para o resfriado resume-se em apenas uma palavra: aguente. Isso é importante porque vai ajudar você a resistir ao resfriado sem usar "tratamentos" que não só não contribuem em nada, como também podem piorar as coisas. A seguir, apresenta-se um apanhado geral de algumas soluções comuns para o resfriado e minhas avaliações da sua eficácia:

- Gotas para o nariz empurram o muco garganta abaixo, mas só temporariamente. Essas gotas são desagradáveis para o nariz dos bebês. Um aspirador nasal é ainda pior [**Ver:** **Aspiradores nasais**].
- Sustentar Lucy na posição vertical pode fazer uso do impressionante poder da gravidade para escoar o muco. Entretanto, esse efeito é limitado, pois mais cedo ou mais tarde um bebê na posição vertical vai se mexer e escorregar para a parte mais baixa do berço.

- Umidificadores e vaporizadores fazem você se sentir proativo. A vaporização penetra para soltar o muco, mas, como você sabe, a espessura do muco não é o problema. O problema é realmente a quantidade. A umidade, independentemente da quantidade, não resolve [**Ver:** **Umidificadores**].
- Os descongestionantes, que são todos iguais por natureza, geralmente são inúteis. Nos melhores casos, eles secam as secreções por uma ou duas horas, mas, assim que o efeito passar, o muco volta como uma grande vingança. Esses remédios também têm efeitos colaterais: um pouco de sonolência à noite talvez não a incomode, mas efeitos reversos são muito comuns e podem manter Lucy acordada e ativa a noite toda. Meu conselho? Não os use, não importa quanto as embalagens façam essas drogas sedutoras.
- Acetaminofen e ibuprofeno podem ajudar a diminuir a febre, mas, já que a febre não é alta, não há muito que abaixar. Entretanto, você pode usar esses medicamentos para diminuir o desconforto geral do seu filho.
- Tratamentos alternativos: nunca vi em mercearias nada que fizesse a diferença com relação à prevenção ou ao tratamento dos sintomas do resfriado. Isso inclui a *echinacea*, um dos remédios homeopáticos mais prescritos de todos os tempos, bem como a vitamina C.

Resfriados prolongados

Não espere que o nariz de Lucy fique seco depois de alguns dias. Você deve se acostumar com a ideia de que o estágio de secreção do muco durante o resfriado vai durar por muito, muito tempo. Mesmo depois que o próprio vírus desaparecer (junto com a febre e o desconforto resultantes), a irritação causada persistirá. Devido à persistente presença do muco, a tosse ainda permanecerá por duas, três ou até quatro semanas. Isso não é preocupante e não significa que o resfriado se transformou em algo mais sério.

Resfriados recorrentes

Às vezes, Lucy passa de um resfriado para outro e você fica imaginando se ela tem um sistema imunológico fraco. Entretanto, múltiplos resfriados são provocados por exposições repetitivas e não por suscetibilidade aumentada. Isso ocorre quando as crianças começam a frequentar creches antes de fortalecerem seu sistema imunológico. Também é típico no segundo filho, que está exposto a cada doença que o primeiro filho traz da escola para dentro de casa. A vantagem é que o filho menor fortalece seu sistema imunológico muito antes que o filho maior.

Resfriados e...

Alergias

Os resfriados não são alergias, embora pareçam. Em primeiro lugar, as alergias sazonais levam algumas estações para se desenvolver. Logo, você raramente vai vê-las em crianças com menos de 5 anos. Segundo, elas são comuns no fim da primavera e começo de verão, que é o final da época de resfriados. As alergias não sazonais, tais como alergias a alimentos e mofo, são mais raras.

Coloração do muco

Essencialmente, as secreções provocadas por resfriados começam transparentes e, com o tempo, se tornam amarelas ou verdes. Não importa o que lhe foi dito, a coloração do muco não tem nada a ver com a gravidade da doença. Embora espesso, o muco com coloração verde está associado a casos raros de sinusite em crianças. Muitos resfriados provocam a produção de muco verde sem nenhum envolvimento com a sinusite. O mito sobre o muco com coloração verde contribui bastante para a resistência a antibióticos, pois eles costumam ser prescritos unicamente com base na coloração do muco.

Dentição

A dentição não causa os sintomas do resfriado, mas ele torna a dentição mais incômoda causando um desconforto geral.

Dieta

O mito persiste em afirmar que os laticínios, de certa forma, aumentam a produção de muco. Isso não é verdade. O muco é produzido pela irritação relacionada ao vírus e não pela dieta. A única verdade nessa superstição é que o leite pode causar certa dificuldade à criança de digeri-lo por causa de seu alto conteúdo de gordura [**Ver:** **Leite de vaca**]. Infelizmente, nenhuma alimentação específica – nem mesmo a canja de galinha – parece ajudar na prevenção de resfriados, quanto menos no tratamento. O mesmo ocorre com as vitaminas C, D, E e K, bem como o zinco e o selênio.

Contágio

Após alguns dias, o resfriado se torna muito menos contagioso. Mesmo se o nariz continuar escorrendo, o vírus já não existe mais. Além disso, os resfriados são tão difundidos que evitá-los torna-se impossível; não se dê o trabalho. Assim que Jimmy readquirir suas energias, ele poderá e deverá retomar suas atividades diárias normais, sem o receio de pôr em perigo a saúde das outras crianças.

Respiração

Ver também:
Adenoides; Asma; Aspiradores nasais; Bronquiolite; Crupe; Pneumonia

Em bebês

Respiração com chiado

Praticamente todos os pais me perguntam por que seus bebês fazem tanto barulho ao respirar. A resposta é simples: o barulho vem do nariz. Todos, inclusive os recém-nascidos, produzem secreções nasais. Você e eu, inconscientemente, limpamos essas secreções tossindo ou engolindo. Mas Lucy não se incomoda em limpar suas vias nasais a não ser que o acúmulo esteja lhe causando sérios problemas respiratórios. Além disso, as vias são tão estreitas que qualquer pequena obstrução produz um barulho enorme. O resultado são sibilos, grunhidos e outros sons que parecem não condizer com a aparência delicada e bonita de Lucy. Esses sibilos aumentam no silêncio da noite.

As secreções nasais não são indícios de resfriados, alergia ou desconforto. São produtos normais do sistema respiratório de uma criança e não há necessidade de tentar repará-las mudando a posição de dormir, usando gotas nasais ou, pior de tudo, um aspirador nasal [**Ver:** Aspiradores nasais]. Nem um umidificador vai reduzir o barulho. Quando ela quiser, Lucy vai limpar suas vias engolindo, espirrando e tossindo sem nenhuma ajuda. Espere essa congestão durar por vários meses até que suas vias nasais cresçam.

Respiração lenta e acelerada

O sistema respiratório de um bebê não está amadurecido (como o do restante dos bebês). Lucy não tinha de respirar na barriga da mãe. Logo, quando nasceu, não tinha o entendimento perfeito desse novo exercício. Ela demonstra todas as maneiras de hipersensibilidade respiratória: às vezes, sem mais nem menos, começa a respirar de forma acelerada e, em outras vezes, para de respirar por um período que parece uma eternidade. Isso é normal. Não se preocupe.

Dificuldade em respirar

A dificuldade em respirar, juntamente com os sintomas do resfriado e a respiração acelerada, em geral indica bronquiolite, uma doença viral que imita os sintomas produzidos pela asma em crianças maiores [**Ver:** Bronquiolite].

Em crianças

Congestão nasal

>1 ano

Um resfriado ou uma alergia podem produzir congestão e respiração com chiado. Você escutará a congestão nasal no peito, não porque está localizada lá, mas porque o som é transmitido e ressoa nos pulmões. A congestão nasal contínua em crianças pode ser um sinal do aumento das adenoides [**Ver:** Adenoides].

Dificuldade em respirar

A asma impede a respiração devido ao estreitamento dos bronquíolos como reação a uma irritação. O som característico é um chiado quando Jimmy expira. A dificuldade em respirar corresponde à gravidade do mal-estar [**Ver:** Asma].

Estridor (respiração estridente)

O crupe, uma doença viral, gera sintomas do resfriado produzindo uma tosse que se assemelha ao latido do cachorro e dificuldade em respirar, incluindo estridor, um som estridente ao aspirar [**Ver:** Crupe].

Respiração acelerada

Uma criança com febre alta pode respirar de forma acelerada devido a um mecanismo de reflexo que tenta diminuir a temperatura do corpo. Medicamentos para a febre reduzem a respiração. Entretanto, distinguir a causa da respiração acelerada pode ser um desafio, pois a pneumonia também causa febre alta e respiração acelerada. A diferença é que, na pneumonia, a respiração é mais dificultosa, a criança parece mais adoentada e baixar a temperatura não diminui completamente a respiração para o grau normal [**Ver:** Pneumonia].

Retenção de fezes

Ver também: Constipação; Treinamento no uso do banheiro

A retenção de fezes é uma condição psicológica que afeta crianças pequenas, em especial os meninos. É diferente da prisão de ventre. Eu insisto, a retenção de fezes é uma condição psicológica e não fisiológica. Ela tende a se perpetuar porque a atenção gerada pelos pais faz que a situação piore.

Se você ainda não foi acometida pela retenção de fezes, pode parecer uma brincadeira. Que criança se recusa a ir ao banheiro? Confie em mim, isso não tem graça. O problema pode assumir dimensões quase operísticas, já que a família inteira acaba ficando obcecada com os movimentos do intestino da criança. Geralmente, ela é associada à prisão de ventre ou à grande pressão gerada no treinamento no uso do banheiro, o que reforça o problema da retenção.

Como começa? Bem, no estágio de lactente, o ato de defecar é relativamente fácil e indolor. Depois, os excrementos naturalmente se tornam mais volumosos e, como consequência, defecar se torna um pouco mais doloroso e complicado. Essa anormalidade se torna ainda mais pronunciada nas sociedades modernas devido ao excesso de amido presente na dieta das crianças. A dor durante a defecação é seguida por uma sensação de alívio; a maioria das crianças lembra apenas da sensação de alívio, porém algumas crianças são particularmente sensíveis a essa nova sensação de dor e começam a ter medo de defecar. Elas retardam a defecação até o ponto máximo, o que somente aumenta a dor. A próxima vez que tiverem de produzir as fezes, ficarão ainda mais apreensivas, segurando-as por mais tempo. É assim que o ciclo começa.

A intervenção dos pais agora entra em cena. Você, naturalmente, não quer ver Jimmy com dor, portanto faz de tudo para tentar ajudá-lo: você o estimula a fazer força para evacuar, massageia a sua barriga, dá suco ou outro alimento doce como laxante. Isso pode realmente piorar a retenção. A necessidade causa dor, o que acarreta maior necessidade, gerando e provocando ainda mais a retenção. Conforme o tempo passa, Jimmy mentalizará a dor e o medo de defecar, e essas preocupações podem persistir durante anos se você não interromper o ciclo.

Como já disse, as crianças com prisão de ventre são mais propensas à retenção, assim como as crianças sujeitas à pressão gerada no treinamento no uso do banheiro. Em resumo, qualquer coisa que fizer para que a criança se torne extremamente consciente da própria defecação pode contribuir para a retenção de fezes. Se souber lidar com o ciclo nesse estágio de forma razoável, a retenção desaparecerá. Caso contrário, você também poderá estar envolvida em um processo longo e doloroso.

Como prevenir a retenção de fezes

- Quando Jimmy vivenciar pela primeira vez certo desconforto ao defecar fezes volumosas, faça-o entender que terá de suportar certa dor, agora ou mais tarde. Não há nada que possa fazer para melhorar a situação dele.

- Não o pressione durante o treinamento do uso do banheiro [**Ver:** **Treinamento no uso do banheiro**].
- Previna a prisão de ventre, o que implica evitar pães, massas, *crackers* e cereais secos. Pela minha experiência, os amidos com alto teor de fibras não vão ajudar as crianças, porque as fezes continuam volumosas [**Ver:** **Constipação**].

Como tratar a retenção de fezes

Se você passou pelo estágio preventivo e seu filho, mesmo assim, está sofrendo de retenção de fezes leve ou moderada, será um desafio inverter o ciclo. Para obter bons resultados, você precisa se omitir totalmente nessa questão. Seu envolvimento apenas reforça os medos do seu filho. Já que não pode defecar no lugar dele, a retenção das fezes é um problema que pertence a ele, não a você.

O que fazer

- **Em primeiro lugar, alivie a prisão de ventre de Jimmy, se ele for propenso a tal.** Mantenha o mínimo possível a ingestão dos níveis de amido. A fim de ajudar a amolecer as fezes, o médico prescreverá um laxante temporário, mas, assim que o problema for solucionado, diminua gradualmente a medicação para evitar que seu filho desenvolva certa dependência.

- **O próximo passo é ignorar o problema.** Sei que é difícil. Você pode achar que o intestino dele não conseguirá aguentar a pressão da distensão, mas tenha certeza de que, quando Jimmy tiver de defecar, só existirá uma saída disponível e ele saberá muito bem o que fazer para aliviar a dor; ele só precisa superar o medo. Se não ficar rodeando seu filho ou fazendo perguntas a ele, Jimmy vai perceber que o drama acabou e vai querer saber por que fez uma tempestade em copo d'água na primeira vez.

O que **não** fazer

- **Não marque horários para Jimmy sentar no vaso sanitário diariamente.** Se ele não sentir vontade de ir, não vai conseguir evacuar e o sentimento de fracasso se consolidará cada vez mais.

- **Nunca ofereça nenhum tipo de recompensa para quando ele conseguir evacuar.** Isso pode se tornar uma fonte de pressão contrária: quando ele não ganhar uma recompensa, vai se sentir fracassado.

- **Não comemore o surgimento casual das fezes com entusiasmo ou alívio.** Se ele não superar o medo da próxima vez e você não der pulos de alegria, ele se sentirá um fracassado também.

- **Não fique aborrecida.** Isso só vai reforçar o bloqueio mental dele.

Não existe nenhuma solução rápida para a retenção de fezes uma vez que ela começou. Tenha muita paciência, porque às vezes se passam várias semanas até que essa anormalidade melhore – período que pode ser extremamente estressante para você e para seu filho. Essa é uma situação na qual os melhores cuidados paternais e/ou maternais são os cuidados não paternais e/ou maternais. Você deve manter a aparência de uma atitude *laissez-faire*, mesmo que tenha de fingir. Porém, não se aflija: essa situação problemática dele será resolvida por ele e para ele.

Revirando-se no berço

Ver também: Hora da barriga; Marcos do desenvolvimento; SMSI (Síndrome da Morte Súbita Infantil)

Os bebês começam a rolar no berço por volta dos 5 ou 6 meses, mas dificilmente essa regra é aplicada. Alguns bebês rolam logo após o nascimento e outros nem se incomodam em tentar se mexer até os 10 meses.

Alguns fatores contribuem para esse marco. Em primeiro lugar, o tamanho: quanto maior for a massa corporal do bebê, mais difícil vai ser para ele rolar. Além disso, a questão da coordenação e da força muscular varia de bebê para bebê. Por fim, há a questão do temperamento. Alguns bebês se sentem perfeitamente confortáveis ao ficarem deitados de barriga para cima e não se habilitam a rolar no berço tão cedo, enquanto os bebês mais serelepes fazem suas tentativas logo. Todo esse rebuliço sobre o assunto vem do fato de que, anos atrás, os pediatras recomendavam que as crianças deviam ser colocadas no berço e no chão de barriga para baixo. Dessa forma, elas levantariam a cabeça para olhar ao redor em busca de entretenimento, mas também, é claro, para melhorar o seu olhar rolando no berço assim que fossem capazes disso. Atualmente, as crianças passam a maioria do tempo deitadas de barriga para cima porque os médicos não aconselham a posição de barriga para baixo por medo da SMSI. Quando Lucy está deitada de barriga para cima, ela consegue olhar para você e brincar com seu móbile. Então, por que ela iria querer rolar no berço?

Uma palavra amiga da precaução: não subestime a capacidade de Lucy rolar. Ela pode ter mais cartas na manga do que você imagina. A primeira vez que isso ocorrer talvez seja com Lucy deitada no trocador, no momento em que você se vira por uma fração de segundo.

Ronco e apneia noturna

Ver também: Adenoides; Amídalas

O ronco é normal em crianças e não é um problema; geralmente é causado tanto pelas adenoides aumentadas quanto pelas tonsilas (amídalas) aumentadas e ambas começam a diminuir já aos 5 anos, o que ajuda a resolver o problema. Entretanto, se o ronco implica pausas na respiração que duram mais de cinco segundos e ocorrem diversas vezes durante a noite, elas podem indicar apneia noturna. Durante esses períodos de falta de respiração, o coração bombeia mais forte para transportar oxigênio, o que pode causar pressão e até mesmo dilatação do coração. A qualidade do sono também é afetada. Se Jimmy sofrer de episódios de apneia noturna, ele acordará bastante cansado todas as manhãs. Se você perceber longas pausas na respiração do seu filho enquanto ele estiver dormindo, comunique o fato ao médico. O tratamento pode requerer cirurgia de remoção das tonsilas ou das adenoides, o que fará a apneia ceder rapidamente.

É importante saber que, em crianças, a apneia não tem nada a ver com o excesso de peso como ocorre com os adultos.

Roséola

A roséola é uma enfermidade viral benigna que afeta lactentes e crianças entre 1 e 3 anos. Ela provoca febre alta e, de forma geral, ocorre principalmente na primavera. Essa enfermidade é rara em crianças com mais de 3 anos. Após três ou quatro dias, a febre diminui drasticamente e uma leve erupção surge no rosto ou torso durante 24 horas. Depois, ela desaparece. Não é necessário nenhum tratamento, salvo medicamentos para a febre a fim de proporcionar conforto. Felizmente, uma vez que a roséola tenha acometido seu filho, ela não vai se repetir.

Embora a roséola não seja uma doença grave, a febre alta causada por ela pode deixar os nervos à flor da pele, porque, antes de a erupção surgir, não se sabe qual é a doença. Entretanto, existem alguns sinais tranquilizadores que indicam se é roséola: crianças que têm essa enfermidade geralmente possuem uma aparência saudável, considerando-se a intensidade da febre, além de não terem nenhum outro sintoma, exceto diminuição de apetite.

O mais angustiante é que a febre alta que a roséola provoca pode induzir a convulsões febris [**Ver:** Convulsões febris]. Embora pareça um episódio dramático, essas convulsões não são perigosas para as crianças e somente ocorrem naquelas que têm certa predisposição. Menos preocupante, mas igualmente inquietante, é a notável tendência que essa doença produz em fazer que a criança fique extremamente manhosa e carente. Lucy vai querer ficar sempre no colo. Na realidade, mesmo quando a erupção e a febre cederem, Lucy provavelmente vai querer abusar do privilégio e tentar ficar no seu colo o dia inteiro. Nessa situação, coloque-a às vezes no chão e deixe-a aprender a lidar com a própria frustração, quando ela tiver se recuperado da febre e a erupção tiver desaparecido.

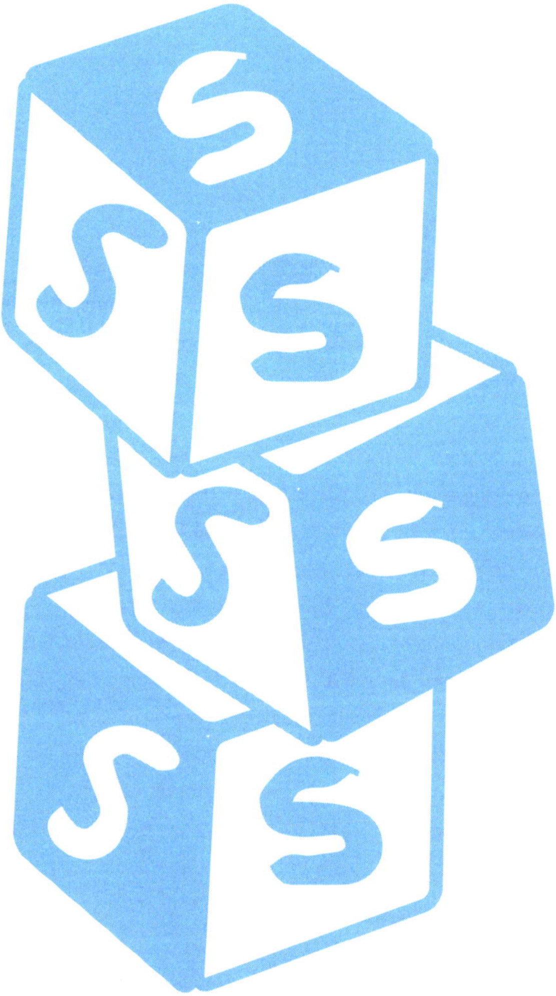

Sabonete

Ver também: Assaduras; Banho

Muita controvérsia gira em torno do uso de sabonete. Estudos recentes mostraram que a ação antibactericida dos sabonetes contribui para o desenvolvimento de micróbios particularmente resistentes. Além disso, as empresas produtoras de sabonete têm um interesse pessoal em divulgar a limpeza obsessiva, assim elas cultivam certa compulsão pelo produto. Para o bebê, o sabonete não tem nenhuma utilidade. Os bebês não são sujos e, caso tenham algum contato com a sujeira, a água simples já será suficiente. O sabonete remove a oleosidade natural da pele, o que pode, por sua vez, causar eczema e assaduras de fraldas.

Saindo com o bebê

Quando você pode sair com seu bebê? Quando ele tiver 1 mês? Talvez 2 meses? Quando o bebê atingir o peso de 3,5 kg? Após as vacinas? A resposta é simples: assim que você quiser. As pessoas propagam muitos mitos ou superstições com relação aos perigos de sair com um recém-nascido. Embora não tenha havido nenhum estudo conclusivo sobre esse tópico, a questão pode ser resolvida com um pouco de bom senso.

A não ser que você instale um sistema de purificação de ar com grau de qualidade hospitalar na sua casa e equipe todas as pessoas com trajes espaciais esterilizados, os micróbios com os quais Lucy terá contato são quase iguais àqueles com os quais ela vai se deparar no mundo externo. Além disso, se você sair de casa ou se receber visitas em casa, muitos micróbios vão contaminar o ambiente onde Lucy se encontra. Os bebês pequenos não precisam de um local livre de micróbios. Lucy pode ser pequena, mas ela tem um forte sistema imunológico – muito mais forte do que algumas pessoas imaginam. Ela também não precisa ter todas as vacinas antes de sair de casa, já que a maioria das doenças contra as quais nos imunizamos é evitada mediante a imunização pela população geral por meio dessas mesmas vacinas. Portanto, não sacrifique o próprio desejo pelo mundo exterior por medo de contaminação. Restaurantes, *shopping centers*, aviões, parques – todos esses locais são bons para levar o seu recém-nascido.

Sangramentos no nariz

Os sangramentos no nariz podem ser alarmantes: parecem uma torrente de sangue e dão a impressão de que nunca vão cessar. Algumas crianças são mais propensas a sangramentos no nariz porque seus vasos sanguíneos nasais são levemente frágeis. O clima quente e o ar seco também são fatores que contribuem. Depois que o nariz de Jimmy sangrar uma vez, provavelmente sangrará mais vezes. O sangue seca e se transforma em crosta, a qual estanca o sangramento. Porém a crosta é frágil, coça e incomoda; então, as crianças coçam e a arrancam. Resultado? Mais sangramento.

Para estancar o sangramento, aperte as narinas de Jimmy na base durante pelo menos 5 minutos e incline a cabeça dele levemente para a frente. Fique tranquilo: mesmo se o sangramento ocorrer quando Jimmy estiver dormindo à noite e você não adotar esse procedimento, o sangramento vai parar por si só. Umedecer as narinas com vaselina para que elas cocem menos pode diminuir a frequência desses episódios. Se os sangramentos no nariz ocorrerem com muita frequência e forem abundantes, especialmente antes de a criança ser coordenada o suficiente para poder manifestar o incômodo no nariz, talvez você deva falar sobre o caso com seu médico.

Sangue

Ver também: Bactérias na barriga; Infecção nas orelhas

Em geral, preferimos que o sangue dos nossos filhos permaneça dentro deles, onde se supõe que fique. Infelizmente, em alguns casos isso não acontece. Aqui estão algumas avaliações da gravidade do problema e como lidar com isso.

Nas fraldas

O sangue pode aparecer nas fraldas dos recém-nascidos devido a muitos destes motivos considerados não graves:

- Já que comer é um novo processo, os intestinos podem ficar levemente irritados, causando vestígios temporários de sangue. Se o sangue persistir nas fezes dos bebês que têm alimentação líquida, isso pode ser um sinal de intolerância.

< 1 ano

- Para Lucy, o sangue nas fraldas pode ser o resultado de um processo hormonal surpreendente, porém natural. Ela pode ter assumido algum perfil hormonal de sua mãe e depois ter eliminado esses hormônios, causando um processo quase menstrual que pode produzir uma quantidade muito pequena de sangue nas primeiras semanas.
- Nem tudo o que parece sangue na fralda é sangue. A precipitação natural da urina em cristais pode aparecer como manchas de coloração vermelha, especialmente em recém-nascidos. Isso não quer dizer que seja desidratação, não importa o que você possa vir a ler em alguns livros.
- O sangue nas fezes de Lucy também pode ser causado, em um grau menor, por motivos que geralmente afetam crianças. Como descrito a seguir, isso inclui bactérias nos intestinos e uma obstrução intestinal chamada *intussuscepção*.

No cuspo

O sangue pode ser visto no vômito ou no cuspo do bebê, se ele tiver ingerido leite de um mamilo rachado, mesmo que a fissura não seja óbvia. Não há motivos para alarme ou interrupção na amamentação. Quando a fissura cicatrizar, o sangue desaparecerá.

Em fezes

> 1 ano

- Para Jimmy, o sangue nas fezes geralmente é resultado de uma fissura causada pela constipação. Se ele tiver dificuldade em evacuar e sentir dor intensa, os pais podem administrar um supositório de glicerina todos os dias até a fissura cicatrizar [**Ver:** **Constipação**].
- Se o sangue nas fezes for acompanhado de diarreia, isso pode ser um sinal de bactérias no intestino [**Ver:** **Bactérias na barriga**].
- Em casos raros, o sangue nas fezes pode ser causado por uma obstrução chamada intussuscepção, que também causa intensa dor de barriga e vômitos. Recorra a cuidados médicos imediatamente.

Em vômitos

O esforço feito para vomitar pode provocar uma pequena quantidade de sangue a partir de uma pequena ruptura no sistema digestivo superior. Geralmente isso não ocorre outra vez, não há motivo para preocupação. Em casos de grande quantidade de sangue, consulte o médico.

Nas orelhas

Sangue na orelha, com pus, em geral indica que o tímpano foi perfurado devido a uma infecção na orelha média, cujo motivo já é conhecido ou será conhecido graças a esse sangramento inoportuno [**Ver:** **Infecção nas orelhas**].

No nariz

O dedo no nariz ou o clima quente e seco são geralmente os motivos de sangramento no nariz [**Ver:** **Sangramentos no nariz**].

Sangue do cordão umbilical

Durante uma visita ao seu obstetra, você pode ler um folheto convidativo propondo a possibilidade de estocar o sangue do cordão umbilical do seu bebê em um laboratório particular, caso seu filho desenvolva câncer ou doenças do sangue no futuro. Embora esse conceito de era espacial pareça ser um atrativo, há muitas razões para pensar duas vezes antes de gastar centenas ou milhares de reais com esse tipo de serviço. Primeiro, a probabilidade de seu filho contrair uma dessas doenças é muito pequena. Segundo, ainda não foi provado que o uso do sangue do cordão, conservado, seja alguma solução para o tratamento dessas doenças. Terceiro, a maioria desses laboratórios não são regulamentados e você não sabe como (até mesmo se) esse sangue será estocado.

Esse tipo de *marketing* para os novos pais pode ser eficiente, mas, até aprendermos mais sobre os benefícios do sangue do cordão umbilical e sua tecnologia conservadora, sugiro que ignore essa oferta duvidosa e o próprio atrativo para o seu bem.

Sapatos

Ver também: **Pés**

Comprar o primeiro par de sapatos para seu bebê costumava ser um importante evento. A família inteira ia para a loja e um vendedor especializado, vestido de branco, dava muitos conselhos sobre qual seria o sapato perfeito. Ele tiraria da prateleira um par de sapatos com um bom suporte no tornozelo e Jimmy sairia da loja com uma aparência mais encantadora do que quando entrou no estabelecimento, tentando andar com seus sapatos novos e rígidos.

Os tempos mudaram. Hoje, sabemos que quando os sapatos são rígidos demais interferem no modo natural de andar da criança. Na idade inicial, os calçados só precisam proteger os pés de objetos cortantes, frio e calor. O melhor é andar descalço; aumenta o contato com o chão e, portanto, melhora o equilíbrio. Consequentemente, os sapatos ideais são aqueles macios o suficiente para não interferirem na sensação da criança.

Já que os tendões de Jimmy são flexíveis, não se surpreenda em ver seus tornozelos pendendo nas duas direções quando ele começar a andar. Isso vai se corrigir automaticamente quando os músculos dos tornozelos se desenvolverem. Os sapatos rígidos com magníficos suportes para o tornozelo não apenas não ajudam, como retardam o fortalecimento dos músculos.

Sapinho

< 1 ano

Pequenas saliências causadas por fungos leves, as monilíases orais, mais conhecidas como "sapinho", resultam em depósitos esbranquiçados que se parecem com pequenos coágulos nos lados da língua e na parte interna das bochechas. São frequentemente confundidas com manchas de leite, que são camadas brancas, grossas e homogêneas que só acontecem em cima da língua. As monilíases orais costumam aparecer em bebês pequenos e raramente acontecem em crianças com mais de 1 ano.

Elas não incomodam muito nem interferem na alimentação e geralmente curam-se sozinhas. Crescem devagar e desaparecem vagarosamente com ou sem tratamento, e todo o processo pode levar algumas semanas. Se elas persistirem, seu médico prescreverá um medicamento fungicida. Umedeça um pouco de algodão no líquido e esfregue-o nas lesões algumas vezes ao dia, até que desapareçam. Algumas pessoas acreditam no bicarbonato de sódio, um tratamento alternativo, mas a condição tende a se resolver sozinha, então é difícil avaliar o que ajuda ou não.

Apesar de as monilíases orais não serem um grande problema para os bebês, podem ser para as mães, pois o fungo que causa as condições talvez irrite os seios [**Ver:** Problemas na amamentação].

Separação e ansiedade com estranhos

Ver também: Ansiedade escolar

A ansiedade gerada pela separação ocorre por volta dos 6 meses, quando Lucy finalmente percebe que vocês não são inseparáveis e que você é uma pessoa que pode ir embora se quiser ou precisar. Algumas crianças podem não se dar conta disso até 1 ano ou simplesmente vão vivenciar um pouco de perturbação. Em casos descritos em alguns livros, Lucy chora cada vez que você a coloca deitada no berço e pede colo de novo sempre que a vê. Quanto mais você tentar colocá-la deitada – a fim de ajudá-la a focar em outras coisas que não seja você –, mais agitada ela fica. Felizmente, essa reação não dura muito tempo. Quando ela solicita a sua atenção, é claro que você brinca com ela ou a deixa ficar agarrada em você. Mas, se tiver de ir, vá – gostando ou não. Uma vez que Lucy perceber que as separações não são permanentes, vai aprender a não se preocupar com suas saídas e a dar as boas-vindas aos seus retornos alegres.

O medo de estranhos também surge por volta dos 6 meses. Lucy não sorri generosamente a todas as pessoas; pelo contrário, abre um berreiro ao ver alguém que não seja um amigo íntimo. Essa é uma fase importante do desenvolvimento: Lucy reconhece que nem todos os adultos que a recebem com os braços abertos e um grande sorriso são a mamãe. A dificuldade surge quando os avós ou o pai dela são vítimas dessa nova prudência e sofrem bastante com isso. Se tiver de deixá-la com alguém com quem ela se sinta desconfortável e inquieta, mas tiver confiança, não hesite. Ao retornar, talvez possa ficar desapontada ao ver que Lucy esteve muito feliz com a pessoa que deixou de ser estranha depois de apenas poucos minutos de choro. Se souber lidar com essa fase com paciência e maturidade, sem demonstrar emoções desnecessárias, tudo isso vai passar em alguns meses.

Sinusite

Ver também: Resfriados

A sinusite, ou infecção dos sínus, ou seios da face, é uma inflamação causada por uma infecção bacteriana das cavidades no interior do osso facial. Ao contrário do que você já possa ter ouvido, essa enfermidade é bastante rara. É ainda mais rara em crianças menores pela simples razão de que as cavidades do sínus ainda não estão totalmente formadas e, portanto, não podem ser infectadas. A sinusite geralmente causa febre significativa e corrimento nasal persistente em crianças com idade escolar. Outras possíveis queixas são dores de cabeça e sensação de inchaço no rosto, mas esses sintomas não são confiáveis em crianças pequenas. Seu médico tratará a sinusite com antibióticos.

Resfriados duradouros com muco persistente em geral são confundidos com sinusite e tratados com antibióticos. Esse não é um procedimento apropriado, mesmo se o muco ficar com cor esverdeada, o que é normal no fim dos resfriados.

SMSI (Síndrome da Morte Súbita Infantil)

Ver também: Compartilhamento de cama; Posições para dormir

A SMSI ou Síndrome da Morte Súbita Infantil é o nome que atribuímos para a morte inexplicável de uma criança perfeitamente saudável de 3 ou 4 meses (em média). As causas da SMSI são desconhecidas, mas podem existir múltiplos fatores. A principal teoria atual tem como foco uma deficiência no centro respiratório localizado no cérebro; de certa forma, acredita-se que essas crianças se esquecem de respirar. Felizmente, esse episódio devastador é raro e tem-se tornado cada vez menos frequente nos últimos anos. Baseados em convincentes provas científicas, especialistas em tratamentos de crianças e médicos têm alertado os pais para que não coloquem os filhos para dormir de barriga para baixo. Dormir de barriga para cima elimina a pressão sobre o nariz e a boca, que poderia presumivelmente induzir à asfixia ou ao sufocamento se o bebê estivesse dormindo de barriga para baixo.

Perguntas Reais de Pais Reais

Mas meu bebê não se sente mais confortável deitado de barriga para baixo?

Seu bebê se sente mais confortável na posição em que você o acostumar. Se colocá-lo deitado de barriga para cima dez vezes, ele não vai querer ficar deitado de barriga para baixo. →

→

Colocar o bebê de barriga para cima realmente faz alguma diferença?

A SMSI é rara, mas dormir de barriga para cima tem diminuído o risco pela metade, embora os médicos, na verdade, não saibam explicar o motivo. Faz uma grande diferença, especialmente quando se trata de um episódio devastador.

Além de colocar o bebê de barriga para cima, o que mais posso fazer para evitar a SMSI?

Restrinja o risco de obstruções da respiração no berço e em outros locais removendo travesseiros penuginosos, bichinhos de pelúcia e similares. Além disso, evite fumar perto do bebê; estudos comprovaram que fumantes passivos têm risco muito maior de sofrer SMSI.

Qual a sua opinião sobre monitores de respiração para bebês?

Não foi comprovado que eles diminuam a ocorrência da SMSI, mas certamente são responsáveis por aumentar a ansiedade nos pais. Não os recomendo para lactentes saudáveis.

Quando posso começar a ficar despreocupada?

Por volta dos 6 meses o risco se torna extremamente baixo.

E se meu bebê for capaz de rolar enquanto dorme e ficar de barriga para baixo em uma idade inicial?

Não dá para ficar a noite inteira virando Lucy de barriga para cima. De qualquer forma, é provável que ela consiga rolar a um estágio no qual a SMSI seja extremamente improvável.

Quais são os riscos do compartilhamento de cama?

Alguns relatórios alegam que não afeta o risco da SMSI. Outros alegam que afeta, mas de forma sutil. Em minha opinião, acho que é totalmente seguro desde que não haja drogas e álcool envolvidos e se os pais não tiverem sono pesado [**Ver:** Compartilhamento de cama].

Animais de estimação podem contribuir para a SMSI?

Pesquisas não demonstraram que os animais de estimação aumentem o risco da SMSI [**Ver:** Animais de estimação].

Soja

Ver também: Leite de vaca

O peixe pode conter mercúrio e a carne, hormônios. A fruta pode conter pesticidas. O que os pais com uma consciência saudável devem fazer? Atualmente, até o consumo da soja é polêmico. Alguns estudos dizem que os estrógenos da planta da soja protegem contra o câncer de mama, enquanto outros estudos dizem que esses mesmos estrógenos induzem o câncer de mama. A controvérsia também provém do fato de que a maioria da soja tem sido geneticamente modificada a fim de aumentar a produtividade e a resistência a fungos e pragas, embora a avaliação da toxicidade proveniente de alimentos geneticamente processados não tenha sido conclusiva.

Deixando as controvérsias de lado, a soja é basicamente um bom nutriente. Ela contém muita proteína e, embora isso não seja uma preocupação relevante para as crianças pequenas, ajuda a diminuir os níveis de colesterol. O alto conteúdo de proteína encontrado na soja faz dela um bom substituto da carne em dietas vegetarianas, e os bebês podem comer tofu assim que os alimentos sólidos forem introduzidos. A principal desvantagem da soja é que ela não contém muito cálcio. Entretanto, esse mineral é encontrado em muitos outros alimentos, como iogurte, queijo, brócolis, cereais, suco de laranja enriquecido com cálcio e até leite de soja enriquecido. O leite de soja em pó tem o mesmo valor nutricional que o leite em pó comum. Com relação ao leite de soja, você pode oferecê-lo ao seu bebê a partir dos 10 meses, como o leite de vaca.

Soluço

O soluço não é nada mais que a contração do diafragma do bebê como resultado da imaturidade. Durante os primeiros meses de vida de Lucy, o soluço vai e vem independentemente da solução que você tente encontrar: goles de água ou tentar fazê-la rir para recuperar a respiração normal. Por definição, o último truque que você tenta é aquele que funciona; quando o soluço desaparece, você atribui o alívio à estratégia final que usou. Na verdade, o alívio é mais importante para você que para Lucy, que não sente nenhum desconforto com o soluço.

Sono

Ver também: Cama familiar; Compartilhamento de cama; Separação e ansiedade com estranhos; Sonos diurnos

O sono ou a falta de sono é uma das maiores preocupações dos pais. Depois da pergunta: "Meu bebê é saudável?", a segunda questão mais comum é: "Quando meu bebê vai dormir a noite inteira ininterruptamente?". A resposta é... Nunca.

O sono não é um processo contínuo. Tente lembrar como você dormiu a noite passada. No fim de todos os seus ciclos noturnos, você acordou (pelo menos cinco ou seis vezes por noite), aconchegou-se, virou do outro lado e pegou no sono novamente. A mesma coisa acontece com Lucy, só que, para ela, aconchegar-se significa sugar. Isso começa logo após o nascimento. Se Lucy for um bebê recém-nascido, todas as vezes que ela acorda do sono leve, você dá de mamar ou a embala, o que a faz dormir novamente. Depois das primeiras dez vezes, ela já espera que você a reconforte todas as vezes que ela acordar no final do ciclo do sono dela. Quando as pessoas deixam a etapa em que são reconfortadas pela mãe para dormir de novo e passam para a etapa em que são capazes de se aconchegarem sozinhas? Essa é a pergunta que vale 10 mil reais. Porém, quando isso acontecer, Lucy vai "dormir a noite inteira".

As primeiras semanas

Durante os primeiros dias após o nascimento, não ouse pensar em dormir à noite. Lucy está se acostumando com você e você está se acostumando com ela. Os padrões previsíveis do sono, na verdade, não são uma prioridade a essa altura. Muitos bebês pequenos parecem não ter uma percepção de quando é dia ou noite, ou até pior, o ciclo, às vezes, parece reverter-se. É claro que não se reverte a partir do ponto de vista de Lucy. Ela acabou de sair de um ambiente totalmente escuro sem nenhuma espécie de ciclo. Antes de algumas semanas, não há muito que você possa fazer para mantê-la acordada durante o dia a fim de que ela durma mais à noite. Quaisquer tentativas de mantê-la acordada somente vão deixá-la agitada. Nesse ínterim, tente dormir quando Lucy estiver dormindo, estando na sua cama ou não. Se estiver amamentando, sua melhor aposta para descansar a sua beleza é aprender a dar de mamar deitada de lado enquanto estiver meio acordada. Você nem vai precisar fazê-la arrotar, já que ela está se alimentando mais vagarosamente e, como consequência, engolirá muito menos ar quando estiver mamando. Como regra, nunca acorde seu bebê à noite para mamar se ele estiver dormindo tranquilamente.

Os primeiros meses

Esse período é a sua melhor oportunidade para fazer o bebê dormir à noite. Vejamos como.

Depois de algumas semanas, Lucy dorme mais à noite do que durante o dia. Cada período no qual ela acorda termina com uma mamada e a amamentação serve tanto para confortá-la quanto para alimentá-la. Essa fase é bastante pronunciada em crianças que mamam no peito, graças à intimidade física da amamentação. Conforme o tempo passa, você vai se acostumando cada vez mais com o temperamento e as necessidades de Lucy e ela vai se acostumando com o fato de que você vai reconfortá-la quando ela precisar.

Nos primeiros meses, sugiro que você não vá correndo reconfortá-la no primeiro pio que ela der e ignore as suas pequenas lamúrias, assim ela vai poder se consolar sozinha e voltar a dormir. Isso significa deixar que ela se mexa, fique um pouco inquieta e chupe o punho durante algum tempo. Se ela conseguir pegar no sono de novo sem nenhuma ajuda sua, ela aprendeu a base do autoaconchego e, da segunda vez, vai ser mais natural. É claro que, se os pedidos dela se tornarem mais persistentes, você terá de dar de mamar.

Você pode praticar esse método *laissez-faire* mesmo se estiver dormindo com ela [**Ver:** Compartilhamento de cama]. Em média, os pais atingem de forma natural o ponto de adaptação por volta dos 2 meses após o nascimento, outros se adaptam antes e alguns ainda correm para aconchegar o seu bebê no primeiro capricho mesmo depois de 1 ano. Independentemente de onde você se encaixar, não há problemas, desde que entenda as implicações.

Ao observar a dinâmica das famílias, fiquei perplexo em ver por que alguns bebês dormem a noite inteira e outros não. Descobri que os pais que são um pouco menos receptivos aos alvoroços noturnos dos bebês sempre têm crianças que dormem tranquilamente à noite, enquanto os pais que se desesperam com qualquer sinal do bebê têm crianças que acordam diversas vezes à noite até a situação ficar insuportável. Por exemplo, se uma mãe tem três filhos, raramente terá dúvidas se o filho mais novo vai acordar no meio da noite nas primeiras semanas. A família já sabe quando deve ser receptiva aos alvoroços do bebê e quando deve deixar o bebê se aconchegar sozinho para voltar a dormir.

Durante esses anos, tenho recomendado essa atitude *laissez-faire* com relação ao comportamento noturno assim que o choque do nascimento passa. Essa abordagem é ratificada por centenas de famílias cujos bebês dormem facilmente durante toda a noite. Esses pais nunca têm de recorrer à abordagem desagradável "deixe o bebê chorar", conforme descrito a seguir. Muitos deles nem sabem que deixaram de conhecer um dos problemas mais enervantes durante a infância.

Aos 4 meses

Por ora, se Lucy não estiver dormindo durante toda a noite, sinto informar que é muito provável que ela não o faça sozinha. Mais cedo ou mais tarde, será difícil para vocês. Provavelmente você já tenha notado que, embora Lucy mame à noite, ela está menos interessada na alimentação do que na experiência que o conforto oferece.

Se você gostar do afago ou, pelo menos, não se incomodar com o fato de que Lucy acorde à noite, por favor, desconsidere o grupo de idade descrito a seguir. Se, por outro lado, você se sentir privada do sono e quiser saber lidar com a situação, desmembrei o processo em três passos diferentes:

1. Coloque Lucy no berço em um horário aceitável (se possível, enquanto ela ainda estiver acordada). O melhor horário é quando os pais tiverem a chance de interagir um pouco com ela após o trabalho.
2. Após o banho e as musiquinhas, dê um beijo de boa-noite.
3. Volte na manhã seguinte às 7 horas da manhã.

Já ouvi o comentário coletivo de milhares de pais dizendo: "Você está maluco?!". Pense comigo. Sei que isso parece uma atitude drástica, mas é a única maneira de fazer Lucy se acostumar a aconchegar-se sozinha em vez de confiar em você. É verdade que, nos primeiros dias, ela vai se consolar sozinha chorando, porém, no final, ela vai dormir como, bem, um bebê. Na primeira noite, ela vai chorar de duas a três vezes durante vinte a trinta minutos (você vai ficar com vontade de chorar, também); na segunda noite, ela vai chorar menos e, na terceira, menos ainda. Na quarta noite, você está livre. Você conseguiu.

Perguntas Reais de Pais Reais

E se eu não conseguir deixar meu bebê chorando?

Repito, se você não se incomodar em acordar à noite, então não é um problema, nem para você nem para Lucy. Porém, gostaria de lhe dizer que os padrões do sono do seu bebê vão melhorar; confie em mim e na minha experiência. Eles não vão mudar sozinhos. ➜

➜

Por quanto tempo posso deixar meu bebê chorando?

Até ele pegar no sono. Pode demorar uma eternidade. Se deixá-lo chorar durante vinte minutos, você o está ensinando a chorar durante vinte minutos antes de ele receber o aconchego.

Posso, pelo menos, tocar meu bebê ou beijá-lo, mesmo que eu não lhe dê de mamar?

Se fizer isso, ele vai achar que é uma provocação, vai ficar perturbado e chorar ainda mais, porque não vai entender o motivo pelo qual você não quer dar de mamar. Os bebês não sabem nada sobre moderação.

Como sei se o bebê não está com fome?

Ele está com fome, mas não precisa se alimentar. Depois de um período de jejum de três ou quatro horas, ele estará com fome. Você também sente fome no meio da noite, mas aprendeu a não comer porque é bom dar um intervalo para o seu estômago. Bem, para o estômago dele também é bom.

Posso dar um pouco de água pelo menos?

Só se quiser acordar a cada duas horas para dar água.

Posso dar a chupeta?

A mesma coisa.

Ajudaria em alguma coisa se eu desse cereais antes de dormir?

É um mito que mingau de cereais antes do horário de dormir ajuda o bebê a dormir, já que é digerido poucas horas depois. A mesma coisa serve para a mamadeira com leite em pó.

Posso dar de mamar para dormir?

Você pode, mas é melhor não. A coerência é um fator importante; então, por que você dá de mamar a Lucy antes de dormir às 8 horas da noite e, não, vamos dizer, às 2 horas da madrugada? É um hábito contra o qual você terá de lutar para vencer e, com persistência, conseguirá resolver o problema. Garanto que a situação vai parecer muito mais dramática para você às 2 da madrugada do que às 8 da noite. A maioria dos bebês gosta de chorar logo no início. ➜

→

Quanto tempo Lucy vai dormir nessa idade?

Geralmente, de dez a doze horas. Ininterruptamente.

Sem comer?

Sem comer.

Posso ir até ela de manhã cedo?

Repito, se quiser lutar contra isso, lute totalmente. Sabe-se que os bebês acreditam na filosofia "se você me der o dedo, quero o braço". Se você der atenção à Lucy às 5h30, ela vai começar a procurá-la às 5 horas. Se mudar o horário para as 5 horas, ela vai testá-la às 4 horas. E assim por diante. Atenha-se ao horário dela e ela vai aprender a voltar a dormir no horário matutino.

Não estou traumatizando o bebê?

Às 7 horas da manhã, você ficará surpresa de encontrar um bebê feliz, sorridente, que a ama e adora vê-la. Além disso, você estará descansada e feliz também. Na verdade, seu sorriso durante o dia não será tão forçado quando você não for mais um zumbi à noite.

E quanto aos horários dos sonos diurnos?

Não se preocupe com os horários dos sonos diurnos. Uma vez que Lucy aprender a dormir à noite, os horários dos sonos diurnos serão favas contadas.

É realmente tão fácil assim?

Como disse, depois de alguns dias procedendo dessa forma, Lucy vai dormir a noite inteira. Se você acordar, será somente porque estará surpresa de ver como você está dormindo bem à noite. Mas não cometa erros: prepare-se para encarar três ou quatro noites extremamente duras. Nunca é fácil deixar o filho chorar. Porém, uma vez que iniciar essa prática, não volte atrás. Se desistir na metade do caminho durante o processo, somente vai piorar as coisas.

Onde você aprendeu tudo isso?

Aprendi na marra. Com relação à Abeline, nossa primeira filha, minha esposa e eu nos revezávamos às 2 horas da madrugada para cantar canções de ninar. Eu costumava passar muitas noites andando com Abeline no colo, cantando

→

→
qualquer canção de ninar em francês que a minha mente extremamente necessitada de sono poderia lembrar. Eu não estava dormindo bem em casa e muito menos no trabalho, quando estava de plantão. Provavelmente, eu era como você, pensando que, se ela acordasse, ela me chamaria. Aos 10 meses, estávamos tão cansados de reconfortá-la que no fim a deixávamos chorando. Depois de alguns dias, ela dormia à noite sem acordar. Você pode estar pensando que aprendemos a lição, mas não aprendemos. Com a nossa segunda filha, Nora, cometemos os mesmos erros (prontos para atender qualquer pio que ela fizesse à noite) e depois resolvemos a situação da mesma maneira. Dessa vez, levamos seis meses para solucionar o problema. Com Fanny, a nossa terceira filha, decidimos deixá-la chorar antes de dormir desde cedo, como eu lhe disse, e deu certo. Ela é uma criança pequena perfeitamente segura de que consegue pegar no sono sozinha sem nenhum problema. Ao contrário, Abeline, a nossa filha que recebeu o maior aconchego antes de dormir, ainda precisa ser acariciada na cabeça de vez em quando antes de dormir, como nos velhos tempos.

Também aprendi com as centenas de pais que não dormem à noite aos quais sugeri esse método. No começo, eles olham para mim como se eu fosse um ET, mas, na consulta seguinte, depois de um mês, eles aparecem com um grande sorriso no rosto e falam: "Durante alguns dias foi uma tortura, mas agora estamos felizes por ter conseguido!".

Aos 8 meses

Se Lucy não estiver dormindo à noite com 8 meses, provavelmente é porque ela está passando grande parte do tempo na sua cama e talvez você esteja dando de mamar algumas vezes durante a noite. Você sabe que ela mama à noite mais por uma questão de conforto do que por uma questão de alimentação; no entanto, sei que é mais fácil para você e você acha isso uma atitude carinhosa. Se ainda estiver satisfeita com essa situação, passe para o próximo tópico sobre o sono. Se estiver exausta, entretanto, prepare-se para tomar algumas atitudes.

Antes de fazer alguma coisa para melhorar a sua falta de sono, que já dura oito meses, você deve levar em consideração que, nessa idade, os bebês passam pelo que chamamos ansiedade causada pela separação [**Ver:** **Separação e ansiedade com estranhos**]. Aos 4 meses, quando Lucy não a via, ela não tinha a mínima ideia de onde você estava e nem sabia que você havia saído. Ela não tinha nenhuma noção de que você é uma pessoa que pode se separar dela. Aos 8 meses, Lucy já entende que você é uma pessoa que não somente pode se separar dela, mas também sabe que pode deixá-la, o que a incomoda bastante. Portanto, se a deixar chorando à noite, ela sabe perfeitamente que você está no outro quarto e ela pode se sentir abandonada. Ela também pode explorar as possibilidades de trazê-la de volta ao quarto dela: ela não vai só chorar, mas também gritar, jogar coisas, inclusive vomitar. (Sim, vomitar. Bebês pequenos assim podem se irritar tanto que vomitam.) Como consequência, você deve adotar uma abordagem mais sutil. Aqui estão os passos a serem tomados para um bebê de 8 meses:

1. Após a rotina normal da noite, coloque Lucy no berço em um horário plausível, depois que você e seu marido tiveram tempo para interagir com ela.
2. Depois de alguns beijos de boa-noite, saia do quarto sem dar de mamar.
3. Se ela chorar, deixe-a por dez minutos. Depois, volte e converse com ela durante trinta segundos. Só isso, apenas converse. Logo após, saia. Sem pegar no colo, nem dar de mamar. O único propósito é mostrar a ela que você não desapareceu. Se ela vomitar, apenas limpe e saia.
4. Repita exatamente o mesmo processo até ela pegar no sono. Pode levar uma hora ou até mais.
5. Todas as vezes que ela acordar à noite, repita o mesmo ciclo.
6. Na manhã seguinte, pegue-a no colo e comece o dia.
7. Na noite seguinte, deixe que o período do choro dure um pouco mais, vamos dizer, quinze minutos. Aumente a duração a cada noite; por fim, ela vai aprender a dormir durante períodos mais longos.

Dentro de alguns dias, Lucy dormirá ininterruptamente durante a noite. Esse é o processo que as pessoas chamam de *método de Ferber*, isto é, a maneira mais comum de treinar uma criança a pegar no sono à noite sem a intervenção dos pais. Desde então, tem funcionado.

Aviso: se adotar esse método de forma contraditória, você não apenas vai diminuir as chances de obter bons resultados, mas também tornará as coisas mais difíceis para você e para Lucy no decorrer do processo. Ela não vai saber no que acreditar e, em vez de ser uma fonte de comportamento coerente, você significará para ela um conforto imprevisível que aparece sem anunciar e sem regras.

Com 1 ano

Agora os problemas começam de verdade. Se Jimmy não estiver dormindo a noite inteira com 1 ano, você se transformou em uma boa máquina automática que dá aconchego. Também se tornou muito eficiente em amamentar e reconfortar seu filho para que ele durma no fim de cada ciclo de sono sem muito esforço. Embora você aprecie esse ritual, insisto em que faça algo por você:

1. Depois de dar banho no seu filho e ler um pouco para ele, coloque-o na cama.
2. Dê-lhe um beijo de boa-noite. Diga: "Até amanhã".
3. Não volte.

Recomendo a mesma coisa nessa situação: após algumas noites procedendo dessa maneira, o problema estará solucionado. Nessa ocasião, a situação é muito mais cruel do que seria se o seu filho tivesse 4 meses, já que Jimmy consegue chorar muito mais alto e gritar seu nome.

A partir de 1 ano e meio

Quando uma criança pequena ainda não consegue dormir durante toda a noite, os pais raramente ficam felizes em ter de acordar para consolar seu filho. Entretanto, alguns pais fazem intencionalmente essa escolha como parte de uma filosofia de "cama familiar", o que eu respeito completamente [**Ver:** Cama familiar]. Entretanto, para aqueles que não desejam tal situação, quanto mais esperarem para obrigar seu filho a obedecer a um regime para dormir, mais difícil se tornará a situação. A essa altura, Jimmy provavelmente passa a maior parte da noite na sua cama. Você deve estar certa de que, se der de mamar para ele dormir, a fome não será mais um problema: tudo é uma questão de ele querer conforto. Enquanto é bonitinho para uma criança de 2 anos acabar indo para a sua cama noite após noite, pode ser constrangedor quando Jimmy tiver 9 anos. Além disso, cuidado ao amamentar uma criança à noite, pois geralmente isso causa problemas nos dentes [**Ver:** Cáries].

Se você quiser quebrar o ciclo, eis algumas sugestões sobre o que fazer:

1. Coloque Jimmy na cama depois de contar uma historinha, outra historinha, depois de dar um beijo e o último beijo.
2. Explique que agora há um novo regime a ser obedecido. Diga a ele que, se ele sair da cama, você vai levá-lo de novo para lá. Diga a ele que da segunda vez que ele sair da cama você vai fechar a porta, ou até mesmo trancá-la se ele sair outra vez. (Agindo dessa maneira, você simplesmente está sendo coerente com a sua mensagem.)
3. Continue agindo da mesma forma até ele pegar no sono.

4. Todas as vezes que ele acordar, repita o mesmo ciclo. Você não precisará mais fechar a porta, porque ele não vai tentar escapar agora, pois sabe das consequências.
5. Se morar em apartamento, talvez você queira avisar seus vizinhos sobre a possibilidade de eles ouvirem alguns gritos. Pode parecer constrangedor, mas é melhor do que ter de explicar para a polícia depois.

Após dois ou três dias nessa rotina, a parte difícil terá acabado, mesmo que você o encontre dormindo no chão do quarto dele. Mas, sem brincadeira, Jimmy vai abrir um berreiro. Para piorar as coisas, ele é grande o suficiente para gritar e berrar seu nome. Repito, chore e vá dormir se sentir vontade, mas não ceda. Dentro de três dias, você terá rompido o ciclo.

Novo surgimento dos problemas de sono

Se uma criança de qualquer idade que estiver dormindo tranquilamente desenvolver qualquer problema de sono, não se assuste. Isso é comum e pode acontecer em qualquer idade. Imagine várias possibilidades: os dentes de Lucy podem estar despontando, ela pode ter um resfriado, pode estar sujeita a um fuso horário, pode ter um pesadelo ou pode ter qualquer tipo de distúrbio. Imagine que você a mima um pouco mais que o normal a fim de aliviar o desconforto dela. Você a coloca no colo, anda com ela pela casa, faz mais carinhos do que de costume ou a coloca na sua cama e se aconchega com ela. Tudo isso é natural.

Antes de você notar, entretanto, ela voltou novamente ao estágio de um mês, incapaz de se consolar sozinha para dormir de novo. É inacreditável com que rapidez isso pode acontecer! Se você se encontrar nessa situação, sugiro que restabeleça os horários de Lucy assim que possível, a fim de evitar um problema maior. Quando a causa do problema estiver resolvida (a dor desapareceu, o fuso horário acabou, os dentes já despontaram etc.), deixe que Lucy choramingue na cama dela e volte a dormir sozinha da mesma forma que ela costumava fazer (ver o que foi descrito anteriormente sobre isso, no grupo de idade apropriada).

Resumo

Agora que chegou ao final da leitura deste tópico, espero que você consiga notar o bom senso em estimular Lucy a aprender como se consolar sozinha desde cedo, adotando o método *laissez-faire*. Não se engane. As questões sobre o sono das crianças não melhoram sozinhas. Você se privará do seu horário de dormir, poderá se sentir culpada e irritada. Já vi casais se estressarem e até acabarem com as suas relações por causa desse problema. Entretanto, se você lidar com as questões do sono de forma coerente, colherá grandes frutos durante anos.

Sonos diurnos

Ver também: Sono

Quando é hora de dormir, não se sabe exatamente quem está colocando quem para dormir. Será que foi o carinho que você fez nas costas de Lucy durante meia hora que a ajudou a pegar no sono ou foi o aconchego dela que acalmou você? Antes do oitavo mês, os horários das sonecas ocorriam como um relógio: às 10 da manhã e às 2 da tarde, ambas com duração de uma hora, sem interrupção. Lucy sempre estava de muito bom humor para as aulas de música às 11h30; ela sempre conseguia acompanhar o ritmo da música batendo palmas com um grande sorriso e muita energia. Hoje, cada dia é diferente e não é possível planejar nada. Deus que me perdoe se Lucy não dormir uma hora pela manhã: ela pode atirar coisas no chão e chorar no meio da aula de música. Mas, depois de poucos minutos, ela desmaia no carrinho. O que aconteceu com seu calmo e sonolento bebê?

Lactentes

< 1 ano

A vida de muitos pais gira em torno do horário do sono do seu bebê. Até os 6 meses, Lucy vai dormir como uma pedra sem nenhum padrão definido. Após essa idade, você poderá notar certa regularidade em seus horários. Entretanto, a quantidade do sono ainda varia bastante. Alguns bebês dormem de três a quatro horas seguidas ou duas vezes ao dia, enquanto outros não dormem de forma alguma durante o dia. Aconselho a não se preocupar com isso e a não forçar seu filho a dormir de maneira muito severa. Se estiver cansada, Lucy vai encontrar uma forma de dormir, seja em casa no berço ou fora de casa no carrinho, no banco do carro ou no seu colo.

Se você se vir desempenhando uma rotina para Lucy dormir durante meia hora e andando na ponta dos pés para fora do seu quarto antes de ela pegar no sono, talvez esteja querendo mudar sua estratégia, mais para o próprio benefício do que para o dela. É claro que isso não é um problema se você gostar de ficar perto dela e tiver tempo livre para isso, mas lembre-se de que acariciar as costas dela ou sua testa é apenas um hábito tranquilizador. Os bebês que não querem dormir sozinhos durante o dia geralmente não querem dormir sozinhos à noite também, além de acordar várias vezes. Saiba lidar com as questões dos sonos diurnos da mesma forma que lida com as questões do sono à noite [**Ver:** Sono].

Em crianças entre 1 e 3 anos

1-3 anos

A fim de entender melhor a questão dos sonos diurnos, visualize os diferentes estados de vigilância em um lactente maior. Jimmy começa seu dia feliz e alegre e aos poucos se torna mais ativo. No ápice de sua atividade, das duas uma: ou ele se acalma e pega no sono sozinho ou continua superativo, sinal de que precisa de mais estímulo. Quando ele chegar a esse ponto, coloque-o deitado no berço. Se ele estiver disposto a dormir ou chorar após alguns minutos, será um bom sinal. Quando ele acordar, você notará um Jimmy novo e revitalizado. Se ele chorar por apenas 10 a 15 minutos, mas não dormir, também será um bom sinal. Tire-o do berço. O choro alivia a tensão tanto quanto o sono. Se ele se acalmar, retome seu dia: deixe-o cantar, brincar, aprender a andar e assim por diante. Se ele continuar extremamente ativo, coloque-o no berço novamente por mais 10 minutos. Repita o processo até ele se sentir mais calmo e sonolento.

Em outras palavras, todas as crianças têm diferentes exigências para o sono. Já aos 8 meses, algumas se sentem felizes em pular o dia inteiro sem dormir nesse período. Se seu filho for um desses, talvez você seja aquela que possa estar precisando de um cochilo.

Suco de maçã

Os sucos de maçã industrializados são compostos essencialmente de açúcar e água. Geralmente, não aprovo bebidas açucaradas para bebês e crianças; elas as estimulam a se tornar loucas por doces e reduzem o apetite para a comida nutritiva. Além do mais, quando ingeridas em excesso, elas podem agir como laxantes e causar diarreias contínuas. É claro que não há necessidade de uma proibição rigorosa; um pouco de suco de maçã diluído não vai fazer de Lucy uma viciada em açúcar. Por outro lado, não há nada de errado em dar às crianças água pura.

Sufocamento

Ver também: Comida

Em bebês

< 1 ano

Você sabe por que engasgamos quando comemos? Porque, quando éramos bebês, a tendência era tentarmos engolir purê de cenoura pela traqueia-artéria (passagem do ar) em vez de pelo esôfago (passagem do alimento) e isso causava certo desconforto. Essa é uma lição que aprendemos para sempre. Lucy tem de cometer alguns erros para aprender a comer alimentos sólidos sem nenhum incidente. Os primeiros alimentos introduzidos são tão tenros que um reflexo de tosse forte pode facilmente expeli-los. Mais tarde, quando o alimento passa a ser maior, podendo obstruir as vias, Lucy saberá o que fazer. Até os 10 meses, a maioria dos bebês sabe lidar com alimentos espessos.

Se Lucy começar a se engasgar com alimentos sólidos, dê-lhe a oportunidade de tossir para expeli-los. Use o dedo para remover da sua boca somente alimentos que você consiga ver sem pôr o dedo. Se ela continuar engasgada, vire-a de ponta-cabeça e dê tapinhas em suas costas para ajudá-la a expelir o caroço da boca.

Aulas de "CPR para bebês" (ressuscitação cardiopulmonar) apresentam várias técnicas de salvar vidas e se encontram amplamente disponíveis. Por que não tomar algumas aulas?

Em crianças

\> 1 ano

Os alimentos mais arriscados tendem ser macios e arredondados, o que os torna fáceis de engolir quando a criança muda sua respiração repentinamente, por exemplo, quando ela ri. Peça para seu médico lhe mostrar a manobra de Heimlich, uma técnica simples que pode significar a vida para você, caso venha a enfrentar uma situação igual a essa.

Suportes para bebês e porta-bebês

Ver também: Carrinho de bebê

Minha vizinha é uma ex-hippie que costumava carregar seu bebê em um daqueles suportes parecidos com os utilizados pelos índios norte-americanos, em vez de usar um carrinho tradicional. Várias pessoas a criticaram e disseram que ela estava machucando o bebê, tanto psicológica quanto fisicamente.

Esses intrometidos estão errados. As pessoas ainda ficam apreensivas quando pensam em colocar um recém-nascido em um meio de transporte tão primitivo, mas tenha a certeza de que Lucy vai ficar confortável e segura em um suporte para bebês ou porta-bebê. Lembre-se, ela ficou dentro de uma bolsa durante nove meses e sobreviveu. Suas costas são muito flexíveis. Logo, não há motivo para admitir que, após o nascimento, ela de repente vá querer permanecer em um carrinho como um adulto na cama. Ela estará feliz em ficar como uma trouxinha bem grudada com a mãe como nos velhos tempos.

Os fabricantes de suportes para bebês aconselham cautela com relação aos recém-nascidos mais leves que 3,5 quilos, não por causa do desconforto ou possíveis dores nas costas, mas porque um bebê pequeno pode cair pela abertura lateral do suporte. Se escolher usar um suporte parecido com o usado pelos índios norte-americanos antes de o seu bebê alcançar 3,5 quilos, ajuste as tiras de forma adequada. Independentemente do tamanho do bebê, cuidado para não derrubá-lo quando estiver colocando e tirando seu filho do porta-bebê.

Esses suportes para bebês não são só convenientes, eles também são um calmante para Lucy nos seus momentos de mau humor quando nada, exceto um balanço, pode acalmá-la. Além do mais, quando Lucy for maior, ela pode ser transportada em suportes usados nas costas, se você for do tipo alpinista.

TAMANHO

TEMPERATURA DO QUARTO

TERMÔMETROS

TESTES DE AUDIÇÃO

TESTÍCULOS

TINHA (INFECÇÃO CUTÂNEA)

TIPO SANGUÍNEO

TIQUES

TOLERÂNCIA A RUÍDOS

TÔNUS MUSCULAR

TOSSE

TOSSE PERSISTENTE

TRANSTORNO DE DÉFICIT DE ATENÇÃO E HIPERATIVIDADE (TDAH)

TREINAMENTO NO USO DO BANHEIRO

TREMORES

TRIGO

TUBOS NAS ORELHAS

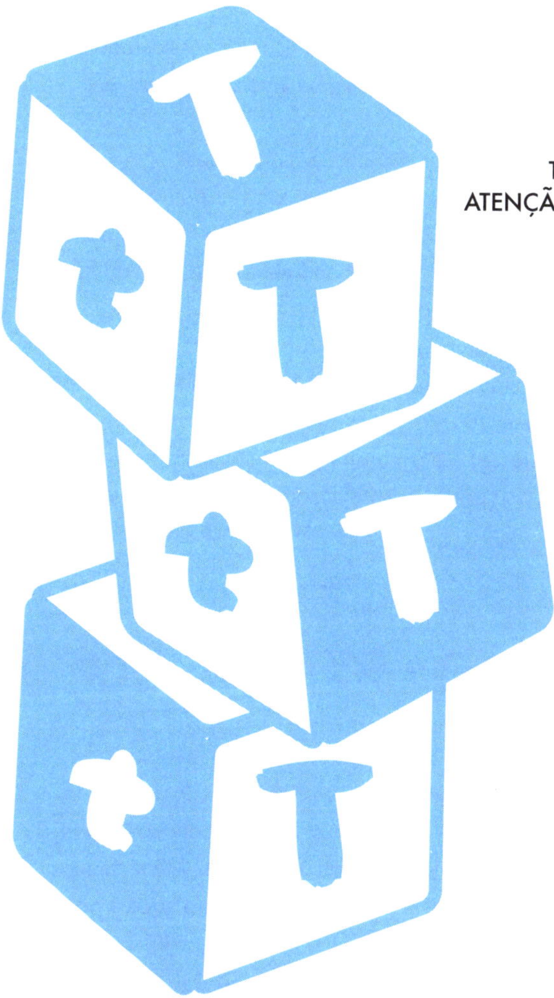

Tamanho

Ver também: Altura; Gráficos de crescimento; Excesso de peso; Problemas de peso

Como resultado de preconceitos e normas culturais distintivas, crianças menores podem ser distinguidas como frágeis, o que gera preocupações desnecessárias. Se Jimmy for magro, resista ao impulso de engordá-lo; isso pode criar futuros problemas psicológicos com relação às regras referentes à alimentação e, de qualquer forma, isso não vai fazer que ele coma mais. Você pode ficar com vontade de olhar para as suas fotografias quando era bebê. Aposto que um de vocês era magro quando criança, já que essa característica é hereditária. Médicos e pais às vezes introduzem alimentos hipercalóricos, mas estes podem interferir no apetite da criança, fazendo que ela deixe de ingerir outros alimentos mais balanceados nutricionalmente.

Uma criança mais gorducha também é uma criança saudável desde que você tenha certeza de o peso representar a gordura do bebê em vez dos resultados iniciais de uma dieta com alimentos não saudáveis. Se Jimmy for uma criança gorducha, avalie a quantidade de alimentos não saudáveis na sua dieta, tais como biscoitos, doces, sucos, massa, pão, pizza, batatas fritas e cereais açucarados. Se você estiver provendo grande quantidade desses alimentos e bebidas engordativas, elimine-os. Caso contrário, Deus abençoe a sua grande barriga e continue alimentando-o normalmente.

À medida que as crianças crescem, sua constituição geralmente muda, às vezes em um ano. Seu filho varapau pode se transformar em um cidadão extremamente pesado, enquanto uma criança gorducha pode se tornar esbelta.

Temperatura do quarto

Quando comecei a exercer a profissão, fiquei surpreso com as perguntas frequentes dos pais querendo saber qual seria a temperatura ideal do quarto do bebê. Hoje, após alguns anos, por fim, encontrei uma resposta concisa: a temperatura perfeita para o quarto de Lucy é a temperatura ambiente. Nem quente demais nem fria demais. Em outras palavras, a temperatura boa para você é boa para ela. À noite, se quiser esquentar um pouco o seu bebê, recomendo um daqueles sacos de dormir sem mangas, especiais para bebês pequenos, assim não há nenhum risco de que a cabeça seja coberta.

Com relação às temperaturas externas, você pode sair com Lucy no inverno em temperaturas muito frias. Diferentemente das crianças maiores, é fácil manter os bebês bem agasalhados e protegidos do frio. Do outro lado do espectro, o calor também é bom: lembre-se de que Lucy esteve por nove meses em uma espécie de terrário sob uma temperatura mínima de 36°C sem ar condicionado.

Termômetros

Ver também: Febre

Antes de lhe dizer qual é o melhor termômetro para ser usado, deixe-me explicar por que você precisa de um. Se me ligasse para dizer que Jimmy está com febre, eu lhe perguntaria se a temperatura dele está levemente alta (na máxima aproximada de 38,3°C), muito alta (perto de 39,5°C) ou "pelando" (40°C ou mais). Além disso, eu estaria muito mais interessado em saber quaisquer detalhes que pudesse fornecer e que poderiam apontar a origem da doença. Encontrar a causa da febre é muito mais importante do que saber a temperatura indicada no termômetro, já que a diferença entre 38,3°C e 38,7°C não vai fazer uma enorme diferença de temperatura.

Perguntas Reais de Pais Reais

Com o que posso medir a temperatura do meu filho?

A temperatura de uma criança é razoavelmente nítida à percepção do toque. Comece com o termômetro que se encontra na extremidade do seu braço: sua mão. Se Jimmy estiver quente, você pode, então, usar um termômetro adquirido na farmácia para medir a temperatura dele.

Que tipo de termômetro?

A exatidão na temperatura não é crucial, portanto um termômetro moderno e barato ou um ultrapassado poderão ser úteis nessa ocasião, bem como um

➜

➜

termômetro com tira descartável. Os piores termômetros – aqueles que são colocados na orelha – também acabam sendo os mais caros. As versões para o público desses aparelhos proporcionam falsas leituras de temperaturas altas, o que pode causar pânico nos pais. Se Lucy receber um desses presentes, não abra a caixa. Vá à farmácia e troque por um mais simples e eficiente. Quando estiver na farmácia, você pode, inclusive, escolher alguns chocalhos e brinquedos com o dinheiro que economizar.

Onde devo colocar o termômetro?

Embaixo do braço, na boca, na testa – todos esses são lugares adequados, dependendo de onde se supõe que o termômetro deva ser colocado. Não recomendo colocá-lo no reto, mesmo que a leitura da temperatura seja mais exata em meio grau. Pode ser doloroso e arriscado em uma criança inquieta.

Com que frequência se deve medir a temperatura?

Uma vez que constatou que Jimmy está com febre e você está razoavelmente tranquila de que detectou a causa dela, não há necessidade de monitorar a temperatura de maneira obsessiva. A gripe, por exemplo, ocasionará dois ou três dias de febre alta e traçar todo o percurso da doença não vai ajudar em nada o tratamento. Em vez disso, fique de olho bem aberto a sinais que poderiam indicar algumas complicações, como vômitos ou letargia [**Ver:** **Gripe**].

Qual seria a temperatura preocupante?

O valor numérico da temperatura não é o ponto crucial. Não importa o que possa ter ouvido antes, mas a temperatura alta não é perigosa para o cérebro nem indica necessariamente uma enfermidade grave [**Ver:** **Febre**].

Testes de audição

Em recém-nascidos

Nos hospitais, testes de audição podem ser realizados em recém-nascidos com o teste do pezinho, a fim de detectar casos raros de surdez congênita. São caros e nem sempre feitos – no Brasil, o SUS não os paga, e o mesmo acontece com muitos convênios. Se Lucy passar no teste, significa que ela tem uma boa audição. Entretanto, mesmo se ela não passar, não quer dizer necessariamente que seja surda. Seu médico repetirá o teste em outras circunstâncias. Existe também a forma antiga de saber se a audição de Lucy é boa: simplesmente bata palmas bem forte e veja se ela pisca ou vira o rosto na sua direção. Além disso, nas semanas seguintes, note se ela reage ao ouvir a sua voz.

Em crianças maiores

Os testes de audição devem ser realizados a cada visita regular ao médico após o desenvolvimento. Quanto maior e mais cooperativa for a criança, mais preciso será o teste. Mas a exatidão do teste permanece limitada antes dos 3 anos. Os testes de audição são realizados com mais frequência em crianças que têm infecções recorrentes na orelha média com o líquido preso atrás do tímpano a fim de monitorar a perda da audição [**Ver:** Infecção nas orelhas].

Testículos

Testículos não descidos ou criptorquidia

No feto masculino, os testículos são formados por volta da trigésima semana de gestação. Em um feto feminino, essas mesmas estruturas se transformam em ovários. Os testículos geralmente descem durante o primeiro ano de vida da criança, mas, se um ou os dois permanecerem na cavidade abdominal após a criança completar 1 ano de vida, o cirurgião terá de retificar essa rara anormalidade, forçando o testículo a descer.

Água nos testículos (ou hidrocele)

Em alguns casos, o líquido do intestino migra para o escroto, que permanece cheio de líquido e faz os testículos ficarem inchados. Essa anormalidade não causa dor e geralmente desaparece após alguns meses. Se persistir até o final do primeiro ano de vida, o médico pode recomendar uma simples cirurgia.

Hérnia testicular

Se um dia você descobrir que o escroto de Jimmy está inchado, provavelmente isso representa uma hérnia testicular, o que significa que uma imperfeição criou uma abertura entre o escroto e a cavidade abdominal, permitindo que parte do intestino desça e pare dentro do saco escrotal. Diferentemente do líquido no testículo, esse inchaço aparece e desaparece durante o decorrer do dia, principalmente em um dos lados, conforme o conteúdo intestinal se desloca para a frente e para trás através da abertura. O inchaço é mais proeminente quando Jimmy chora, porque o choro aumenta a pressão no abdome e empurra o intestino para dentro do escroto.

A hérnia testicular pode ocorrer em qualquer idade. Não causa dor, mas existe o risco de torção ou obstrução intestinal. Embora seja necessária uma cirurgia para corrigir essa anormalidade, a intervenção cirúrgica não é uma necessidade urgente, a não ser que o intestino sofra uma opressão, que é acompanhada de sinais de entupimento, vômitos súbitos e distensão abdominal.

Testículos retráteis

Em alguns casos, no clima frio ou na água fria, por exemplo, os testículos descidos retraem-se um pouco para dentro do escroto. Depois de eles descerem, não se preocupe se, às vezes, não for possível senti-los. Eles não estão longe e voltarão.

Dor nos testículos (Torção dos testículos)

Em qualquer idade, um súbito sintoma de intensa dor nos testículos de uma criança pode ser um sinal de que o vaso sanguíneo que os alimenta tenha se torcido, comprometendo o fluxo sanguíneo e colocando em risco todo o testículo. Essa é uma circunstância emergencial e uma intervenção cirúrgica deve ser realizada dentro de algumas horas para o órgão não ser perdido. Felizmente, essa torção é muito rara em crianças com menos de 5 anos e é ainda mais rara em lactentes, nos quais um súbito sintoma de dor é difícil de ser exatamente localizado.

Tinha (infecção cutânea)

A *tinha* causa uma erupção em forma de placas arredondadas, mas, definitivamente, não é um verme vivo subcutâneo. Pelo contrário, é um fungo que provoca uma escamosa lesão circular restrita com uma extremidade mais escamosa. A lesão em geral aumenta vagarosamente, mas não mais do que alguns centímetros de diâmetro. O desconforto é mínimo e externo: uma leve coceira. A tinha às vezes pode ser confundida como uma simples aspereza da pele. É levemente contagiosa: as crianças coçam as lesões e depois contaminam os amigos ao tocá-los com os dedos que abrigam o fungo embaixo das unhas. A tinha também pode ser adquirida por meio de cachorros e gatos que vão para as ruas. Os adultos raramente contraem essa doença.

Essa lesão em forma de placas arredondadas causa mais preocupação do que necessária. Pode ser curada sozinha em algumas semanas, mesmo sem nenhum tratamento; entretanto, havendo o diagnóstico, você pode aplicar uma pomada fungicida, que acelera o desaparecimento da lesão. Se tiver alguma dúvida sobre a característica da lesão, pergunte ao médico.

Em alguns lugares do mundo, a erupção da tinha pode ser confundida com a lesão característica da doença de Lyme que tem a forma do "olho de um touro" [**Ver:** Doença de Lyme].

Tipo sanguíneo

Com frequência, vejo pais reclamando que não foram comunicados sobre o tipo sanguíneo dos seus bebês no nascimento. Garanto que não há motivo para saber e a maioria dos hospitais não faz mais esse tipo de teste. Há trinta anos, o tipo sanguíneo era assunto de grande importância. Se alguém estivesse envolvido em um acidente e precisasse de transfusão, o hospital ou os paramédicos tinham de confiar em uma ficha em sua carteira que indicava o grupo sanguíneo; se eles tivessem de definir seu tipo sanguíneo em tempo real, o paciente poderia sofrer óbito por necessidade de sangue bem no momento em que eles tivessem descoberto essa informação. Graças à nova tecnologia, a determinação do tipo sanguíneo hoje é instantânea e, com relação à ficha, você pode sair de casa sem ela.

Tiques

Tiques são movimentos involuntários de músculos causados por alguma forma de tensão. Ao aparecer a partir dos 3 anos, tiques tendem a ser temporários e prevalecem em crianças inteligentes e bem-sucedidas. Piscar os olhos, coçar a garganta, encolher os ombros, esfregar o nariz e ter tosse nervosa, tudo isso são considerados tiques e todos eles ficam menos intensos quando a criança se concentra. Apesar de muitos tiques serem leves, eles podem ser estranhos e socialmente desagradáveis.

Se Jimmy desenvolver um tique, você deve lidar com isso não dando muita atenção ao fato; ignorar o comportamento é a única maneira de não reforçá-lo. Não revele sua própria ansiedade. Use o método *laissez-faire*: finja que você não percebe o tique. Se ele tiver uma personalidade forte, invista em atividades não competitivas que o ajudarão a aliviar sua tensão.

Em geral, os tiques duram alguns meses. Se eles se intensificarem ou durarem mais tempo, fale sobre a condição com seu médico. Em casos extremamente raros, esses movimentos involuntários podem apontar para a síndrome de Tourette, uma condição caracterizada por tiques intensos e, ocasionalmente, espasmos verbais involuntários.

Tolerância a ruídos

Durante os primeiros meses de vida, você pode ficar receoso em levar Lucy a lugares públicos cheios de barulho com medo de afetar a sua audição. Fique tranquila, o que é suportável para você é até mais suportável para ela. Lucy não escuta tão bem quanto você, e bebês pequenos têm uma característica interessante chamada *supressão*, um mecanismo que faz o bebê ficar totalmente inconsciente ao estímulo excessivo. Por isso é que você geralmente vê bebês dormindo pacificamente em um recinto cheio de pessoas barulhentas.

Tônus muscular

Alguns dançarinos têm um tônus muscular muito forte e desempenham altos saltos. Outros dançam próximo ao solo e conseguem fazer passos complexos. Ambos são necessários a um belo espetáculo.

O mesmo ocorre com os bebês: alguns têm músculos extremamente firmes e bem condicionados, ao passo que outros são simplesmente flácidos e moles. No primeiro caso, os bebês geralmente são menores e magros, enquanto os bebês com menos tônus muscular são rechonchudos. Essa diferença pode gerar uma preocupação desnecessária. As crianças mais flácidas conseguem equilibrar a cabeça um pouco depois que as outras, aprendem a ficar sentadas um pouco depois que as outras, começam a andar depois e assim por diante. Em virtude desses visíveis atrasos, os médicos sujeitam os bebês a testes e intervenções desnecessários, tais como a terapia física e alguns exercícios especiais. Na maioria dos casos, isso não se aplica: bebês com tônus muscular normalmente fraco vão desenvolvê-lo no próprio ritmo. É diferente da hipotonia congênita, doença grave marcada pelo tônus muscular extremamente fraco e marcos muito atrasados. Nesse caso, é preciso realizar uma abrangente terapia física.

Tosse

Ver também:
Asma; Bronquite; Descongestionantes; Pneumonia; Xarope para a tosse

A tosse é um reflexo ao estímulo das vias aéreas causado por uma irritação que resulta na forte expulsão do ar. O muco que escorre nas vias aéreas durante um resfriado comum é, de longe, a irritação mais comum. Tecnicamente falando, a tosse é ótima para limpar partículas indesejadas nas vias aéreas.

Embora a tosse raramente seja indício de uma doença grave, é a mais preocupante entre os sintomas na infância; em geral, faz muito barulho, o que a leva a lembrar constantemente que Jimmy está doente e interfere no sono profundo, tanto o dele quanto o seu.

Em recém-nascidos e crianças

< 1 ano

Lucy limpa sua produção normal de muco espirrando. Entretanto, se ela tiver um resfriado e houver uma intensa formação de secreção, isso pode desenvolver a tosse. Se a irritação persistir, a tosse pode durar por muitas semanas, mesmo depois que ela não tenha mais o vírus.

QUANDO SE PREOCUPAR >

> Se Lucy estiver respirando com dificuldade.
> Se ela não conseguir comer.
> Se ela estiver muito pálida.
> Se ela tiver febre alta demais para a idade [**Ver:** Febre].

Nesses casos, ela pode ter uma infecção, tal como a bronquiolite, e deve ser encaminhada ao médico [**Ver:** Bronquiolite].

QUANDO NÃO SE PREOCUPAR >

> Se Lucy tiver muita secreção nasal e tosse, mas sua respiração estiver normal ou levemente acelerada; logo, não está respirando com dificuldade.
> Se ela conseguir comer, mesmo que a quantidade seja menor que o normal, e resmungar bastante.

Para o conforto de Lucy, sustente-a na posição vertical, quando possível, a fim de ajudá-la a drenar o muco das vias aéreas. Não recomendo nenhum remédio: umidificadores são inúteis e xaropes para a tosse e descongestionantes não são recomendados para bebês, em virtude de seus benefícios limitados e efeitos colaterais extremamente poderosos [**Ver:** **Descongestionantes; Umidificadores; Xarope para a tosse**].

Em crianças

Novo acesso

< 1 ano

Muito provavelmente, a tosse de Jimmy é o resultado de um resfriado ou gripe. É importante entender que, nesses casos, a tosse não deriva dos pulmões. O vírus induz uma secreção na parte posterior do nariz que provoca a tosse. A tosse em si não é um indicador seguro de pneumonia e, para dizer a verdade, crianças que apresentam um quadro de pneumonia geralmente nunca têm tosse, porque elas estão muito fracas em razão de suas condições.

QUANDO SE PREOCUPAR >

> **Se Jimmy teve febre alta por muitos dias**, com atividades consideravelmente menos frequentes. Embora pareça uma simples gripe, a pneumonia às vezes pode se manifestar de maneira simples.
> **Se estiver respirando com dificuldade**, pode ser indicação de um ataque de asma ou pneumonia.

Nas duas situações, o médico deve examinar o peito de Jimmy.

QUANDO NÃO SE PREOCUPAR >

> **Se Jimmy não tiver febre** ou se a febre não durar mais que poucos dias.
> **Se ele continuar ativo.**
> **Quando a tosse parecer terrível.** Você não pode avaliar a gravidade da

enfermidade de Jimmy pela intensidade da sua tosse. Alguns vírus simples produzem tosse com sons horríveis e, de fato, não são tão graves assim; o crupe, por exemplo, parece um latido [**Ver:** Crupe].

A tosse é apenas um sintoma; antes de apressar-se para eliminá-la, é importante entender que a tosse serve para ajudar a expelir partículas indesejadas das vias aéreas. Além disso, as crianças têm a surpreendente capacidade de dormir durante a tosse seca (enquanto você se mexe e vira na cama, é claro). Se a tosse atrapalhar o sono, você pode ligar para seu médico e pedir uma variedade de prescrições. Em termos de tratamento, a maioria das tosses tem origem viral, o que significa que os antibióticos não têm efeito.

Tosse persistente

Anos atrás, a tosse contínua era indício de tuberculose até que fosse provado o contrário. A tuberculose ainda não está extinta, mas o medo de uma tosse persistente permanece, o que estimula a prescrição de muitos antibióticos desnecessários.

O mecanismo da tosse persistente tem dois lados. Ou Jimmy tem uma tendência ao vírus, que induz a uma tosse persistente (várias semanas, em alguns casos), ou sofreu uma sequência de resfriados recorrentes, cada um deles com um novo acesso. Em ambos os casos, a tosse, que se torna uma tosse seca, ganha força à noite quando o muco desce pelas vias aéreas. Para piorar a situação, a constante expulsão forte de ar (a tosse) torna-se uma irritação que desencadeia mais tosse. O ciclo se autoperpetua.

Depois de três ou quatro dias com a doença viral, a tosse não é mais contagiosa, mas pode ser difícil para você convencer os pais dos colegas de Jimmy sobre o fato.

QUANDO SE PREOCUPAR >

> **Se Jimmy tiver febre persistente.**
> **Se ele perder peso.**
> **Se ele estiver notavelmente menos ativo.**
> **Se estiver respirando com dificuldade.**

Se Jimmy apresentar um desses sintomas, o médico deve examinar seu peito e verificar se há alguma infecção nos pulmões.

QUANDO NÃO SE PREOCUPAR >

- **Se a tosse persistir por um longo período** sem nenhum outro sintoma (a duração não é indício de gravidade).
- **Se Jimmy mantiver atividade normal**, mesmo se parecer um pouco cansado devido às noites maldormidas.

"Tosse psicológica"

Como qualquer sintoma que chama a atenção e provoca ansiedade dos pais, a tosse pode se tornar psicogênica. Em outras palavras, quando Jimmy tiver tossido por determinado período, ele perceberá que duas cabeças olham na sua direção toda vez que tosse. Essa atenção pode reforçar a tosse e tornar-se um tique. A fim de evitar ou quebrar esse ciclo, tente não demonstrar tanta preocupação com sua tosse, mesmo que seja doloroso ignorá-la.

Tratamento para a tosse persistente

A tosse persistente origina-se de uma irritação, não de uma infecção; portanto, nesse caso, os antibióticos não são eficientes. Se você insistir de forma enérgica com o médico, provavelmente vai obtê-los, mas garanto que não fará nenhuma diferença e exporá Jimmy a possíveis efeitos colaterais. Outros medicamentos prescritos de forma desnecessária, nesses casos, incluem os remédios para a asma (esse tipo de tosse dificilmente está relacionado à asma) e esteroides (que podem debilitar o sistema imunológico). Uma vez que você determinou que o problema é simplesmente uma tosse persistente, sem nenhuma doença subjacente, administre alguns medicamentos para a tosse somente se ela se tornar insuportável para Jimmy e espere pacientemente pelo resultado.

Perguntas Reais de Pais Reais

Como vou saber se a tosse pode se tornar uma pneumonia ou bronquite?

A tosse persistente sem nenhum outro sintoma não se transforma em algo pior. Só persiste. O principal sintoma da pneumonia não é a tosse, mas febre alta, além de a criança se tornar muito fraca, pálida e doente. Nesse caso, a doença é pior [**Ver:** Bronquite].

➜

➜

Por que escuto um barulho no peito?
O barulho é mais alto devido ao ar nos pulmões.

Pode ser uma alergia?
A tosse persistente raramente é uma alergia. A alergia nasal pode produzir tosse persistente, mas ela também está associada a espirros, olhos lacrimejantes e erupções na pele.

Quando vai melhorar?
Pode demorar um pouco. A tosse no inverno pode ser causada por uma sucessão de resfriados e durar o inverno inteiro.

Em resumo, pode ser muito frustrante ver seu filho com uma forte tosse seca por um longo período, mas a tosse raramente representa uma doença grave e também não vai transformar-se em uma. A melhor opção é esperar pacientemente até a irritação das vias aéreas passar e evitar medicamentos desnecessários ou atenção excessiva, além de esconder sua ansiedade a fim de evitar que a tosse passe do peito para a cabeça.

Transtorno de Déficit de Atenção e Hiperatividade (TDAH)

Veja também: Disciplina e limites

O Transtorno de Déficit de Atenção e Hiperatividade (TDAH) é um termo médico usado para descrever crianças que vivenciam alguns problemas ao se focar e se concentrar, além de demonstrar hiperatividade e impulsividade. Não há um bom entendimento sobre essa condição e suas causas. Pesquisadores estão tentando cada vez mais descobrir uma ligação com a disfunção cerebral, mas até agora não encontraram nenhuma prova conclusiva.

Acredito que o TDAH seja tanto diagnosticado quanto tratado de forma exagerada. Muitas crianças que não têm TDAH são impulsivas e apresentam baixa tolerância à frustração. O padrão pode ter suas raízes muito cedo, quando uma criança não adquire as próprias habilidades para administrar suas frustrações e um senso de limites. Os pais têm um papel importante na aquisição dessas habilidades e as reações incoerentes à frustração de uma criança podem favorecer esse comportamento. Essas crianças ficam tão preocupadas com as questões sobre o controle que perdem a capacidade de focar em outros assuntos, tais como um currículo escolar, um projeto de arte ou uma atividade teatral. Isso pode acarretar baixa autoestima e infelicidade, o que, por sua vez, reforça a impulsividade. Muito frequentemente, essas crianças acabam sendo diagnosticadas de forma equivocada e tratadas como se tivessem TDAH. Essa situação difícil faz pensar que o problema é proveniente de alguma anormalidade no cérebro de Jimmy, em vez das questões fundamentais dos pais e da disciplina.

O tratamento do verdadeiro TDAH conta principalmente com estimulantes para o cérebro (o mais popular é o Ritalin), que não "curam" essa enfermidade, simplesmente ajudam as crianças a se concentrar e se acalmar. Não sabemos exatamente por que essas medicações funcionam e até que ponto. É difícil estudá-las, pois o diagnóstico inicial do TDAH é muito subjetivo e as melhoras tangíveis são difíceis de serem medidas. Outras categorias de drogas estão sendo investigadas, tais como antidepressivos, mas ainda é cedo para julgar sua eficácia.

De acordo com a minha experiência, em casos do verdadeiro TDAH, os medicamentos são muito bons ao produzir uma modificação considerável de comportamento logo após o começo do tratamento. A concentração melhora bem mais que a impulsividade e a hiperatividade, embora elas sejam fenômenos relacionados: uma vez que a criança consegue se concentrar mais, sua autoestima elevada geralmente leva à menor impulsividade.

As crianças normalmente têm uma boa tolerância às drogas para tratamento do TDAH. Os efeitos colaterais em curto prazo – diminuição do apetite, tiques e insônia – podem ser administrados diminuindo-se a dosagem. Os efeitos colaterais em longo prazo parecem ser poucos, pelo menos do Ritalin, que está disponível no mercado há muitos anos.

A maioria das crianças com TDAH cresce e se torna um adulto com temperamento equilibrado. Com ajuda apropriada, elas aprendem a administrar seus lapsos ao se concentrarem e escolhem atividades que são adequadas à sua capacidade e habilidade.

Uma palavra final sobre esse assunto: estima-se que até 5% das crianças dos EVA mostram sinais de TDAH, um aumento considerável em comparação com a situação de dez anos atrás. As empresas farmacêuticas parecem não se incomodar com esse aumento e, enquanto elas insistem em dizer que estão simplesmente fazendo o que as indústrias farmacêuticas deveriam fazer (ajudar a curar um problema recentemente identificado), está claro que o tratamento do TDAH se transformou em uma enorme indústria. Nas revistas médicas que recebo, há muitos anúncios sobre medicamentos para TDAH, que têm como objetivo influenciar os médicos a serem radicais com relação à prescrição de medicamentos. Acredito que as crianças que realmente têm TDAH deveriam receber toda a ajuda de que precisam, mas, como pais, temos de ficar de olho nos interesses das indústrias farmacêuticas ao direcionarem como o comportamento das nossas crianças será interpretado e tratado.

Perguntas Reais de Pais Reais

Se o meu filho for hiperativo, quais serão as chances de ele desenvolver TDAH?

Enquanto a hiperatividade pode ser um primeiro sinal, a maioria das crianças cheias de energia acaba não tendo TDAH.

Quais são os primeiros sinais de TDAH?

Os primeiros sinais aparecem na pré-escola, quando o professor expressa certa preocupação com Jimmy por ele não demonstrar nenhum interesse em uma atividade específica ou estar se revelando particularmente revoltado durante atividades estruturadas. Entretanto, esses sinais não querem dizer nada e não se solidificam até que a criança esteja no ensino fundamental, por volta dos 6 ou 7 anos, quando o desempenho perceptível for afetado. Além do mais, as crianças são intrinsecamente diferentes na forma como enfocam os assuntos. Aquela que não estiver disposta a se sentar em um círculo e bater palmas durante a aula de música não vai necessariamente desenvolver TDAH no futuro. Ela simplesmente pode ter um mundo imaginário diferente ou não estar interessada em socialização.

Posso evitar TDAH?

Você pode oferecer uma abordagem coerente à criança em termos de limites e frustrações; isso pode ajudar a evitar comportamentos típicos de TDAH, mas o próprio TDAH não pode ser evitado. ➜

→

Como posso saber ao certo se meu filho tem TDAH?

Ainda não temos testes definitivos para diagnosticar formalmente o TDAH. Uma avaliação psicológica conta com observações subjetivas de pais, professores e avaliações realizadas por psicólogos e psiquiatras. O diagnóstico do TDAH é menos científico do que se pode imaginar. Essas avaliações estão longe de serem precisas, já que o diagnóstico geralmente se baseia em suspeitas, e prescrever medicamentos é tentador. Se o medicamento resulta em uma mudança óbvia de personalidade, é de fato comprovado que aquela criança muito provavelmente tem TDAH.

Há alguma alternativa para as drogas?

Tenho visto pessoas que tentam todos os tipos de abordagens, muitas das quais se concentram na dieta da criança. Nenhuma delas faz uma diferença no TDAH "autêntico". A psicoterapia infelizmente não é tão eficiente também. Reitero que a única alternativa que recomendo – sendo ou não o TDAH "autêntico" o responsável – é estabelecer limites coerentes. Essas regras simples fazem uma grande diferença se Jimmy tiver questões frustrantes com relação a limites e, mesmo se o TDAH verdadeiro se tornar um problema, elas são excelentes estratégias de gestão que vão ajudá-lo a enfrentar seus humores [**Ver:** Disciplina e limites].

E se eu tiver medo de dar o medicamento para meu filho?

Os medicamentos para TDAH têm sido vitimas da má divulgação e é fácil saber por quê. Muitos professores indicam medicamentos às crianças com as quais é difícil lidar. Muitos médicos estão prontos para prescrevê-los deliberadamente. Muitos pais estão de acordo com essas recomendações seguindo "a lei do mínimo esforço". Se os pais e o médico têm a mesma suspeita concreta de que Jimmy realmente tem TDAH e não é simples impulsividade, uma opção é tentar o medicamento, pelo menos por um tempo, e ver a diferença. Se não notarem nenhuma diferença, saberão que não é.

Quanto tempo dura o tratamento?

Essa é uma pergunta difícil. Os tratamentos com drogas para TDAH não são soluções rápidas e geralmente demoram um bom tempo em adolescentes. Como com qualquer outro medicamento crônico, médicos fazem uma nova avaliação de vez em quando, diminuindo a dose e monitorando a mudança de comportamento.

Treinamento no uso do banheiro

18-36 meses

Muito bem, prepare-se para isso. Não importa o que possa ter escutado ou lido, treinamento de banheiro é desnecessário. Crianças aprendem a se afastar das fraldas não porque elas passam por exercícios para isso, mas porque se tornam cada vez mais sensíveis ao desconforto de ficarem úmidas em suas próprias fraldas. Assim como qualquer marco, isso ocorre como uma fase normal do desenvolvimento da criança e não precisa de treinamento.

Curiosamente, a tecnologia moderna atrasa esse processo de certa forma: as fraldas de hoje em dia, que são ultra-absorventes e desenvolvidas para ser muito confortáveis, não causam o mesmo desconforto que as fraldas de antigamente. Aposto que uma das razões para você ter sido treinado a ir ao banheiro é porque estava crescendo e ficando cansado de andar com as fraldas pesadas e malcheirosas penduradas na cintura. Hoje em dia, as crianças são menos motivadas a passar por essa fase tão rapidamente. Esse atraso faz você pensar se Jimmy vai, um dia, largar as fraldas. Juntando-se a isso, creches e pré-escolas muitas vezes impõem o treinamento de banheiro, não apenas para o benefício de seus filhos, mas também para sua própria conveniência.

A verdade é que todas as crianças vão sair das fraldas, eventualmente algumas antes das outras, algumas mais tarde. No entanto, a indústria dos cuidados infantis e alguns psicólogos comportamentais conspiram e criam uma enorme pressão nas crianças e pais. Recomendo a você que simplesmente ajude Jimmy a decidir quando ele quer ficar limpo e ofereça apoio durante esse caminho. Meu método *laissez-faire* de treinamento de banheiro, cientificamente testado em minhas três filhas, é mais ou menos assim:

1. Quando Jimmy souber reconhecer sua produção diária de resíduos, por volta dos 18 meses, ele vai começar a avisar quando sua fralda estiver cheia. Esse é um bom momento para iniciar o processo.
2. Compre um penico e coloque no chão do banheiro ao lado do vaso sanitário. Não há necessidade de discutir a função desse novo elemento.
3. Deixe-o andar pelado sempre que puder e onde for prático. Essa não é somente a melhor maneira de prevenir irritações de pele por causa das

fraldas, mas vai torná-lo muito mais consciente do que sai de dentro dele. Se não possuir carpetes caros, faz pouca diferença se tiver de limpar o chão ou o bumbum dele.

4. Agora, deixe-o fazer suas coisas de forma natural. Ocasionalmente, ele vai parar de brincar para fazer o número um ou o dois. Nas primeiras vezes ele vai ficar surpreso de ver o que sai de dentro dele e pode até gostar da novidade, mas isso vai embora logo, assim que ele escorregar em sua própria urina. Logo depois, quando ele precisar, vai procurar por um lugar para satisfazer suas necessidades, onde não será incomodado por elas depois. É aí que ele vai lembrar-se daquele novo elemento no banheiro.
5. Porque Jimmy vai lembrar de ter visto você – que é o modelo dele – sentada no vaso sanitário, ele vai imitá-la.
6. Antes de ele se acostumar totalmente com o penico, pode pedir por fraldas quando estiver com vontade. Atenda sem comentários. Isso é tão bom quanto ir até o penico.
7. Se o processo se tornar muito bagunçado ou se estender por muito tempo, significa que você pode ter começado muito cedo. Espere algumas semanas e tente novamente.

O que **não** fazer

- **Não pressione Jimmy.** Pressão pode ser tão sutil quanto uma sugestão. Na melhor das hipóteses, ela não faz efeito nenhum e, na pior, pode atrasar o processo e até apontar para a retenção das fezes, uma situação dramática em que as crianças intencionalmente prendem suas fezes [**Ver: Retenção de fezes**]. Se a creche ou pré-escola de seu filho o pressionar, apenas diga ao diretor que Jimmy está quase conseguindo e fique sempre ao lado dele dando o suporte necessário.

- **Não dê recompensas ou prêmios porque ele usou o penico.** Jimmy é definitivamente mais inteligente que um animal de estimação e vai perceber que você tem grande influência na eliminação do que vem de sua bexiga e intestino. Como parte da fase de exploração dos que estão crescendo, ele vai tentar reverter o ciclo para descobrir o que acontece quando não usa penico. Os prêmios também são uma forma de pressão, pois ele vai começar a se sentir punido sem as recompensas.

- **Não o faça assistir a vídeos de treinamento de banheiro ou ler livros sobre o assunto.** Eles são monótonos e improdutivos.

- **Não sugira que Jimmy sente no penico** quando ele não estiver com vontade. Ele não vai entender o que está fazendo ali se não estiver precisando.

- **Não o apresse para o penico** se ele começar a urinar ou defecar em algum outro lugar da casa. Você provavelmente não vai chegar lá a tempo e essa correria vai causar uma comoção desnecessária.

- **Não se preocupe se ele tiver recaídas ocasionais** depois de chegar a ter algum controle. Nem sempre é um processo perfeito.

Se usar este método, a maioria das crianças vai atingir o controle entre o segundo e o terceiro anos, primeiro, com a urina e, depois, com as fezes. Quando eles estiverem à vontade com o penico, a transição para o vaso sanitário acontecerá relativamente devagar, porém espontaneamente.

Resistência ao treinamento de banheiro

> 3 anos

Se Jimmy ainda não estiver no penico até seu terceiro aniversário, não entre em pânico; pode ser apenas uma questão de tempo. Assim como todos os marcos, existe grande variação de quando cada criança chega a ele. Mas também existe a possibilidade de que Jimmy tenha se acostumado tanto e ficado tão à vontade em suas fraldas que não sinta a necessidade de mudar seus hábitos. Pior ainda, talvez você também o tenha pressionado sem perceber, o que pode agir como um restritivo. Até os 4 anos, se Jimmy não tiver atingido controle sobre a bexiga, não há dúvidas de que ele está respondendo a um desses estímulos externos. Nesse caso, aqui está um método *laissez-faire* modificado que vai resolver o seu problema:

1. Compre algumas fraldas de treinamento. Elas são menos absorventes que outras fraldas e também menos confortáveis.
2. Ensine-o a colocar a fralda em si mesmo, e coloque a pilha de fraldas extras ao seu alcance.
3. Durante o dia, deixe-o andar de cueca ou, se possível, pelado.

4. Se ele pedir por uma fralda, lembre-o de onde elas estão.
5. Se ele fizer na cueca, não se apresse em limpá-lo.
6. Se ele usar o penico, não glorifique o ato com todo o alívio do seu coração. O objetivo aqui é maximizar o desconforto dele e a sua autonomia.

Mais uma vez, não insista e não se irrite. Apenas transmita calmamente a mensagem de que ele deve usar o penico para o próprio benefício e não por você. Se Jimmy estiver na pré-escola, ele terá de usar a fralda de treinamento até que esteja "treinado". Pouco a pouco, ele descobrirá a razão principal para o treinamento de banheiro: conforto. Quanto mais velha a criança, mais seus hábitos estarão estabelecidos, e mais tempo o treinamento vai levar. Mas sempre vai funcionar se você for rigorosamente coerente.

Treinamento noturno

A criança também aprende a controlar sua bexiga durante a noite. Depois de alguns meses de relativo controle durante o dia, você pode deixar Jimmy tentar dormir uma noite sem fralda. Se ele ficar seco, então pronto. Se ele não ficar seco, espere e tente novamente em algumas semanas. A maioria das crianças consegue controlar a bexiga no terceiro ano. Algumas crianças continuam molhando os lençóis até mais tarde [**Ver:** **Enurese noturna**].

Limpar

Depois que seu filho estiver com controle da bexiga e intestino, ensine-o a se limpar. A maior razão para a limpeza é evitar manchas nas roupas de baixo. Nesse sentido, trata-se de um hábito cosmético mais do que médico. Ensine-o com paciência e não se preocupe se ele for devagar no começo.

Existe ainda outra dimensão nesse processo para as meninas. Muitos pais acreditam que, se as meninas se limparem de trás para a frente, elas aumentam o risco de contrair infecções urinárias. Isso é muito improvável. A proximidade dos dois orifícios faz a vagina ser regularmente contaminada com fezes. Por isso, você tem apenas de confiar que quem projetou o sistema de "encanamento" humano levou isso em consideração, protegendo a vagina de ser infectada por resíduos fecais. Se esse não fosse o caso, Lucy teria de tomar antibióticos durante todo o tempo que usasse fraldas.

Tremores

Em lactentes

< 1 ano

Logo após o nascimento, quando Lucy ouvir um barulho alto, quando você estiver trocando a fralda dela, quando for pegá-la – em suma, sempre que ela se sentir incomodada –, ela vai tremer os braços e pernas esticando os membros em um movimento extenso que durará alguns segundos. Os cientistas acreditam que isso é um reflexo arcaico que data dos nossos antepassados, os macacos. Esses animais faziam isso para ajudar os filhotes a ficar pendurados conforme as mães pulavam de galho em galho. O *reflexo de Moro*, como é chamado, é pronunciado no nascimento, vai desaparecendo nos primeiros meses e persiste como se fosse um leve tremor das mãos até os 6 meses.

Por volta dos 8 meses, Lucy pode desenvolver outro pequeno movimento gracioso com as mãos, chamado de "abanar as mãos". Quando estiver inquieta ou assustada, ela vai mexer os dedos da mesma forma que um dançarino de flamenco toca as castanholas. Esse movimento não vai durar por muito tempo e você ficará com saudades de vê-la fazer isso quando ela parar.

Em crianças maiores

> 1 ano

Um sutil tremor dos dedos é normal em crianças de todas as idades. Em geral, a causa é a fome ou, mais precisamente, o baixo teor de açúcar no sangue causado pela fome. Além disso, algumas crianças demonstram um leve tremor dos dedos que vai e vem e não tem nenhum significado clínico.

Trigo

Ver também: Reações aos alimentos

Somos levados a acreditar que o "pão é o suporte da vida". Muitas culturas ocidentais baseiam suas dietas no trigo em suas várias formas: pão, massas, sêmola, tortilhas etc. Mesmo assim, o trigo está sendo questionado. Livros e revistas alternativas sobre saúde e, às vezes, até mesmo livros sobre bebês dedicam longos artigos ao trigo, pedindo atenção e levantando alertas sobre possíveis reações adversas. Seguindo essa tendência, alguns pais podem querer adotar essa dieta livre de trigo, mesmo que não tenham notado problema algum. Dietas sem trigo são difíceis de manter, uma vez que, logicamente, o grão é encontrado em massas, pães, cereais, mas também em vários alimentos que contêm espessantes e encorpantes, como sopas, molhos etc.

Esse medo do trigo é injustificável. Alergias e intolerância ao grão são muito mais raras do que você tenha sido levado a acreditar. Alergia ao trigo (no sentido de uma real reação alérgica) é excepcional. Somente alguns casos foram registrados na literatura médica. E, se seu filho acabar sendo uma dessas raras pessoas alérgicas ao trigo, a única maneira de descobrir é incluir o alimento na dieta e esperar a reação [**Ver:** Reações aos alimentos].

Intolerância ao trigo, ou doença celíaca, é um pouco mais comum. Apesar de não ser uma alergia, é frequentemente confundida com uma. Ela representa a inabilidade na digestão de glúten, a fonte de proteína no trigo (e potencialmente na de outros grãos como cevada, centeio e aveia). Os níveis de gravidade variam quando o assunto é intolerância ao trigo, e o início dessa condição é imprevisível; uma criança pode ingerir o grão normalmente por meses antes de mostrar sinais de intolerância. Sintomas típicos incluem barriga inchada depois de comer (mais que a barriga cheia comum nas crianças), irritabilidade (mais intensa que as mudanças de temperamento normais) e diarreia persistente. Em casos graves, crescimento ou ganho de peso podem ficar mais lentos. Se você suspeitar que Jimmy tenha a doença celíaca, o diagnóstico poderá ser feito por meio de exames laboratoriais. O tratamento é simplesmente evitar o trigo – mais fácil falar do que fazer. É difícil evitar "o suporte da vida", e você deve apenas impor essa abstinência a seu filho se os testes de doença celíaca forem positivos.

Duas breves notas sobre as dietas livres de trigo: já vi várias mães amamentando ao peito eliminarem o trigo de suas dietas, pois foram levadas a acreditar que qualquer trigo que elas ingerissem seria passado para os bebês através do leite do peito. Isso é falso. Eliminar o trigo pode fazê-la sentir-se ao mesmo tempo sã e irritada, mas não tem efeito algum no bebê. Além disso, há uma concepção bastante comum de que o trigo agrava o eczema, então às vezes os pais colocam as crianças nessas condições em dietas livres de trigo. Também não vi nenhum efeito positivo nisso.

Tubos nas orelhas

Esses tubos são minúsculas mangueiras cirurgicamente inseridas dentro do tímpano para drenar o líquido acumulado na orelha média após infecções recorrentes. Essa inserção é uma operação simples e segura realizada sob anestesia geral. Quando recomendado, o cirurgião realizará a cirurgia juntamente com a remoção das adenoides [**Ver:** Adenoides].

Entretanto, essa cirurgia tem sido indicada de forma excessiva e, durante muitos anos, era moda colocar tubos nas orelhas. Na realidade, eles devem ser inseridos apenas quando infecções múltiplas nas orelhas causam uma perda significativa da audição, conforme demonstrado nos exames de audição [**Ver:** Testes de audição].

Quando a cirurgia for recomendada, ela será muito eficiente. A audição melhora quase no mesmo dia e as infecções se tornam muito menos frequentes. Se seu filho se encaixar no critério para a colocação de tubos nas orelhas, aconselho não hesitar. A melhor época para a cirurgia é bem antes do inverno, quando as infecções internas nas orelhas são mais comuns.

Existe uma limitação que você deve saber: da mesma forma que esses tubos são maravilhosos, eles apenas proporcionam um alívio temporário. Depois de mais ou menos seis meses, eles entopem e se desprendem. O procedimento talvez tenha de ser repetido mais uma vez, ou várias, até seu filho superar o estágio de infecção nas orelhas na idade que varia dos 6 aos 8 anos.

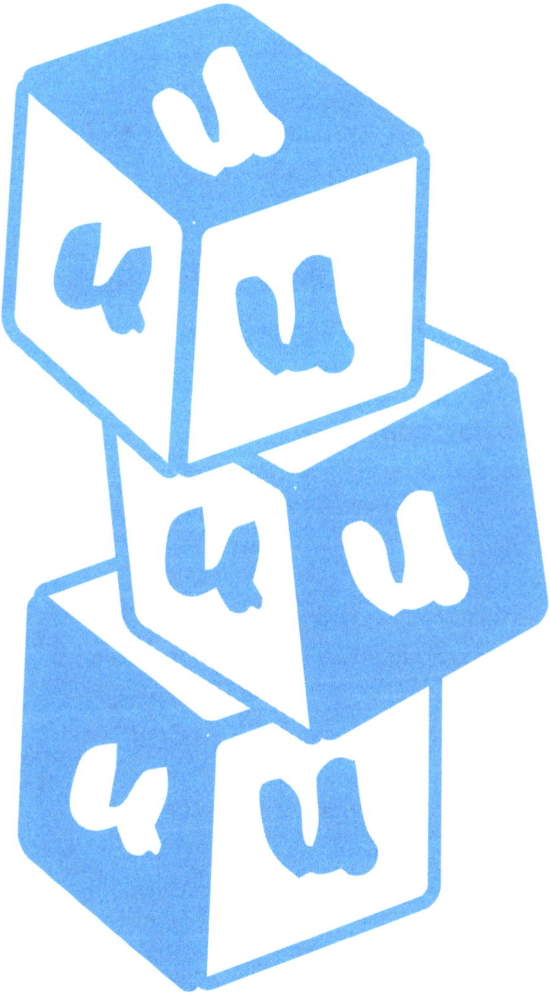

Umbigo

No nascimento

Logo após o nascimento, quando o cordão umbilical de Lucy for cortado e clampeado, será colocado um pedaço de plástico no seu abdômen. O *clamp* permanecerá por alguns dias até que a enfermeira o remova; então será possível ver 2,5 centímetros de pele saliente com a qual qualquer um preferiria não ter de lidar. Não deixe o coto intimidá-lo; é só um pedaço de pele seca e necrosada. Quando estiver totalmente seco, ele cairá deixando o local branco no meio que, por fim, vai se transformar em pele normal.

Perguntas Reais de Pais Reais

Como posso tratar do coto?

Você pode colocar álcool para secar e limpar, mas também pode deixar que cicatrize sozinho. Tanto faz, o resultado será o mesmo.

Quando cairá?

Depois de alguns dias ou algumas semanas. Como outras partes do corpo, alguns cotos são maiores que outros. Os maiores demoram mais para secar e cair.

Quando posso dar banho no bebê?

Se der banho na Lucy durante muitas horas ao dia, o coto umbilical ficará úmido e não secará. Contudo, um pouco de água de vez em quando e até mesmo um banho diariamente não vai impedir que ele seque.

O que faço com a supuração?

Na base do umbigo, onde os tecidos ainda estão vivos, há uma pequena supuração de secreções de cor clara. É normal.

O que faço com o sangue?

Quando o coto estiver para cair ou já tiver caído, poderá haver um pequeno sangramento. Não se preocupe.

➜

→

Como sei se há infecção?
A infecção é muito rara, mas se isso ocorrer, o local ficará vermelho e inchado ao redor da área. Não se deve confundir com uma leve irritação causada pelo atrito do coto seco com a pele ao redor. Se houver suspeita de infecção na área do umbigo, ligue para o médico.

Em crianças

Inchaço

Quando os músculos ao redor da base do cordão umbilical não estivem contraídos o suficiente após o nascimento, o conteúdo intestinal se tornará saliente e formará uma "hérnia umbilical". Embora seja quase imperceptível no início, a saliência aumenta nos primeiros meses conforme Lucy cresce e pode ficar muito maior.

Essas hérnias são totalmente indolores. Quando Lucy estiver chorando, a pressão na sua barriga aumentará e a hérnia se tornará saliente. Portanto, você pode pensar que ela está chorando por causa da hérnia saliente, quando, na verdade, acontece o contrário: a hérnia se torna saliente porque ela está chorando.

As hérnias umbilicais, mesmo as grandes, geralmente desaparecerem sozinhas no período de um ano de vida. Em casos raros, elas persistem na infância tardia e requerem correção cirúrgica. Crenças populares, como colocar uma moeda em cima do umbigo, são inúteis e podem irritar a pele, além de não dar sorte.

Umidificador

Ver também: Resfriados

Não há nada de errado com o ar seco, mesmo que ele tenha a reputação de ser um elemento agressivo para a pele e as membranas mucosas. Por outro lado, existem poucos benefícios comprovados do ar umidificado. Não alivia as vias aéreas e não necessariamente ajudará na respiração durante um resfriado ou ataque de asma. (Uma exceção é o crupe, uma enfermidade na qual o ar umidificado ajuda consideravelmente.) Por outro lado, quando o ar estiver úmido demais, o umidificador proporcionará um ambiente perfeito para o desenvolvimento de mofo, bactérias e alérgenos. Por esse motivo, não estimulo o uso de umidificadores. Se você insistir em ter um, eles podem ser encontrados em diferentes tamanhos e preços, dependendo de alguns fatores, tais como nível de barulho e sua suposta capacidade para limitar a produção de mofo. Não tem importância o ar do umidificador estar quente ou frio, porque vai acabar na temperatura ambiente do quarto.

Unhas

Corte de unhas

< 1 ano

As longas unhas de Lucy podem causar pequenos arranhões no rosto, tanto no seu quanto no dela. A fim de evitar esses arranhões, as unhas de Lucy devem ser aparadas com um cortador de unhas para bebês se sua vista for boa e você tiver uma boa coordenação motora. A dificuldade está em medir exatamente onde a minúscula unha termina e o dedo começa, o que faz dessa simples tarefa uma atividade arriscada. Se por acaso você atingir o dedo, ele sangrará muito por causa da grande presença de vasos sanguíneos. Além de cortar as unhas, você pode lixá-las se tiver paciência ou até cortá-las com seus dentes se eles forem suficientemente afiados. Não aconselho colocar um par de luvas em Lucy, pois vai privá-la do seu sentido de toque e interferir na atividade importante que é chupar os dedos.

Formato de unhas

Bebês e crianças pequenas sempre têm unhas com formatos estranhos. Elas podem ser achatadas ou até voltadas para cima, especialmente as do dedão do pé. Conforme as crianças crescem, suas unhas assumem formatos normais.

Unhas encravadas

As unhas encravadas são comuns nas mãos e pés de bebês, mas raramente encravam o suficiente para causar uma infecção considerável como ocorre em adultos. Uma pequena infecção, como uma pequena área vermelha com pus ao lado da unha, geralmente vai desaparecer. Você pode colocar a unha de molho em água morna, aplicar pomadas antibióticas e envolver em um curativo adesivo algumas vezes ao dia. Caso piore, consulte o pediatra do seu filho.

> 1 ano

À medida que as crianças crescem e suas unhas endurecem, as unhas encravadas podem causar infecções mais facilmente. Você talvez note inchaços com vermelhidão e pus nas beiradas. Trate a área com imersões em água quente e pomadas antibióticas. Se a infecção piorar, uma incisão de drenagem com antibióticos orais pode ser necessária. Consulte seu médico.

Manchas brancas

Ao contrário da crença popular, as manchas brancas nas unhas das mãos não indicam uma carência de cálcio. Elas representam variações normais na pigmentação.

Roer unhas

Crianças que têm sensibilidade a situações tensas também são propensas a roer unhas. Isso não é um sinal de desequilíbrio emocional. Em geral, um dos pais da criança teve (ou ainda tem) esse hábito. Assim como chupar o dedão ou qualquer outro tique nervoso, o hábito de roer as unhas deve ser ignorado. Pedir a Jimmy para não roer nem mastigar as unhas, arrancar suas mãos da boca ou ficar bravo com ele só vai lembrá-lo de que ele está roendo as unhas e, por isso, chamando a atenção. O hábito de roer as unhas geralmente diminui ou desaparece por si só se você não fizer disso um grande problema, apesar de que a idade em que isso ocorre varia bastante.

Urticária

Ver também: Alergia a medicamentos; Reações aos alimentos

A urticária consiste em pápulas avermelhadas que coçam e ocorrem devido à reação por ingestão de alimentos ou contato externo com um agente irritante. A maioria das urticárias irrompe na pele em alguns minutos, embora, às vezes, ela demore alguns dias para aparecer. Uma vez manifestada, as pápulas aumentam e diminuem durante o dia e duram por volta de uma semana. Em geral, a urticária não vem acompanhada de dificuldade respiratória. Se vier, pode ser um sinal de reação alérgica que deve ser tratada como uma emergência potencial – a criança deve ser levada ao pronto-socorro.

As urticárias são geralmente associadas às alergias. Elas podem ocorrer irregularmente: talvez você coma a mesma comida durante anos sem apresentar nenhuma reação e de repente desenvolva urticária. Mesmo que você identifique um alimento que provoca urticária, o contato repetitivo não vai necessariamente desencadear uma reação subsequente.

A coceira provocada pela urticária pode ser grave o suficiente para deixar Jimmy totalmente maluco. Você pode controlá-la com um anti-histamínico de ação curta, uma opção eficiente e que pode ser administrado a cada seis horas, apesar do seu efeito colateral; uma pequena sonolência é muito mais tolerável do que a coceira infernal. Se Jimmy não tiver coceira, não precisará de nenhum anti-histamínico. Quando a urticária persistir por mais tempo ou for mais intensa, o médico poderá prescrever esteroides via oral por um período curto, o que reduzirá a intensidade e a duração da urticária.

A urticária é notoriamente misteriosa. Se tiver sorte, conseguirá descobrir a origem dela em um novo detergente para roupas ou alimento, apesar de que você sempre vai acabar coçando a cabeça enquanto Jimmy coça o braço. Não perca seu tempo: é muito difícil saber a causa exata da alergia. Cogite fazer testes de alergia somente se a urticária ocorrer periodicamente.

VAGINA

VERRUGAS E MOLUSCO INFECCIOSO

VIAGEM AÉREA

VIAGENS A LUGARES EXÓTICOS

VÍRUS DO COXSACKIE

VISITAS AO MÉDICO

VITAMINAS

VÔMITOS

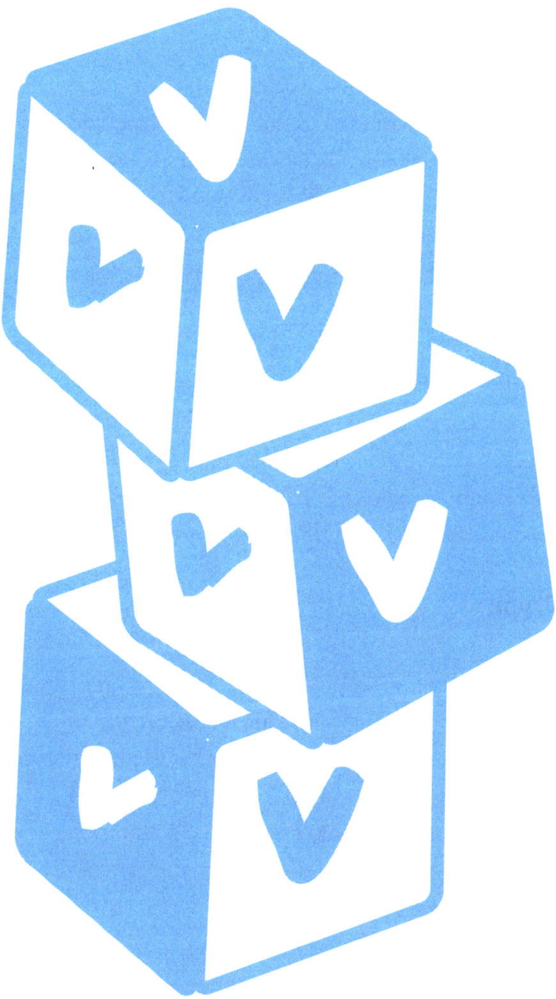

Vagina

Ver também: Infecções urinárias

Em recém-nascidos

As vaginas das recém-nascidas parecem sempre inchadas no nascimento e podem apresentar um corrimento grosso esbranquiçado, até mesmo com um pouco de sangue (o equivalente à menstruação) nas primeiras duas semanas. Isso acontece por causa do estímulo dos hormônios maternais na vagina do bebê. Limpe a área normalmente, com água.

Em crianças de colo e começando a andar

Fusão vaginal

Em uma pequena porcentagem de crianças pequenas, os lábios da vagina vão se unir parcialmente. Diferentemente das mulheres, as meninas não têm secreção vaginal, portanto possuem grandes chances de sofrer com irritações, secura e possivelmente fusão. Sabonete, limpeza agressiva e até mesmo a alergia às fraldas aumentam a secura e contribuem ainda mais para a irregularidade. Essa fusão não afeta o ato de urinar.

A fusão vaginal não tem sintomas e cura-se sozinha quando a menina fica mais velha e a secreção vaginal induz os lábios vaginais a se abrir espontaneamente. Antes disso, alguns médicos podem prescrever um creme hormonal tópico para aumentar a secreção vaginal. Eu não; esses cremes resolvem o problema apenas temporariamente e podem causar raros efeitos colaterais, como sangramento vaginal, porque o estrogênio é absorvido pela pele.

Em crianças mais velhas

Irritação vaginal

Não é raro, depois da fase de engatinhar, que as meninas tenham sensação de queimadura na área vaginal, especialmente quando urinam. Quando isso acontece, sua menina sente vontade de urinar frequentemente, mas nada sai. Pode haver leve vermelhidão e, algumas vezes, um corrimento esverdeado e com mau cheiro. Inicialmente talvez você pense que se trata de infecção do trato urinário ou infecção vaginal, mas provavelmente esse não seja o caso.

A queimação e o corrimento são resultados de uma simples irritação vaginal. Sabonete e banhos de banheira podem secar a vagina da pequena menina, que começa a coçar e depois a ficar irritada. Ela urina com frequência porque percebe a dor como uma necessidade de urinar; entretanto, qualquer urina que ela produza queima um pouco e a faz pensar que ela precisa urinar ainda mais. A exploração genital, que pode começar a partir dos 3 anos, talvez contribua significantemente para a irritação [**Ver:** **Masturbação**].

Apesar de irritação vaginal não ser a mesma coisa que infecção urinária, médicos às vezes tratam erroneamente a irritação com antibióticos, pois os germes da pele contaminaram a amostra de urina e causaram leitura errada. Você pode ajudar a prevenir essa condição e o possível uso desnecessário de antibióticos limitando os sabonetes e banhos de banheira de sua filha e aplicando uma pomada ou gel refrescante, além de cortar bem suas unhas. Os sintomas devem desaparecer em alguns dias. Se, depois de uma semana, a dor continuar e até aumentar, ou se ela tiver febre, leve-a ao médico para eliminar a possibilidade de uma infecção urinária ou vaginal.

Para uma menina mais velha, um corrimento persistente, pesado, de mau cheiro e ocasionalmente com sangue pode indicar que Lucy tenha introduzido algo em sua vagina, o que requer atenção médica.

Verrugas e molusco infeccioso

Verrugas são saliências virais que se mostram como áreas secas nas mãos e nos pés. Crianças frequentemente têm uma ou duas dessas extrusões dermatológicas, às vezes mais que isso. Outras lesões parecidas com verrugas conhecidas pelo nome feio de molusco infeccioso são pequenos calos duros com uma cabeça branca. Moluscos infecciosos podem aparecer sozinhos ou às centenas em qualquer lugar do corpo. Como saliências virais, eles são um pouco contagiosos de criança para criança, mas adultos raramente os contraem.

Ambos, verrugas e moluscos infecciosos, não causam dor, mas, como qualquer outra coisa que aponta para fora, crianças tendem a mexer neles fazendo-os sangrar um pouco, espalhar-se localmente ou até causando infecção.

Sem dúvida, o melhor tratamento para esses intrusos é deixá-los quietos e permitir que as defesas naturais do corpo façam a sua parte. Com paciência, eles sempre desaparecem sozinhos e não se espalham por todo o corpo. Em geral somem em alguns meses, mas podem levar até um ou dois anos. O mesmo é válido para moluscos infecciosos, exceto que estes podem se espalhar mesmo com o tratamento. A vantagem do método *laissez-faire* é que as lesões desaparecem sem dores, irritações ou cicatrizes. A outra opção é pedir para o médico "queimá-las" com uma ou duas aplicações de nitrogênio líquido. Esse procedimento é um pouco doloroso e, pior ainda, outras verrugas podem aparecer ao redor da área da primeira, o que significa que o vírus abaixo da pele não está morto ainda.

Farmácias também vendem remédios simples que prometem fazer as verrugas desaparecerem em algumas semanas, se você lixar um pouco as lesões e aplicar o composto diariamente. Não recomendo essas alternativas porque elas são relativamente ineficientes; os medicamentos irritam a pele ao redor da verruga e, assim como o procedimento de "queimadura", podem induzir lesões próximas.

Você vai adorar esta última: a solução final para verrugas pode estar na sua loja de departamentos favorita. Algumas pessoas dizem que colocar um simples pedaço de fita crepe nas verrugas todos os dias acelera consideravelmente o seu desaparecimento. Você pode tentar, mas, por favor, faça de conta que eu não disse nada.

Em resumo

Verrugas são um incômodo, mas não mais que isso. Quando estão localizadas em áreas que perturbam ou podem ficar irritadas facilmente, vá até o médico para retirá-las. Caso contrário, deixe a natureza cuidar disso em seu próprio tempo.

Viagem aérea

Pressão nas orelhas

"O comandante acabou de acender o sinal de *permitido amamentar*."

Existem vários mitos sobre viajar de avião com um bebê. Por exemplo, alguns pais acreditam que a mudança na pressão da cabine faz Lucy ter uma terrível dor nas orelhas e os tímpanos podem estourar, a não ser que os pais cuidadosamente mantenham o bico da mamadeira em sua boca durante a decolagem e o pouso. Isso não é verdade. Para começo de conversa, a pressão da cabine não é mais um problema como há vinte anos; atualmente, computadores controlam as condições das cabines e os problemas são menos frequentes. Lucy vai simplesmente engolir a saliva e aliviar a pressão sem a sua ajuda. Se, de qualquer forma, a pressão aumentar, o choro abrirá suas tubas auditivas e causará certo alívio. Portanto, se ela estiver dormindo durante mudanças de altitude, você não precisa acordá-la para "amamentar" como sugerem alguns livros. Pense em como lida com o próprio aumento de pressão: você boceja repetidamente, até quase deslocar a mandíbula a fim de equalizar a pressão quase sem sucesso. Logo, se uma pequena pressão realmente aumentar nas orelhas do bebê, alguns goles de mamadeira provavelmente não vão ajudar. Por outro lado, se o bebê estiver acordado e disposto, vigiar a criança durante a decolagem e o pouso poderia ser uma boa forma de distração para ambos e "despressurizar" as orelhas da criança.

Viagem de avião e choro

Quando você vai ao balcão de *check-in* com o bebê, os outros passageiros ficam imaginando se vão ter de sentar ao seu lado. Como se sabe, bebês conseguem demonstrar todos os tipos de mau comportamento, que são exacerbados pelo espaço apertado de um avião comercial a jato. Se Lucy chorar durante o voo da mesma forma que chora em casa, as pessoas sentadas ao seu redor vão olhar feio para você. Infelizmente, além de embalar e amamentar o bebê, caso esteja com fome, não há muito que você possa e deva fazer. Fique sabendo que, tanto no voo como em casa, alimentar ou embalar o bebê excessivamente pode piorar a situação. Quando nada do que você fez adiantou, não há escolha; deixe que Lucy se canse até dormir. Quanto aos outros passageiros, os fones de orelha não são de graça hoje em dia?

Quando os bebês podem viajar de avião?

Assim que você puder tolerar o voo sentado durante a viagem. Em lugares cheios como aviões há mais probabilidade de pegar gripes e resfriados, assim como com um beijo da vovó ou do irmão maior, em que o risco é maior que o contato com seu companheiro de viagem. Diferentemente da crença popular, Lucy pode viajar sem ter toda a sua imunização em dia e até mesmo estar exposta ao mundo exterior. Na maior parte, as enfermidades contra as quais comumente nos imunizamos já foram extintas graças à eficácia das vacinas.

Viagem com infecção nas orelhas

Se Jimmy foi recentemente diagnosticado com uma infecção interna nas orelhas, não cancele seu voo imediatamente. A maioria das infecções do gênero é branda e dura pouco tempo. Apenas leve consigo alguma medicação para a dor, caso ele tenha algum desconforto. Mesmo o pior cenário, em que há ruptura do tímpano, é mal interpretado. É apenas uma possibilidade remota e pode ocorrer no solo, bem como em uma viagem de avião. Não importa onde possa vir a acontecer, não é uma catástrofe; na maioria dos casos, a cura é total [**Ver:** Infecção nas orelhas].

Recursos para dormir durante o voo

Apenas um calmante muito poderoso pode fazer Jimmy dormir por cinco ou seis horas ininterruptas, mas isso é totalmente contraindicado. Descongestionantes podem induzir à sonolência, mas nenhum remédio deve ser utilizado em função dos seus efeitos colaterais. Essencialmente, essas medicações podem ter efeito reverso inesperado, em que você terá de tolerar uma criança pulando como se ela fosse totalmente responsável pela turbulência. Em vez disso, leve brinquedos; a distração é bem mais eficaz que os remédios.

Assentos para bebês durante o voo

Os assentos para bebês durante o voo oferecem a vantagem de você não ter de segurar Lucy durante todo o tempo da viagem, mas são incômodos e ocupam espaço, além de serem caros. Em termos de segurança, durante a turbulência, segurar Lucy nos braços provavelmente é tão seguro quanto um assento para bebês (desde que seu cinto de segurança esteja bem afivelado, confortável e baixo).

Viagens a lugares exóticos

Ver também: Picadas de inseto; Vacinas

Viajar com crianças para lugares exóticos pode apresentar alguns riscos e requer algum preparo.

Picadas de insetos

Em lugares com muitos mosquitos e outros insetos, redes de proteção na cama são essenciais. Quanto aos repelentes, os mais eficazes são também os mais tóxicos (todos contêm o material químico DEET). Mas você pode não ter escolha: use a solução na criança e espalhe bem.

Picadas de insetos têm mais chances de inflamar nos climas mais úmidos, especialmente se a coceira irritar ainda mais. Use anti-histamínicos para aliviar a coceira e, para prevenir infecção, use um creme antibiótico tópico. Você também pode pedir a seu médico para prescrever um antibiótico oral, no caso de essas picadas ficarem inflamadas, mesmo com suas medidas preventivas.

Prevenção da malária

A profilaxia contra a malária é recomendada em vários países – e em algumas regiões do Brasil –, alguns dos quais podem surpreender você. Consulte seu médico para descobrir se isso é realmente necessário, uma vez que não é muito provável que você vá se aventurar pela floresta com um bebê.

Intoxicação alimentar

Especialmente em climas quentes, germes podem contaminar a comida, causando muito vômito, diarreia e possível desidratação. Se você ou algum acompanhante ficar doente dessa forma, pode tentar a reidratação contínua com soro caseiro, como faria para qualquer vírus intestinal [**Ver:** Bactérias na barriga]. Para o vômito, dê muito líquido com bastante frequência em pequenas quantidades, a fim de prevenir mais vômito. Medicamentos para tratar vômito e antidiarreicos não são recomendados para crianças, pois costumam ser ineficientes ou até prejudiciais. Se seu filho não for capaz de manter os líquidos no estômago, procure o médico local, uma vez que o complemento intravenoso talvez seja necessário.

Gripes e resfriados

Suas crianças podem ficar gripadas e resfriadas em climas quentes, tanto quanto em casa. Leve com você alguns medicamentos para febre como o paracetamol ou o ibuprofeno.

Vacinas

Na maioria dos lugares que você visita não é preciso vacinas adicionais, mas a vacina de hepatite A é recomendada para viagens dentro das Américas do Sul e Central, na África e na maior parte da Ásia. A doença debilita mais os adultos do que as crianças, sendo frequentemente assintomática ou leve. Para ter efeito, a vacina contra hepatite A deve ser tomada dois meses antes da viagem.

A vacina contra febre amarela ainda é obrigatória em algumas regiões do Brasil e do mundo, e uma vacina contra a encefalite japonesa é recomendada para visitantes de certas áreas rurais da Ásia. Visite o site do Ministério da Saúde (www.saude.gov.br) para mais detalhes.

Vírus do Coxsackie

Apesar do nome esquisito, ninguém deve se assustar demais com o vírus do Coxsackie; a denominação pode parecer assustadora (ele recebeu esse nome após ter ocorrido no Village Coxsackie, Condado de Greene, Nova York, onde foi descoberto). Ele é responsável por muitas doenças diferentes. A maioria delas é moderada, enquanto outras são graves, mas raras. Na realidade, muitas gripes não especificadas são causadas por uma das espécies do Coxsackie. Os sintomas incluem febre moderada, garganta áspera, perda de apetite e, às vezes, conjuntivite. O tratamento é o mesmo para todas as doenças virais comuns: a eliminação.

O Coxsackie é também responsável por duas enfermidades comuns moderadas com nomes igualmente assustadores: herpangina e a doença de mão-pé-boca.

Herpangina

A herpangina é o resultado do vírus do Coxsackie, que afeta principalmente crianças pequenas e causa lesões dolorosas na boca. Em geral, começa com febre moderada a alta, além da diminuição do apetite, seguida pelo surgimento de pequenas feridas na boca e na parte posterior da garganta.

A herpangina se manifesta em poucos dias. O tratamento foca em administrar a dor. Você terá de recorrer a supositórios com propriedades analgésicas se Jimmy berrar devido às feridas doloridas. Medicamentos orais para aliviar a dor e anestésicos tópicos moderados não ajudam muito. Alguns dias sem apetite não serão um problema, desde que Jimmy consiga tomar alimentos líquidos para que não fique desidratado.

Às vezes se confunde a herpangina com outra doença febril igualmente dolorosa, o herpes bucal. No caso deste último, existem remédios muito eficientes e que com frequência podem e devem ser dados a crianças com infecções extensas na boca. Outra distinção notável é o fato de que o herpes bucal pode surgir novamente em forma de bolhas muitos anos depois [**Ver:** Herpes bucal].

O Coxsackie é bastante contagioso e geralmente aparece como uma epidemia no verão e outono. A prevenção é impraticável, já que, como quase todas as outras doenças virais, o contágio é muito grande na fase inicial da doença, quando os sintomas são muito discretos.

Doença de mão-pé-boca

Trata-se de outra doença causada por um vírus do grupo Coxsackie de duração curta e relativamente moderada. Essa doença atinge principalmente crianças pequenas, mas pode ser contraída em qualquer idade. Os que sofrem dessa doença têm suas mãos, pés e boca repletos de lesões que podem ocasionalmente se tornar bolhas também dolorosas. As erupções podem surgir ainda nas nádegas (onde não vão se tornar bolhas). Essa enfermidade desaparece naturalmente em uma semana.

Da mesma forma que a herpangina, o contágio é difícil de controlar e regular a dor é o ponto-chave. É importante notar que não tem nada a ver com a doença aftosa que afeta o gado.

Visitas ao médico

Ver também: Exames de triagem; Imunização

A frequência das visitas ao médico pode depender de sua assistência médica. Gosto de examinar os bebês pelo menos duas vezes no primeiro mês, mensalmente até os 6 meses e depois em meses alternados até o primeiro ano de vida. Depois disso, trimestralmente no segundo ano de vida, duas vezes ao ano aos 3 anos e depois anualmente. Nessas visitas rotineiras, examino o bebê, faço vacinação, realizo exames de sangue e de audição, além de esclarecer dúvidas.

Essas visitas de rotina são mais focadas no desenvolvimento dele do que em questões médicas; questões sobre alimentação, sono e socialização são discutidas no momento certo. Isso é muito bom. Se tomar qualquer passo errado de forma drástica em quaisquer dessas áreas, você poderá ver os efeitos anos depois. As visitas constantes ao médico ajudarão a colocar seus filhos de volta nos eixos.

Vitaminas

A Academia Americana de Pediatria não recomenda suplementos de vitaminas para as crianças. Por quê? Porque não há nenhum benefício provado. Crianças que têm uma dieta razoavelmente variada não precisam de suplementos vitamínicos, já que os alimentos normais contêm muitas vitaminas e o corpo as absorve melhor quando são provenientes dos alimentos do que das pílulas. Isso é verdade até para alimentos não tão saudáveis: cereais com açúcar, mesmo não sendo ideais em vários aspectos, são fortificados com muitas vitaminas e minerais. Seja lá o que você tenha escutado, vitaminas não estimulam o apetite, nem ajudam crianças a ganhar peso ou a prevenir gripes e resfriados. Se você for um aficionado de vitaminas, no entanto, as doses recomendadas não vão fazer nenhum mal.

Vitamina C

As pessoas pró-vitamina C acreditam que ela previna doenças do coração, câncer, anemia, diabetes, e a lista segue. É verdade que a vitamina C é um nutriente muito importante e que contribui com as funções vitais, mas sua deficiência é rara, pois ela é encontrada em vários alimentos, incluindo alguns favoritos das crianças, como laranjas e morangos. Por isso, suplementos são desnecessários. De fato, grandes doses podem até ser tóxicas; então, se tiver de manter aquelas deliciosas pastilhas mastigáveis de vitamina C em casa, mantenha-as longe de suas crianças.

Já para a prevenção da gripe, não existe nenhuma evidência significativa de que um pouco de vitamina C extra faça algum efeito.

Vitamina D

Em artigo recente, a Academia Americana de Pediatria renovou a recomendação para que todas as crianças amamentadas no peito recebam doses extras de vitamina D a fim de prevenir raquitismo, doença dos ossos causada pela deficiência grave dessa vitamina. Até o final dos anos 1970, médicos faziam a mesma recomendação. Como resultado, muitas mães optaram por alimentar seus bebês com fórmulas com de vitamina D. Qual é o benefício do leite do peito se ele não oferece um nutriente tão importante?

Existem algumas razões para considerar essa recomendação com um pé atrás. É verdade que o leite materno produz uma concentração baixa de vitamina D, mas produz o nutriente de forma mais eficiente. Além disso, a vitamina pode ser sintetizada através da pele, usando nada mais exótico que algumas horas por semana de exposição à luz do sol.

A Academia Americana de Pediatria tomou como base principal para esse artigo um estudo mostrando um pequeno aumento de raquitismo em um pequeno grupo de bebês afro-americanos amamentados no peito. No entanto, o estudo é falho no sentido de não ter levado em consideração fatores importantes como o nível de pobreza ou a condição nutricional das mães. Estatisticamente, crianças de pele escura têm mais chances de viver na pobreza, em moradias onde a luz é fraca e suas mães são mais propensas a ter uma dieta deficiente.

Em minha opinião, a recomendação de que todos os bebês deveriam tomar doses extras de vitamina D com base somente nesse estudo é errada e vai beneficiar, mais uma vez, a indústria de fórmulas prontas. Além disso, algumas gotas de vitamina D não vão resolver os demais problemas das crianças afro-americanas que vivem na pobreza.

Se você estiver amamentando, recomendo que se alimente bem e faça caminhadas durante o dia, não apenas para assegurar a produção de vitamina D, mas também para evitar que você fique maluca, não importa qual a cor de sua pele.

Vitamina K

Médicos prescrevem vitamina K a todo recém-nascido para a prevenção de um distúrbio de sangue extremamente raro, mas dramático, que afeta as crianças predispostas durante os primeiros dias de vida. Já que não é possível dizer antecipadamente quem corre o risco, todo bebê recebe a vitamina. Muitos pais são prudentes na administração da vitamina K, provavelmente porque acreditam que uma agulha na perna de seu recém-nascido não seja uma bela maneira de ser recebido no mundo. Isso é compreensível, mas a vitamina e a injeção são completamente seguras, e Lucy está gritando por milhões de outras razões além da agulha.

Vômitos

Ver também: Regurgitação

Em recém-nascidos

Vômitos ocasionais

1 ano

A razão principal para o vômito ocasional (uma ou duas vezes ao dia) é alimentação em excesso, que, com frequência, ocorre se você tentar acalmar Lucy com um mamilo (o seu ou o da mamadeira). Lembre-se de que não é porque ela mama que está com fome. Se suspeitar que a alimentação em excesso está causando o vômito, ofereça menos comida. Se o problema persistir, leia isto.

Vômitos repetitivos

Vômitos repetitivos, geralmente depois de uma alimentação farta, podem indicar refluxo, uma condição na qual a comida não fica no estômago [**Ver:** **Refluxo**]. Mais raro, porém mais grave, é o bloqueio do intestino chamado estenose hipertrófica do piloro, especialmente em recém-nascidos. Nesse caso, os vômitos começam com duas ou três semanas de vida e pioram até o ponto em que a criança vomita mesmo as menores quantidades de comida ingeridas. Ambas as condições requerem atenção médica e a segunda necessita de correção por cirurgia imediata.

Em crianças mais velhas

Em crianças mais velhas, vermes no intestino são a causa mais frequente de vômitos ocasionais [**Ver:** **Refluxo**]. Vômito contínuo é raro e requer avaliação médica.

XAROPE PARA A TOSSE

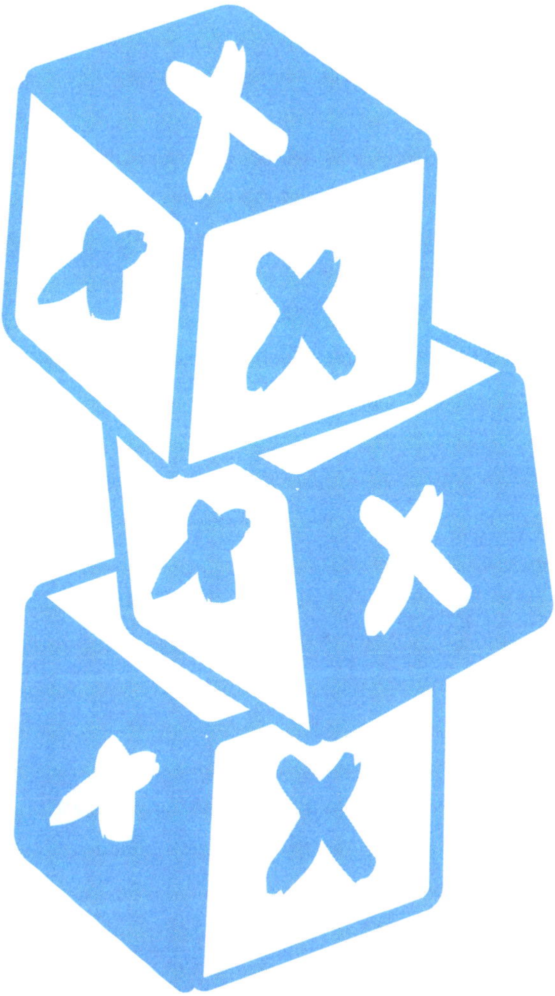

Xarope para a tosse

Ver também: Descongestionantes; Tosse

Os xaropes para tosse simplesmente reprimem a vontade de Jimmy de tossir. Isso não é bom, já que a tosse elimina substâncias indesejadas das vias aéreas, tais como pó e bactérias. No caso de asma, principalmente, a tosse ajuda bastante mandando o muco para cima. Como regra prática, se Jimmy estiver tossindo sem se queixar, não interfira no seu processo de expectoração.

Entretanto, se a tosse afetar a condição física dele, você pode considerar a possibilidade de administrar algum medicamento. A grande variedade de remédios vendidos sem receita médica tem efeitos limitados que passam depois de poucas horas. Se possível, escolha um medicamento simples sem expectorante e descongestionante; esses aditivos têm efeitos colaterais potenciais e não são muito benéficos.

As prescrições dos xaropes para tosse são mais eficientes principalmente quando contêm codeína. Da família da morfina, a codeína pode causar dependência em adultos (especialmente naqueles que a tomam mais por causa dos efeitos colaterais do que para a tosse), mas essa questão não inclui crianças. Usada em doses apropriadas, a codeína é totalmente segura.

Voilà! É o fim do alfabeto e o fim do livro.

Mas espero que também seja um novo começo para você: uma oportunidade de acolher este método mais suave no cuidado com suas crianças. Você tem minha música na cabeça agora:

Crianças são difíceis
Afine sua melodia
Conserte o que precisa ser consertado
Fique sempre ao lado delas
Defenda-as
Seu amor vai cuidar do resto.

Também espero que *The New Basics* tenha lhe dado confiança para relaxar e acreditar na sua intuição para que, no que diz respeito à saúde de seu filho, você dependa menos deste livro ou de qualquer outro.

Obrigado por me receber em sua casa. Estou feliz por ter feito parte deste momento especial de sua vida. Meus mais sinceros votos de felicidade para você e sua família.